全国中等卫生职业教育护理专业"双证书"人才培养"十二五"规划教材

供护理、助产、涉外护理等专业使用

丛书顾问　文历阳　沈彬

心理与精神护理

主　编　晏志勇　祝水英
副主编　熊　黎　李凤阳
编　者　（以姓氏笔画为序）
邓香兰　江西护理职业技术学院
李凤阳　江西护理职业技术学院
李　娜　甘肃省天水市卫生学校
吴　珺　江西医学高等专科学校
肖华鹏　泰山护理职业学院
赵海峰　乌兰察布医学高等专科学校
祝水英　江西医学高等专科学校
唐春燕　江西护理职业技术学院
晏　勃　江西广播电视大学
晏志勇　江西护理职业技术学院
赖　青　江西医学高等专科学校
熊　黎　贵州省人民医院护士学校
蔡红霞　甘肃省酒泉卫生学校
徐新娥　荆州职业技术学院

U0349856

华中科技大学出版社
http://www.hustp.com
中国·武汉

内 容 提 要

本书是全国中等卫生职业教育护理专业"双证书"人才培养"十二五"规划教材。

全书共十一章,包括绪论,心理过程与人格,心理应激与心身疾病,心理评估与心理治疗,神经症和人格障碍患者的护理,精神障碍的病因、分类与症状学,精神障碍的治疗与护理,精神科护理的基本技能,器质性精神障碍患者的护理,精神分裂症患者的护理,情感性精神障碍患者的护理等内容。本书融"护理心理学"与"精神科护理学"为一体,力求体现中等卫生职业教育特色。教材内容新颖生动,层次清楚,案例趣味典型、贴近社会。

本书适合护理、助产、涉外护理等专业使用。

图书在版编目(CIP)数据

心理与精神护理/晏志勇,祝水英主编.—武汉:华中科技大学出版社,2012.12(2021.12重印)
ISBN 978-7-5609-8552-7

Ⅰ.①心… Ⅱ.①晏… ②祝… Ⅲ.①精神障碍-护理学-中等专业学校-教材 Ⅳ.①R473.74

中国版本图书馆 CIP 数据核字(2012)第 290694 号

心理与精神护理　　　　　　　　　　　　　　　　　　晏志勇　　祝水英　主编

策划编辑:荣　静
责任编辑:孙基寿
封面设计:范翠璇
责任校对:祝　菲
责任监印:周治超
出版发行:华中科技大学出版社(中国·武汉)
　　　　　武昌喻家山　　邮编:430074　　电话:(027)81321913
录　　排:华中科技大学惠友文印中心
印　　刷:武汉市籍缘印刷厂
开　　本:787mm×1092mm　1/16
印　　张:15.5
字　　数:382 千字
版　　次:2021 年 12 月第 1 版第 9 次印刷
定　　价:35.00 元

全国中等卫生职业教育护理专业"双证书"人才培养"十二五"规划教材编委会

丛书顾问　文历阳　沈　彬

委　员（按姓氏笔画排序）

马世杰	湖北省潜江市卫生学校	杨永庆	甘肃省天水市卫生学校
王　梅	北京护士学校	杨运霞	安康职业技术学院
王　懿	甘肃省酒泉卫生学校	杨厚谊	江苏省镇江卫生学校
王志勇	枣阳市卫生职业技术学校	张　录	乌兰察布医学高等专科学校
尤学平	江苏省镇江卫生学校	陈天泉	甘肃省天水市卫生学校
乌建平	江西医学高等专科学校	林秋红	辽宁省营口市卫生学校
艾力·孜瓦	新疆维吾尔医学专科学校	凯赛尔·阿不都克热木	新疆维吾尔医学专科学校
石艳春	内蒙古医科大学	孟宪明	枣阳市卫生职业技术学校
朱梦照	惠州卫生职业技术学院	赵小义	陕西省咸阳市卫生学校
任卫东	辽宁省营口市卫生学校	晏志勇	江西护理职业技术学院
刘卫国	呼和浩特市卫生学校	徐玉梅	潍坊护理职业学院
刘波涛	乌兰察布医学高等专科学校	徐国华	江西护理职业技术学院
许煜和	新疆伊宁卫生学校	徐神恩	江西医学高等专科学校
孙学华	淮北职业技术学院	黄晓华	湖州中等卫生专业学校
李俊华	贵州省人民医院护士学校	董淑雯	潍坊护理职业学院
李晓彬	甘肃省酒泉卫生学校	韩爱国	潍坊护理职业学院

总　序

随着我国经济的持续发展和教育体系、结构的重大调整，职业教育办学思想、培养目标随之发生了重大变化，人们对职业教育的认识也发生了本质性的转变。我国已将发展职业教育作为重要的国家战略之一。《中共中央国务院关于深化教育改革，全面推进素质教育的决定》中提出，在全社会实行学业证书和执业资格证书并重的制度。《国家中长期教育改革和发展规划纲要（2010—2020 年）》中也强调，积极推进学历证书和执业资格证书"双证书"制度，推进职业学校专业课程和执业标准相衔接，完善就业准入制度。护理专业被教育部、卫生部等六部委列入国家紧缺人才专业，予以重点扶持。根据卫生部的统计，到 2015年我国的护士数量将增加到 232.3 万人，平均年净增加 11.5 万人，这为护理专业的毕业生提供了广阔的就业空间，也对卫生职业教育如何进行高素质技能型护理人才的培养提出了新的要求。护理专业的人才培养应以职业技能的培养为根本，与护士执业资格考试紧密结合，力求满足学科、教学和社会三方面的需求，突出职业教育特色。

为了顺应中等卫生职业教育教学改革的新形势和新要求，在认真、细致调研的基础上，在教育部高职高专医学类及相关医学类教学指导委员会文历阳教授、沈彬教授等专家的指导下，我们组织了全国 30 多所卫生职业院校的 200 多位老师编写了这套秉承"学业证书和执业资格证书并重"理念的全国中等卫生职业教育护理专业"双证书"人才培养"十二五"规划教材。

本套教材编写过程中，力求充分体现以服务为宗旨，以就业为导向，以培养技能型、服务型高素质劳动者为目标，以临床实际应用和技能提高为主线的基本思想，结合护士执业资格考试的"考点"，突出职业教育应用能力培养的特点，充分考虑中等卫生职业学校的学生特点、就业岗位和职业考试的要求，坚持"五性"（思想性、科学性、先进性、启发性、适用性），强调"三基"（基本理论、基本知识、基本技能），以"必需、够用"为度，融入学科的新知识、新进展和新技术，力求符合中职学生的认知水平和心理特点，符合社会对护理等相关卫生人才的需求特点，适应岗位对护理专业人才知识、能力和素质的需求。在充分研究、分析已有教材的优缺点的基础上，取其精华，并进行创新，力求建设一套实用性强、适用性广、老师好教学生好学的精品教材。本套教材的编写原则和主要特点如下。

（1）紧扣教育部制定的新专业目录、新教学计划和新教学大纲的要求编写，随章节配套习题，全面覆盖知识点与考点，有效提高护士执业资格考试通过率。教材内容的深度和广度严格控制在中等卫生职业教育教学要求的范围内，具有鲜明的中等卫生职业教育特色。

（2）紧跟教改，接轨"双证书"制度。紧跟教育部教学改革步伐，注重学业证书和执业资格证书相结合，提升学生的就业竞争力。

（3）体现"工学结合"的人才培养模式和"基于工作过程"的课程模式。

（4）以"必需、够用"为原则，简化基础理论，侧重临床实践与应用。多数理论课程都设有实验或者实训内容，以帮助学生理论联系实践，培养其实践能力，增强其就业能力。

（5）基础课程注重联系后续课程的相关内容，专业课程注重满足执业资格标准和相关工作岗位需求，以利于学生就业，突出卫生职业教育的要求。

本套教材编写理念新颖，内容实用，符合教学实际，注重整体，重点突出，编排新颖，适合于中等卫生职业教育护理、助产、涉外护理等专业的学生使用。这套规划教材得到了各院校的大力支持和高度关注，它将为新时期中等卫生职业教育的发展作出贡献。我们衷心希望这套教材能在相关课程的教学中发挥积极的作用，并得到读者的喜爱。我们也相信这套教材在使用过程中，通过教学实践的检验和实际问题的解决，能不断得到改进、完善。

全国中等卫生职业教育护理专业"双证书"人才培养"十二五"规划教材
编写委员会

前　言

　　心理与精神护理是建立在心理学、精神医学基础上的专科护理学。它以心理、精神障碍患者为服务对象,为心理、精神障碍患者的护理提供理论依据和实践指南,最终使心理、精神障碍患者达到心理和社会功能的全面康复。心理与精神护理既是心理学、精神医学的一个重要组成部分,也是现代护理学的一门专业基础学科。为了贴近职业教育"工学结合、课证融合"的人才培养模式,贴近以素质和技能为主的培养特点,贴近岗位对专业人才知识和能力需求,编者结合在教学及临床实践中的经验,同时参考了国内外心理学、精神医学、护理学的研究成果,编写了此书。

　　本书紧紧围绕中等护理人才的培养目标,突出"三基"(基本理论、基本知识、基本技能),体现"五性"(思想性、科学性、先进性、启发性、实用性),注意结合临床工作实际,力求创新。本书在内容上本着"必需"、"够用"的原则进行了精选。本书绪论至第四章介绍心理与精神护理发展简史、心理学的基础知识、心理问题护理的基础理论与基本护理技能;第五至十一章介绍常见精神障碍护理学专业理论与技能、精神障碍护理程序。通过对本课程的理论学习和实训,使学生掌握常见心理、精神障碍的治疗原则,潜在的护理问题与护理措施,记住常见的心理与精神障碍护理的基础理论与基本护理技能,能正确处理各种心理与精神障碍的常见护理问题。

　　本书结合护士执业资格考试最新考试大纲的要求,充分考虑知识的系统性,突出护士执业资格考试考点,既可作为中等卫生职业教育护理专业的教材,又可作为护士执业资格考试的参考书籍。本书按40学时编写,各校可根据实际情况选取不同的内容进行教学,还可选取部分章节作为选修课内容。

　　由于编者知识水平有限,编写时间仓促,书中难免有不足之处,恳请广大师生和读者指正。本书在编写过程中,参考并吸收了部分中、高职相关教材的成果,得到了编者所在单位领导的大力支持和帮助,在此一并表示衷心的感谢!

晏志勇

目 录

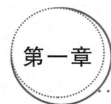

第一章　绪　论

学习目标

1. 掌握：心理与精神的概念、精神障碍的概念；心理健康的标准。
2. 熟悉：心理的实质；心理问题与精神疾病的区别；心理与精神护理概述及对护理人员的要求。

案例引导

2013年复旦大学医学研究生黄洋因饮用宿舍饮水机的水中毒死亡一案，目前已基本认定其同寝室同学林某有犯罪嫌疑。近年内高校投毒案不止发生过一起，从1995年清华大学、1997年北京大学两起铊盐投毒事件，到扬州大学秋水仙碱投毒事件，再到2007年中国矿业大学铊盐投毒事件，我们看到，知识为犯罪分子作案提供了"方便"。

困惑：看到这一新闻，人们对这种"同室操戈"的行为表示困惑不解：究竟有多大的仇恨，可以令一个人以自己学过的知识为杀人武器，将朝夕相处的室友置于死地？

提醒：知识本身是无辜的，存在问题的是一颗异常的使仇恨萌芽、生长、开枝散叶的心。这颗心没有与知识一起进步、成长；教育没能使它成为一颗完整的心，而是让它狭隘、残缺、扭曲，布满了被啃噬后的大洞、小洞。当家长和老师们为孩子优异的学习成绩而骄傲时，他们忽视了孩子拥有一颗什么样的心，没有及时修补好孩子心上的漏洞，进而让这颗心继续在黑暗中下坠，直到滋生仇恨和杀人的欲望。

第一节　心理与精神的概述

一、心理与精神的概念

心理又称精神或心理现象，是指人在社会实践和社会活动中，与他人、环境发生交互作用而引起的主观活动及行为表现。

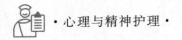

（一）心理现象

心理现象是心理活动的动态表现形式，它包括心理过程和人格（个性）两个方面。

1. 心理过程　心理过程是指心理活动发生、发展的过程，也是在客观事物的作用下，在一定的时间内大脑反映客观现实的过程。心理过程包括认识过程、情绪和情感过程、意志过程，三者合在一起简称"知、情、意"。

当客观事物刺激人体感觉器官时，人们看到了颜色、听到了声音、嗅到了气味等事物的个别属性，这是感觉；通过对当前客观事物个别属性进行整合，产生了对事物整体属性的认识，这是知觉；在医疗活动中，医护人员收集了患者的相关资料并把它记在头脑中，这是记忆；对收集的资料进行分析、综合并概括出"治疗、护理方案"的过程称为思维；不论是感觉、知觉、记忆还是思维，它们都是把心理活动指向和集中在当前的事物上，而这就是注意；当你下班后，头脑中还在思考着明天与患者沟通情景的过程，这是想象。这种感觉、知觉、注意、记忆、思维和想象等心理活动统称为认识。经过医护人员的治疗与护理，患者痊愈出院了，医护人员体验到了成功的喜悦，这是情绪情感。经过不断的探索，克服了一个又一个困难，实现了为患者解除病痛的目的，这是意志的满足。

认识、情绪情感和意志的满足，维持着心理活动的统一和完整。

2. 人格　人格又称个性，是在心理过程中表现出来的具有个人特点的稳定的心理倾向与心理特征，它包括人格倾向性、人格特征及自我意识三个部分。

心理过程和个性心理的有机结合，组成人完整的心理面貌，使人进行着心理活动。

个体之间的心理活动存在很大的差异。例如，有的人遇到困难勇往直前，有的人对困难望而生畏；有的人取得一点成绩就洋洋得意，喜形于色，有的人则比较内敛。看待某个事物，不同的人会表现出不同的气质、性格、需要、动机、自我意识等人格差异。这种差异与个人的先天素质有关，也与后天的经验和学习有关。先天素质是人格形成和发展的自然基础，家庭环境和教养方式、社会实践、社会文化环境等是人格形成的决定因素。

人格是由多种成分构成的有机整体，具有内在的一致性，受自我意识调控。当个体的人格结构在各方面和谐一致时，他的人格是健康的。当个体的人格结构失去和谐统一时，个体的行为就会不协调，这称为人格障碍。

自我意识是人类意识发展的最高阶段，动物没有自我意识，不能把自己与外部世界区分开来。而人类不但能够认识和改造外部世界，还能把自己与外部世界分离并加以反映，并能动地改造自我本身。自我意识由自我认知、自我体验和自我调控三个部分组成。当自我意识出现障碍时，自我认知、自我体验、自我调控三个方面均发生不同程度的改变，如果对自身当前主观状态不能正确认识，包括不能感知自身的存在，不能意识到自身是一个独立的个体，不能正确认识当前的"我"和原来的"我"的区别，就会失去精神活动的自我支配和控制。心理现象的结构与关系见图 1-1。

（二）心理活动的发生

心理是物质发展到高级阶段的属性，包括反映性、感应性和感受性。

反映性——所有物质。

感应性——所有生命（不管外界怎样刺激，都能做出反应）。

感受性——动物心理（能感觉、分析外界刺激，判断事物的好坏）。

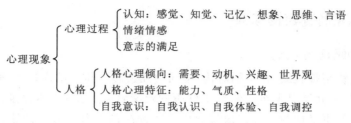

图 1-1 心理现象的结构与关系

（三）心理的实质

1. 脑是心理的物质基础 脑是心理的器官，心理是脑的机能。①人脑结构的特点：人脑的进化主要表现在皮质第二级区和第三级区面积增大。②脑的三个主要机能结构：调节紧张度与觉醒的结构；信息的接受、加工和储存的结构；制定活动程序、调节和控制行为活动的结构。

首先，人的脑干网状结构是维持大脑觉醒状态的必要条件，信息的收集、整理、存储由大脑皮质完成，并可以有目的、有计划地对行动进行调控。这些脑的基本功能保证了心理活动的清醒、稳定、有序。其次，个体发育成熟与心理成熟是平衡发展的过程。婴幼儿阶段，大脑皮质功能尚未健全，所以也就没有完整的感觉、知觉、思维、想象、情感、意志等心理功能之分，其动作也不协调。

正常的大脑功能产生正常的精神活动，脑结构完整性受到破坏，势必导致异常的精神活动与行为表现。

2. 客观现实是心理的源泉和内容 心理活动的器官是脑，但脑并不能直接产生心理活动，只有人与周围环境相互作用时才能产生人的心理活动。客观现实是存在于主体意识之外的一切事物，它包括自然现实、社会现实和主体的自身状态。如果一个人完全脱离了客观现实，心理就成了无源之水、无本之木，各种心理现象就不可能产生。例如，自然界中的山川河流、花草树木作用于人的感觉器官时，才可能在人的大脑中产生相应的映象。当人感觉到身体不舒服时，是对不正常的机体状态作出的反应。有时人的大脑中也会出现一些现实中根本不存在的事物形象，如离奇的梦境和怪异的情景等，但构成这些映象的素材却存在于现实中，只不过是经过大脑的再加工组合而已。

人和动物有所不同，人一旦脱离了人类社会，其心理的发展就无从谈起。据有关资料统计，全世界发现兽孩 50 多名，他们被野兽哺育数年，其心理活动方式与野兽无异，很难再恢复到人类的正常生活状态。

3. 人的心理是在实践活动中产生和发展的 脑是心理的器官，客观现实是心理的源泉，但脑和客观现实都不能直接产生心理活动。心理的产生，还必须依靠人的实践活动。人的心理在实践活动中的发生和发展过程，是从幼稚走向成熟、从低级发展到高级的过程。例如，新生儿通过遗传获得了本能行为，逐渐地在与他人的接触中学会了说话、交流，在学习活动中学会了读写和思考，发展了形象思维和抽象思维，在社会化发展过程中形成了人格。由于人的社会实践活动领域不同，所以心理发展方向就带有明显的个体差异和职业特色。例如，画家善于形象记忆，其形象思维的能力发展突出；数学家善于逻辑记忆，其抽象逻辑思维水平是常人所不及的。

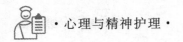

二、心理与精神健康的标准

(一) 心理健康的概念

心理健康也称精神健康,在不同时代、不同的社会制度和文化背景下,心理健康的含义是不同的。1989 年世界卫生组织修订了健康的定义:健康包括躯体健康、心理健康、社会适应良好。心理健康已成为现代健康概念中不可缺少的部分。心理健康是一种持续的良好的心理状态:良好的自我意识及自我导向,能正确地评价现实,能应对日常生活的压力等。

(二) 心理健康的标准

心理健康和不健康之间没有绝对的界限,是一个相对的概念,都属于心理正常范围。另外,大量临床案例证明,在智商正常范围内,一个人的智力水平高低与他的心理健康水平无显著相关。

心理健康水平的十条标准如下。

1. 心理活动强度　心理活动强度是指对于精神刺激的抵抗能力。在遭受精神打击时,不同的人对同一精神刺激的反应各不相同。这说明人们对于精神刺激的抵抗力不同。如:抵抗力弱的人往往反应强烈,有可能因一次精神刺激而导致反应性精神病或癔症;抵抗力强的人,同样经历了情绪反应,但并不强烈,也不会致病。这种抵抗力的强弱与人的认识水平、生活经历、人格特征、当时所处环境条件以及神经活动类型有关。

2. 心理活动耐受力　长期经受精神刺激的能力称为心理活动耐受力。这种耐受力是衡量心理健康水平的指标。耐受力差的人,在长期精神刺激下会痛苦不堪,出现心理异常、人格改变、精神不振,甚至产生严重的躯体疾病;耐受力强的人虽然也同样受到一些不良刺激的影响,也体验到某种程度的痛苦,但不会在精神上出现严重问题。

3. 周期节律性　人的心理活动在形式和效率上都有着自己内在的节律性。例如,人的注意力水平就有自然的起伏;又如,有的人白天工作和学习效率不如夜晚效率高,有的人则相反。如果一个人的心理活动的固有节律发生变化并经常处于紊乱状态,就可以认为他的心理健康水平下降了。

4. 意识水平　意识水平的高低往往以注意力品质的好坏为客观指标。一个人不能专注于某种工作或思考问题,经常走神或注意力不能集中,而影响到意识活动的有效水平,这时就要警惕他的心理健康是否出现问题了。心理活动无法集中的程度越高,心理健康水平就越低。

5. 暗示性　易受暗示的人往往容易受周围环境影响,引起情绪的波动和思维的动摇,有时表现为意志力薄弱。实际上,每个人都会有受暗示性的一面,但水平和程度有很大差别。

6. 心理康复能力　从创伤刺激的状态恢复到原来心理状态的能力称为心理康复能力。生活中谁都不可避免地会遭受精神创伤,在创伤之后,会使情绪产生极大波动,行为暂时改变,甚至出现躯体症状。由于人们的认识能力、经验、应对方式等各不相同,从打击中恢复过来所需的时间、恢复的程度也各不相同。

7. 自控力　情绪强度、情感表达、思维方向和思维过程都是在自我控制下实现的。情绪、思维和行动的自控程度与人的心理健康水平密切相关。如果一个人心理活动自如,情感表达适度,辞令通畅,仪态大方,不过分拘谨也不过分随便,那么我们根据他的自我控制能力就可以判断其心理是健康的。所以,精神活动的自控能力是心理健康的重要指标。

8. 自信心 当人们面对生活事件和工作任务时,会评估自己的应付能力。自我评估有两种倾向,即估计过高或估计过低。前者的自信是盲目的,后者的不自信也是盲目的。对自信评估的偏差所导致的后果都是消极的。如自我评价过高会导致失败,从而产生失落感或抑郁情绪,自我评价过低会畏首畏尾,因害怕失败而产生焦虑不安的情绪。所以,一个人是否能恰如其分地评价自己是心理健康的标准之一。

9. 社会交往 人类的精神活动得以产生和维持,其重要的活动是充分的社会交往。社会交往被剥夺,可能会导致精神崩溃,出现各种异常心理。所以,一个人能否正常与人交往,也是个体心理健康水平的标志。

10. 环境适应能力 人为了个体生存、种族延续、自我发展和完善,就一定要适应环境。环境条件是不断变化的,这就要求人们采取主动的或被动的措施,使自身与环境达到新的平衡,这一过程称为环境适应。当环境突然发生变化时,个体能否很快地采取各种办法去适应,并以此保持心理平衡,标志着他心理活动的健康水平。

心理健康是指各类心理活动正常、关系协调、内容与现实一致和人格处在相对稳定的状态。

（三）我国心理健康的现状

1996 年联合国的心理学专家预言:从现在到 21 世纪中叶,没有任何一种灾难能像心理危机那样给人们带来持续而深刻的痛苦。

我国心理健康状况:据 2002 年我国卫生部、民政部、公安部和残疾人联合会制定和颁发的 2002—2010 年《中国精神卫生工作规划》指出:"全球约有 4.5 亿人患有神经精神疾病,占全球疾病负担的 11%,前 10 位造成功能残缺的疾病中有 5 个属于精神障碍。目前我国精神疾病患者约有 1600 万人,还有约 600 万癫痫患者。神经精神疾病在我国疾病总负担中排名首位,约占疾病总负担的 20%。此外,受到情绪障碍和行为问题困扰的 17 岁以下儿童和青少年约 3000 万,妇女、老年人、受灾群体等人群特有的各类精神和行为问题,也都不容忽视。"

2003 年北京地区抑郁症流行病学调查显示,北京市正式户籍常住人口中,抑郁症终生患病率为 6.87%。2005 年 10 月,中国心理卫生协会发表的资料显示,全国抑郁症患者超过 2600 万。在我国自杀和自杀未遂的人群中,抑郁症患者占 50%～70%。

1982 年我国进行的 12 个地区精神疾病流行病学调查统计显示,在 15～59 岁人口中,焦虑障碍的患病率为 1.4%。而 2006 年 10 月 19 日《深圳特区报》的一篇文章公布,深圳市 18 岁以上成人的焦虑障碍患病率已达 9.94%,是前一统计结果的 6～7 倍。

与此同时,一位媒体人向《生命时报》记者说:"美国前总统布什、日本皇太子妃、喜剧演员金凯瑞、韩国女星李恩珠、张国荣、崔永元、朴树……据说都有心理疾病。"的确,在物质生活大大丰富的今天,精神世界遇到的难题似乎越来越多了。2007 年 2 月 27 日,世界卫生组织公布的数据更加令人触目惊心:全球约有 10 亿人正在经历心理、神经、精神疾病的影响。据估计,全球每年有 87 万人自杀,是全球死亡负担的 1.4%。世界卫生组织心理健康部主

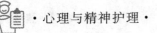

管萨拉西诺表示,超过 90% 的自杀案例都和心理问题有关。

上述数据提示,心理问题与精神疾病增长的趋势还将继续。这种状况应该引起全社会的高度重视。

三、心理正常与心理异常的区分标准

(一)判断心理正常与心理异常的基本原则

根据心理学对心理活动的定义,即"心理是客观现实的反映,是脑的功能",确定以下三条基本原则作为区分心理正常与心理异常的依据。

1. 主观世界与客观世界的统一性原则　因为心理是客观现实的反映,所以任何正常心理活动或行为,必须在形式和内容上与客观环境保持一致。如果个体的所思所想、所作所为脱离现实,或逻辑思维背离客观事物的规律性,即"无自知力",就可以将其作为诊断精神疾病的依据。

2. 心理活动的内在协调性原则　人类的精神活动虽然可以被分为认知、情绪情感、意志行为等部分,但它自身却是一个完整的统一体。这种特性保证人在反映客观现实过程中的高度准确性和有效性。如果一个人遇到了令人愉快的事情而做出了愤怒的情绪表现,或遇到痛苦、难过的事情却表现出愉快的情绪,则可认为他的心理过程失去了完整统一性和协调一致性,为异常状态。

3. 人格的相对稳定性原则　人格又称个性,是指一个人的整个精神面貌,一旦形成便有相对的稳定性。如果一个人平时比较内向、沉默,突然变得热情,说起话来滔滔不绝、口若悬河,但在他的生活环境当中,找不到足以使其改变的原因,这时就可以认为他的精神活动偏离了正常范围。

(二)心理正常与心理异常概念的区分

心理正常,是具备正常功能的心理活动,或者说是不包含有精神病症状的心理活动,但心理健康是相对动态的,不是一成不变的,人都有不健康的时候,但不健康不一定是有病,所以心理健康与心理不健康都属于心理正常范围。而心理异常是指有精神障碍症状的心理活动,它包括确诊的神经症、其他各类精神障碍、变态人格。

(三)区分心理正常与心理异常的意义

1. 规范心理咨询的对象　是否有精神障碍,心理咨询师和精神病学工作者都很关心,他们要对自己工作的对象进行有针对性的治疗。例如,我们不能把重型精神分裂症患者放在以心理咨询为主的治疗中。心理咨询的主要对象,仅仅是心理健康和心理健康状况欠佳,有完整的自知力但没有重型精神障碍的人。

2. 正确对待心理问题　面对有心理问题的人不必惊慌失措,因为这些人仍属允许的正常心理范围,只要能及时发现并加以心理调适、心理干预就能防止其进一步发展成为心理亚健康状态。

3. 重视亚健康人群　明确神经症的诊断,及早发现亚健康状况,及时给予重视并采取相关药物治疗和心理咨询,就可使亚健康状况及早得以改善,从而走向心理健康,减少重型精神障碍的发生。

第二节 心理问题与精神障碍

从临床心理学角度出发,全部的心理活动可用"心理健康""心理不健康""心理异常"这三个概念来表达。"心理异常"它包括确诊的神经症、其他各类精神障碍。而神经症是一种出现了轻型精神障碍症状的心理活动,属亚健康状况。心理问题与精神障碍之间有明显差别。心理问题引发原因单一,内容尚未泛化或部分泛化,思维仍保持严密的逻辑性,自知力正常或基本正常,人格完整或部分缺陷,能主动就医。精神障碍的发病原因多数比较复杂,重型精神障碍患者自知力部分或完全丧失,失去生活自理能力和各种劳动能力,人格解体,社会功能丧失,无求治愿望,病情严重者可对社会造成危害。

一、心理问题的概述与分类

心理问题属心理的不健康状态,其分类如下。

(一)一般心理问题

一般心理问题是近期发生的由社会现实因素激发而引起的情绪波动,其特点是不良情绪持续时间较短,持续的不良情绪满 1 个月或间断持续 2 个月,且情绪反应能得到理智控制,内容尚未泛化,反应强度不太剧烈的心理紊乱状态。其思维仍保持严密的逻辑性,人格完整。

人的一生有很多问题需要面对,如现实生活中的升学、择业、结婚、育儿、养老、健康状况、生离死别等都难尽如人意,又如工作压力、人际关系处理不当等均能引起心理冲突,同时出现厌烦、后悔、懊恼、自责等不良情绪。但产生不良情绪的应激源只局限在最初事件,并随着现实的改善和相应的心理支持,在较短时间内会得到缓解。

(二)严重心理问题

严重心理问题是由多种原因引起的相对强烈的心身紊乱状态,其特点是初始情绪反应的时间在 1 年之内、内容部分已经泛化,有时伴有某一方面的人格缺陷。

严重心理问题是由长期的持续的心理冲突引起的。如儿童和青年早期,不良的家庭环境影响和不当的教养方式,可使他们在心理发展和心理逐渐成熟的过程中,受到长期压抑而造成人格的改变。最初这些心理问题可能还有一些具体的应激源,随着时间的推移,心理冲突的焦点变得模糊,并逐渐形成了广泛性的心理问题。

(三)神经症性心理问题

神经症性心理问题是第三种类型的心理不健康状态,已接近神经症,或者它本身就是神经症早期阶段。

二、精神障碍的概述与分类

精神障碍又称精神疾病,是指在各种因素影响下,造成大脑功能失调,导致感知、思维、情感、意志行为、智力和自我意识等精神活动出现不同程度的障碍为临床表现的疾病。精神障碍属于心理异常。精神障碍主要表现为以行为、心理活动的紊乱为主的神经系统疾病。目前的研究认为,精神障碍主要是由于家庭、社会环境等外在原因,患者自身的遗传因

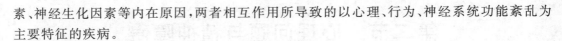

素、神经生化因素等内在原因,两者相互作用所导致的以心理、行为、神经系统功能紊乱为主要特征的疾病。

(一)神经症概念

神经症是一组主要表现为焦虑、抑郁、恐惧、强迫、疑病、神经衰弱等症状的轻型精神障碍。这类病症发病一般与不健康的个性、心理社会因素有关,躯体无器质性疾病,有完整或部分完整个性,有较好的自知力。

(二)重型精神障碍

重型精神障碍包括器质性精神障碍、精神活性物质或非成瘾物质所致的精神障碍、精神分裂症、心境障碍等。这种病症不仅表现为记忆、思维能力受损,情绪反应与行为失常,还常出现各种幻觉、妄想,与此同时,重型精神障碍患者表现为无自知力,社会功能严重受损。

第三节　心理与精神护理概述及对护理人员的要求

一、心理与精神护理概述

心理与精神护理是将心理学、精神病学、护理学理论和技术运用于现代护理领域,以系统化整体护理理念为指导,研究各种患者的心理、行为变化规律,探寻解决患者心理问题、精神障碍的护理技术,解决如何为患者创设安全的愉快的人性化的治疗环境,从而实施积极、有效的护理措施,促进患者身心早日康复的科学。它包含如下几点。

(1)护理人员应学习心理学、精神病学的理论和技术,掌握系统化整体护理的理念,并把它运用到自己的护理实践中。

(2)研究躯体疾病患者和心理与精神病患者的心理、行为变化规律,寻求解决患者心理、行为问题的护理技术,及时发现和干预出现的问题。

(3)护理人员在护理工作中,与患者建立平等、合作的新型护患关系。以积极的态度影响患者的心理活动,帮助患者获得最佳的身心状态,解决在治疗和护理中的心理、行为问题。

(4)为患者创设安全的心理氛围,愉快的人性化的治疗环境,对患者实施积极、有效的整体护理,保证各种治疗和护理措施顺利进行,促使各类患者早日康复。

二、心理与精神护理的任务

(1)研究各类患者的心理与精神的行为特点、心理行为变化规律、干预方法和技术。

(2)研究如何运用心理学的理论和方法解决患者的心理问题,调控患者的不良情绪。在整体护理中,心理护理如何与其他护理方法有机结合、相得益彰。

(3)研究与精神病患者的沟通技巧,如何使护理人员的言谈举止更加符合患者的需要,与患者保持良好的护患关系,更好地开展心理护理。

(4)不断研究和完善具体的护理方法,如各个年龄段患者的心理护理、各种病症的心理护理、疾病的各个阶段的心理护理、心理治疗的护理、药物治疗的护理、心身障碍的护理、精神疾病治疗的护理、工娱和康复治疗的护理等。

（5）研究如何理解和识别精神病患者内心病态体验和正常的心理需要。给予全面、准确的护理评估和护理诊断，制定合理的护理目标，实施有效的护理措施，进行及时的护理评价，更好地发挥整体护理在精神疾病护理中的作用。

（6）研究如何在社区开展对患者管理，以及亚健康、健康人群及家庭的健康咨询服务，如何对精神患者家庭康复进行护理。

（7）研究如何培养和训练患者的生活技能、人际交往的技巧等，使患者在疾病好转后能及时回归家庭和社会。

三、心理与精神护理人员的素质要求

（一）心理与精神护理人员的基本素质

心理与精神护理人员应具备的心理素质：健康的身心，成熟的人格；良好的医护职业道德，富有同情心；良好的慎独精神；敏锐的观察力，灵活的注意力；积极而稳定的情感和情绪，塑造自然影响力；尊重自我价值。

心理与精神护理人员的行为准则：严格遵守规章制度和工作职责；尊重患者人格，维护患者利益；掌握医学理论，熟练专业技能；注意调节患者之间的关系；注意调节医护之间的关系；确保患者在安全、舒适、愉快的环境中生活。

（二）心理与精神护理人员的专业素质

心理与精神护理人员除了要有良好的心理素质和职业道德素质外，还要有过硬的专业素质。

1. 具有完整的知识结构 心理与精神护理人员应具备多学科知识结构，在掌握比较系统的专业理论知识和较强的实践技能的同时，还应不断储备多学科信息，具有较高的文化修养和一定的自然科学、人文科学、社会科学等多学科知识，并能紧跟时代步伐，不断学习和掌握现代科学发展的新理论、新技术，熟练掌握各类心理与精神障碍患者的护理技巧与方法，这样在对心理与精神障碍患者的护理过程中才能够正确处理所遇到的各种问题，使患者获得有效的护理。

2. 具有敏锐的观察能力 心理与精神护理人员应具备敏锐的观察、分析能力和科学的综合、判断能力。在实际工作中，通过与患者密切接触，从患者的言谈举止、姿态表情、情感变化等临床表现中辨认出患者的意图，全面、及时地观察患者的行为，准确判断出患者的需要，协助医生尽快做出诊断，防患于未然。在护理过程中，还要树立整体护理观念，通过合理的护理计划、科学的护理程序、正确的护理评价，及早预测可能发生的问题，解决患者现存的和潜在的健康问题，有效地防止意外事故的发生。

3. 具备良好的沟通能力 心理与精神护理人员应具备良好的沟通能力，善于运用沟通技巧，与心理、精神障碍患者建立和谐的护患关系，最大限度地调动患者的主观能动性，使患者始终保持一个良好的心态和状态，尽快康复。心理与精神护理人员除应具备一般沟通技巧外，还应掌握对特殊患者的特殊沟通技巧，如避免对偏执性人格障碍者过于热情，对边缘型人格障碍者保持中立，对反社会人格障碍者的挑拨和不合理要求加以限制，对有幻觉的患者给予客观解释等。

4. 具备较强的科研教学能力 心理与精神护理人员应具备较强的护理科研、教学能力。目前,由于心理、精神疾病的复杂性,心理与精神护理工作还有很多不完善的地方,需要护理工作者刻苦钻研业务,勇于创新,不断探寻新的有利于患者康复的护理方法和措施。同时,心理与精神护理人员还应具备一定的教学能力,能为患者及其家属开展健康教育,宣传普及精神卫生知识。具有临床带教能力,能为心理与精神护理培养后备力量。通过科研和教学,扩充新知识,创立新方法,掌握新技能,以适应现代护理工作的需要和发展,为患者提供先进的有效的护理。

小 结

本章介绍了心理与精神护理的概念、心理的实质;心理健康的标准、心理问题与精神疾病的区别的基本理论,通过学习,使学生能理解心理与精神护理是建立在一般护理学基础上的专科护理学。它作为一门专科护理,应具备特殊性、学科任务和要求。随着生物医学模式正在被生物-心理-社会的医学模式所取代,为了适应护理模式改革的要求,为了使心理与精神护理工作在观念、内容、形式上不断更新,心理与精神护理工作者应具备新的角色功能与素质要求,以适应现代护理工作的需要和发展。

能力检测

一、单选题

【A₁型题】

1. "一个完整的个体不仅是生物的人,而且也是一个社会的人。人生活在一个多层次多等级的系统中。各层次之间既有纵向的相互作用,又有横向的相互影响。"这个观点反映了医学心理学中哪一个基本观点?(   )

    A. 心身统一的观点   B. 社会对个体影响的观点

    C. 认知与自我评价的观点   D. 主动适应与调节的观点

    E. 以上均不对

2. 以下属于医学心理学基本观点的是(   )。

    A. 心身统一的观点   B. 个体对社会影响的观点

    C. 认知与他人评价的观点   D. 被动适应与调节的观点

    E. 以上都对

3. 下列哪一项属于认识过程?(   )

    A. 需要   B. 能力   C. 兴趣   D. 想象   E. 以上均不对

4. 动物心理发展过程可以分为三个阶段,其中第一个阶段是(   )。

    A. 思维的萌芽阶段   B. 想象阶段   C. 知觉阶段

    D. 感觉阶段   E. 以上均不对

5. 意识起源的理论认为,在意识的发展中起作用的是(   )。

    A. 劳动   B. 想象   C. 注意   D. 人格   E. 以上均不对

6. 人脑的进化主要表现在(   )。

    A. 机能最复杂的皮质第一级区面积显著增大

B. 机能最复杂的皮质第二级区面积显著增大

C. 机能最复杂的皮质第三级区面积显著增大

D. 机能最复杂的皮质第二级和第三级区面积显著增大

E. 以上均不对

7. 心理过程指的是以下哪个过程？（　　）

A. 感觉、知觉、记忆、理想、思维、情感意志等

B. 感觉、知觉、记忆、想象、思维、情感意志等

C. 感觉、知觉、记忆、想象、能力、情感意志等

D. 感觉、知觉、动机、想象、思维、情感意志等

E. 以上均不对

8. 心理现象可分为（　　）。

A. 心理过程和人格　　　B. 认识、情感和意志　　　C. 心理过程和能力

D. 心理过程和个性心理特征　E. 以上均不对

9. 关于自我意识，错误的是（　　）。

A. 对自己本身的意识　　　　　　B. 包括自我认识和自我评价

C. 包括自我情感体验　　　　　　D. 初生婴儿就有自我意识

E. 以上均不对

10. 心理健康的标准不包括（　　）。

A. 躯体健康　　　　　B. 正常的智力水平　　　C. 健康的情绪特征

D. 健全的意志　　　　E. 完整的人格

11. 影响健康的社会因素不包括（　　）。

A. 政治动荡　B. 经济变革　C. 生活事件　D. 社会支持　E. 风俗习惯

12. 神经症与精神病的主要鉴别是由于前者（　　）。

A. 发病与心理社会因素有关　　　B. 有多种躯体不适感

C. 有自知力　　　　　　　　　　D. 情感反应鲜明、生动

E. 出现焦虑、恐惧感

参考答案

一、单选题

1. B　2. A　3. A　4. D　5. A　6. D　7. B　8. A　9. D　10. A　11. E　12. C

参考文献

1. 鲍淑兰. 心理与精神护理[M]. 北京：北京出版社，2012.

（晏志勇）

第二章 心理过程与人格

📖 **学习目标**

1. 掌握:认知过程、情绪情感过程、意志过程;人格、气质、性格的概念、人格倾向性、人格的心理特征。
2. 熟悉:记忆的基本过程、需要层次理论、情绪情感对健康的影响。
3. 了解:自我意识。

心理与精神护理是应用心理学、精神病学的综合科学,是借助心理学、精神病学、护理学的基本原理和技术为医疗和护理服务的一门学科,所以要学习心理与精神护理,就必须学习和掌握心理学的基础知识和基本操作技能。

第一节 心理学概述

一、心理学的概念

(一)心理学的概念

任何一门学科都有其研究对象,心理学的研究对象就是心理现象(mental phenomenon)。心理现象人皆有之,并且最为复杂。从古至今人们都在关注和探索:心理的本质是什么,心理现象是怎样发生的,又是如何发展完善的,心理活动有什么样的规律。这些都是心理学要研究并解决的问题。因此,心理学是研究心理现象发生、发展和活动规律的科学。

(二)心理的本质

1. 心理是脑的功能 从人们的生活经验、生理学的研究、临床医学实践、脑解剖等多方面证明,心理是随着神经系统的出现而产生的,又随着神经系统的发展而完善,是由低级向高级逐渐发展起来的。无机物、植物以及没有神经系统的动物是没有心理的;无脊椎动物有感觉器官,能够认识事物的个别属性,开始有了感觉这种简单的心理现象;脊椎动物具有脑和脊髓构成的神经系统,能够认识事物的整体属性,产生了知觉这种较高级的心理现象;而像猩猩等灵长类动物,它们的大脑进一步发展,不仅能够反映事物的外部属性,还能够认识事物之间的联系,可以利用工具解决问题,如能把大小不同的木箱叠加在一起,取到高处的食物,有了思维萌芽的心理现象;人类的神经系统尤其是大脑高度发达,有了思维、意识,才有心理。所以,心理是脑的机能,脑尤其是大脑才是从事心理活动的器官。

2. 心理是人脑对客观现实的反映　从产生的方式上看,心理现象就是客观事物作用于感觉器官,通过大脑的活动产生的。因此,脑是心理的器官,但是有了脑而没有客观事物的刺激,心理现象也无法产生。如果把客观现实比作原材料,大脑则相当于加工厂,没有原材料,加工厂也无法生产出任何产品。所以,客观现实是心理的源泉和内容。这个客观现实包括自然界、人类社会和人类自己。如在印度曾经发现让狼叼走养大的狼孩,虽然他们有健全的大脑,但是他们脱离了人类社会,也不会产生人的心理。

人的一切心理现象都是对客观现实的反映。这种反映是主观的、能动的,而不是像镜子反映物像那样是被动的反映。脑对客观事物的主观映象,可以是事物的形象、概念或者是对事物的体验。不同的人或者同一个人的不同时期对同一事物的反映是不同的。例如,阅读文学作品时,由于个人的生活体验、知识水平等具有差异性,所以他们对作品的理解也就千差万别。同一个人在不同的年龄阶段对同一文学作品的反映也不尽相同。

二、心理现象的基本内容

心理现象可以分为心理过程和人格两大类。这两个方面是相互联系、相互依存的。一方面,人格不是独立存在的,而是通过心理过程形成和发展的,没有心理过程,人格就无法形成。另一方面,人格又制约着心理过程,使心理过程带有个体的特色。

认知、情绪情感和意志是以过程的形式存在的,都要经历发生、发展和结束的不同阶段,属于心理过程(mental process)。认知是指人认识世界的过程,包括感觉、知觉、记忆、想象和思维。各种事物作用于感觉器官,使我们看到颜色、听到声音、嗅到气味、触摸到冷热软硬等,这就是感觉。我们还能将事物的各种属性综合起来进行反映,如说到香蕉,我们头脑中反映出香蕉的颜色、气味、味道等属性,这就是知觉。经历过的事物在头脑中留下印象,能够回忆和再认知,这就是记忆。把头脑中记忆的形象进行加工改造,形成新形象的过程就是想象。利用头脑中的概念等进行分析、判断、推理综合的过程就是思维。这些都属于认知这一心理过程。人类在认识客观事物时,除了会产生喜、怒、哀、惧等情绪以及道德感、美感等情感外。还能在活动中克服困难、改造世界,表现出人的意志。

人格(personality)也称个性,是指一个人区别于他人的,在不同环境中表现出来的,相对稳定的心理特征的总和。它包括人格心理倾向、人格心理特征和自我意识三个方面。

人格的倾向性是人格结构中最活跃的因素,是心理活动的动力系统,包括需要、动机、兴趣、世界观等。人格的心理特征包括能力、气质和性格三个方面。人们在完成某种活动时所具备的心理条件称为能力,心理活动的速度、强度和稳定性方面的人格特征称为气质,对事物的态度和习惯化的行为方式的人格特征称为性格。人格中的自我调节系统是自我意识。自我意识通过自我认识、自我体验、自我调控而对人格的各种成分进行调节。心理现象的结构与关系如图 2-1 所示。

$$\text{心理现象} \begin{cases} \text{心理过程} \begin{cases} \text{认知过程：感觉、知觉、记忆、想象、思维、言语} \\ \text{情绪情感过程} \\ \text{意志过程} \end{cases} \\ \text{人格} \begin{cases} \text{人格心理倾向：需要、动机、兴趣、世界观} \\ \text{人格心理特征：能力、气质、性格} \\ \text{自我意识：自我认识、自我体验、自我调控} \end{cases} \end{cases}$$

图 2-1　心理现象的结构与关系

第二节　认知过程

认知过程（cognitive process）是人们获得知识和应用知识的过程。人通过认知过程主观地能动地反映着客观事物及事物之间的内在联系，认知过程包括感觉、知觉、记忆、思维与想象。

一、感觉和知觉

（一）感觉

1. 感觉的概念　感觉（sensation）是人脑对直接作用于感觉器官的客观事物的个别属性的反映。虽然感觉只能反映事物的个别属性，如颜色、声音、气味、软硬等，是最简单的心理现象。但是一切较高级、较复杂的心理现象都是在感觉的基础上产生的。感觉是人认识世界的开始。如果一个人丧失了感觉，就不能产生认知，也不会有情绪情感和意志。如果感觉被剥夺，人的心理就会出现异常。

知识链接

感觉剥夺实验（Experiment of Sensory Deprivation）

感觉剥夺（sensory deprivation）是一种特殊的心理状态，是通过控制或去除使人产生感觉的刺激的实验而获得的。1954 年，加拿大心理学家做了这样一个实验，他们让志愿者戴上半透明的塑料眼罩、纸板做的套袖和厚厚的棉手套，躺在一张床上什么也不用做（除了吃饭和上厕所），时间要尽可能地长。没过几天，志愿者们就纷纷退出，他们说，他们感到非常难受，根本不能进行清晰的思考，哪怕是在很短的时间内注意力都无法集中，思维活动似乎总是"跳来跳去"。更为可怕的是，有些人出现了幻觉，包括视幻觉、听幻觉和触幻觉。视幻觉如出现光的闪烁；听幻觉如听到并不存在的狗叫声、打字声、滴水声等；触幻觉则感到有冰冷的钢板压在其前额和面颊，或感到有人从身体下面把床垫抽走。这个实验表明：丰富的、多变的环境刺激是人生存的必要条件。人的身心要想保持在正常的状态，就需要不断地从外界获得刺激。在感觉被剥夺后，人会产生难以忍受的痛苦，各种心理功能将受到不同程度的损伤。

2. 感觉的种类　根据刺激的来源，感觉可以分为内部感觉和外部感觉。接受机体内部刺激并反映它们的属性的感觉称为内部感觉，包括运动觉、平衡觉、机体觉等。接受外部刺激并反映它们的属性的感觉称为外部感觉,包括视觉、听觉、嗅觉、味觉、皮肤觉等。

3. 感受器与适宜刺激 直接接受刺激产生兴奋的装置称感受器(sensor)。感受器将各种刺激的能量转换为神经冲动,经传入神经到达大脑皮层的特定区域形成感觉。大多数感受器只对一种刺激特别敏感,并且感受器与刺激种类的关系都是固定的。例如视觉感受器感受光波的刺激,听觉感受器感受声波的刺激,嗅觉感受器感受有气味气体的刺激等。感觉器官最敏感的那种刺激就是该感受器的适宜刺激(adequate stimulu)。视觉的适宜刺激是波长为 380~780 nm 的电磁波,听觉的适宜刺激是 16~20000 Hz 的空气振动,嗅觉的适宜刺激是能挥发的有气味的物质。

4. 感受性和感觉阈限 每个人感觉器官的感受能力是不同的。同样的声波刺激,有的人能听到,有的人却听不到,这就是感觉能力的差别。感觉器官对适宜刺激的感受能力称感受性(sensitivity)。感受性的高低可以用感觉阈限来衡量。能引起感觉的最小刺激量称感觉阈限(sensory limen)。感受性与感觉阈限呈反比,感觉阈限低则感受性高。

感受性可分为绝对感受性和差别感受性,感觉阈限可分为绝对感觉阈限和差别感觉阈限。刚刚能引起感觉的最小刺激强度称绝对感觉阈限(absolute sensitivity),可以衡量绝对感受性的高低。绝对感觉阈限越小,则绝对感受性越高。刚刚能引起差别感觉的最小变化量称差别感觉阈限(difference sensitivity),可以衡量差别感受性的高低。觉察到的差别越小,也就是差别感觉阈限越小,说明他的差别感受性越强。德国的生理学家韦伯(Weber E. H. 1804—1891)在 1840 年发现,差别阈限可随着刺激强度的变化而变化,但是差别阈限和原来刺激强度的比例却是一个常数,用公式表示就是 $\Delta I / I = K$,ΔI 是差别阈限,I 是原来的刺激强度,K 是个常数,称韦伯常数,这就是韦伯定律。韦伯定律适用于中等的刺激强度。

5. 感觉适应与感觉后像 感觉适应(sensory adaption)是指在外界刺激的持续作用下,感受性发生变化的现象。"入芝兰之室,久而不闻其香;如鲍鱼之肆,久而不闻其臭",说的就是感觉适应现象。各种感觉都有适应现象,但适应性的高低有很大差别。嗅觉能很快产生适应,痛觉则很难产生适应。有些感觉适应表现为感受性的降低,有些感觉适应则表现为感受性的提高。人从亮的环境到暗的环境,开始看不到东西,后来逐渐看到了东西,这是暗适应;从暗的环境到亮的环境,开始觉得光线刺眼睁不开,但很快就不觉得刺眼了,这是明适应。暗适应是感受性增强的现象。在实际生活中,感觉适应是利弊兼具的一种心理现象。

音乐停止后,声音还在耳边萦绕;电灯熄灭了,灯泡的形象还能在眼睛里保留一会儿。这种外界刺激停止作用后,感觉形象还能暂时保留一段时间的现象,称为感觉后像。感觉后像有正后像、负后像两类。正后像在性质上和原感觉的性质相同,负后像的性质则同原感觉的性质相反。比如,注视电灯一段时间后,关上灯,仍有一种灯好像在那亮着的感觉印象,这是正后像。

6. 感觉对比与联觉 不同刺激作用于同一感受器时,感受性在强度和性质上发生变化的现象称感觉对比(sensory contrast)。如灰色在黑色的背景上要比在白色背景上显得更亮一些。人们常说"红花还得绿叶衬",就是因为有了绿色的对比,红色看起来才更加鲜艳。除了视觉有对比外,嗅觉、味觉和皮肤觉都有对比现象。如患者喝过苦的药水,再吃甜的东西,会觉得更甜;触摸过冷的东西再摸热的东西,会觉得更热。

当我们听到节奏感很强的音乐时，会觉得灯光也和音乐节奏一起闪动。这种一个刺激不仅引起一种感觉，同时还引起另一种感觉的现象称联觉（synesthesia）。联觉现象在日常生活中非常普遍。教室和病房需要安静，其颜色常常采用冷色调，冷色使人感到清凉平静。电冰箱大多数是以白色为主的冷色调，因为红色等暖色调会让人产生其制冷效果不好的错觉。

7. 感觉的补偿 在不同的生活实践中，人的感受性发展也不相同。尤其是通过专门的训练可使人的某种感觉比常人敏感。如调音师的听觉比常人灵敏。如果一个人丧失某种感觉，由于生活的需要，会使其他感觉更加发达以作为补偿，如盲人的听觉和触觉更加灵敏。

（二）知觉

1. 知觉的概念 知觉是人脑对直接作用于感觉器官的客观事物的整体属性的反映。知觉与感觉都是人脑对直接作用于感觉器官事物的反映，但是，感觉只反映事物的个别属性，知觉则反映事物的整体属性；知觉对事物的反映依赖于个人的知识和经验，并受人的主观态度影响，而感觉则不依赖于个人的知识和经验。

2. 知觉的特性

1）整体性 知觉的对象由不同的部分组成，有不同的属性，但我们并不把它感知为个别孤立的部分，而总是把它作为具有一定结构的整体来反映，甚至当某些部分被遮盖或抹去时，我们也能够将零散的部分组织成完整的对象，知觉的这种特性称为知觉的整体性或知觉的组织性。格式塔心理学家曾对知觉的整体性进行过研究，提出知觉是把组成事物的各个部分按照一定的规律，以稳定并且连贯的形式组织起来。

2）选择性 作用于感觉器官的事物有很多，人不能把所有作用于感觉器官的事物都纳入自己的意识范围，而总是把某一事物作为知觉对象，把周围的事物作为知觉背景。知觉对象清楚突出，而知觉背景模糊不清。这种对外界事物进行选择的知觉特性，称为知觉的选择性。由于知觉选择性，人能集中注意少数重要的刺激或刺激的重要方面，而排除次要刺激的干扰。知觉对象并不是固定不变的，知觉对象与知觉背景可以发生变化，如图 2-2 所示。

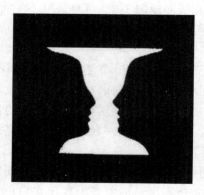 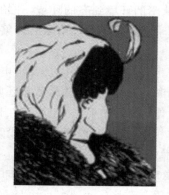

图 2-2 知觉的选择性

3）恒常性 知觉的恒常性（perceptual constancy）是指由于知识和经验的参与，使知觉并不随着知觉条件的变化而变化。例如，就视觉而言，随着观察的距离、角度和明暗条件的不同,视网膜上的物像也各不相同,但人们能够校正信息的输入,从而不会因复杂多变的外部环境而不知所措。由于知觉这种相对稳定的特性,使人们能够在不同的情况下,始终按事物的真实面貌来反映事物,从而有效地适应环境。因此,知识经验越丰富,就越有助于知觉对象的恒常性。知觉恒常性在视知觉中表现得很明显、很普遍,主要表现为大小恒常性、形状恒常性、明度恒常性、颜色恒常性。

4)理解性 知觉的目标之一是以自己的过去经验来解释知觉的对象,并用词汇或概念对其进行命名或归类,即给知觉对象赋予一定的意义。这种人们以已有的知识经验为基础,去理解和解释事物,使它具有一定的意义的特性,称为知觉的理解性(perceptual intelligibility)。即便在非常困难的条件下,人也能够依据特别微小而零散的线索对知觉对象命名,并把它归入熟悉的一类事物之中。知觉的理解性是以知识经验为基础的,有关的知识经验越丰富,对知觉对象的理解就越深刻、越全面,知觉也就越来越迅速、完整、正确。如一个经验丰富的护士对疾病和病患的知觉要比新护士来得更加快速、深刻、完整。另外,言语对人的知觉具有指导作用。言语提示能在环境复杂、外部标志不很明显的情况下唤起人的回忆,运用过去的经验来进行知觉。言语提示越准确、越具体,对知觉对象的理解也越深刻、越广泛。

3. 知觉的分类 依据知觉对象存在的形式分为空间知觉、时间知觉、运动知觉等。

1)空间知觉 空间知觉(space perception)是对事物空间特性的反映,它不是天生就有的,而是通过后天学习获得的。它包括对物体大小的知觉、形状知觉、方位知觉、距离知觉。

2)时间知觉 时间知觉(time perception)是对事物的延续性和顺序性的反映。人可以根据计时器、昼夜交替、四季变换及人体的生物钟等对时间进行知觉。生物钟不仅可以估计时间,还可以调节人的行为活动。人们所从事活动内容的丰富性,对事件所持有的态度和情绪可以影响时间知觉的准确性。

3)运动知觉 运动知觉(motion perception)是对物体空间位移速度的反映。物体位移的速度太快或太慢都不产生运动知觉。如光的运动速度非常快,时钟上的时针走得太慢,慢得使人们看不到。

4. 错觉 对刺激的主观歪曲的知觉称为错觉(illusion)。错觉是客观存在的,通过主观无法克服,有固定的倾向。只要具备条件,错觉就必然产生,这是有规律的。错觉包括线条长短的错觉、线条方向的错觉等,如图2-3所示。

电影和电视中的特技镜头、霓虹灯的变换效果等,都是错觉在现实生活中的应用。

二、记忆

(一)记忆的概念

记忆(memory)是过去的经验在人脑中的反映。感知觉是反映当前作用于感觉器官的事物,而记忆是对过去经验的反映。凡是过去的经验都可以储存在大脑中,在需要的时候可以把它们从大脑中提取出来,只有这样人们才能不断地积累知识和经验,并通过分类、比较等思维活动,认识事物的本质和事物之间的内在联系。所以,记忆是人脑对输入的信息进行储存、编码和提取的过程。因为记忆把过去的心理活动和现在的心理活动联系了起来,所以记忆是心理发展的奠基石。通过记忆,人们可以不断地积累知识与经验,因此记忆

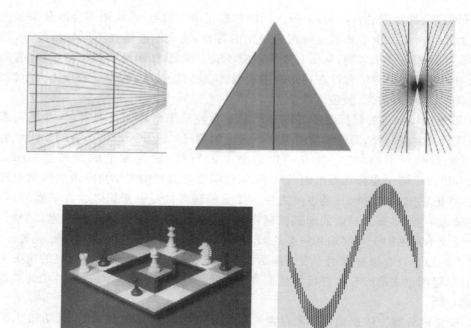

图 2-3　错觉

是人类智慧的源泉。

（二）记忆的种类

根据记忆的内容可分为五种。

1. 形象记忆　形象记忆是对感知过的事物的形象的记忆，它通常以表象形式存在，因此也称表象记忆。这种记忆是对客观事物的形状、大小、体积、颜色、声音、气味、滋味、软硬、温度等具体形象和外貌的记忆。直观形象性是形象记忆的显著特点。

2. 情景记忆　情景记忆是指对亲身经历过的事件的记忆，如人对包含时间、地点、人物和情节的事件的记忆。

3. 语义记忆　语义记忆是用词的形式对事物的性质、意义等方面的记忆，也称逻辑记忆。这种记忆不是保持事物的具体形象，而是以概念、判断、推理等为内容，是人类特有的记忆形式。

4. 情绪记忆　情绪记忆是对自己体验过的情绪和情感的记忆，也称情感记忆。如对某些事件愉快的记忆，对某些事件痛苦的记忆。情绪记忆常成为人们当前活动的动力，它能推动人们从事有愉快记忆的活动，回避那些有痛苦记忆的活动。

5. 动作记忆　动作记忆是对身体的运动状态和动作技能的记忆，也称运动记忆。如某些生活习惯和一些工作生活的技能等，都是动作记忆。这一类记忆比较牢固。

上述记忆的分类是相互联系的。在记忆很多事物时，常有两种或者多种记忆形式参与。

（三）记忆的过程

记忆由识记、保持和再现三个基本环节组成。

1. 识记 识记是记忆的开始,是外界信息输入大脑并进行编码的过程,也是人们学习和取得知识经验的过程。识记可分为无意识记和有意识记两种。

无意识记是没有预定目的、也不需要付出努力的识记。一般来说,人们感兴趣的事物、有重大意义的事物、某些知识经验都可以通过无意识记进行记忆。但是无意识记具有片面性、偶然性等特点,不利于系统地学习知识。

有意识记是事先有明确目的、并需要付出努力的识记,如外语单词的记忆。有意识记是系统地学习和掌握知识的主要手段,在学习和工作中具有重要意义。根据记忆材料的识记,有意识记还可分为机械识记和意义识记。意义识记比机械识记持久,并且更易于回忆或再认。

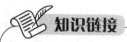 **知识链接**

记忆的脑学说理论

1. **整合论** 美国心理学家拉胥里(Lashley)提出:记忆是整个大脑皮层活动的结果,它和脑的各个部分都有关系,而不是皮层某个特殊部位的机能。他用实验的方法破坏动物大脑皮层的不同区域,发现大脑皮层破坏的区域越大,记忆的丧失就越严重。

2. **定位论** 法国医生布洛卡(Broca P.)提出脑机能定位论。他认为:脑的机能是由大脑的一些特定区域负责的,记忆当然也不例外。

3. **功能模块(SPI)理论** SPI是串行(serial)、并行(parallel)、独立(independent)的缩写。这种理论认为,记忆系统是由多个执行特定功能的记忆模块构成的。信息以串行的加工方式进入记忆系统,在一个记忆模块中的编码依赖于某些其他功能模块中信息加工是否成功。也就是说,一个记忆模块的输出提供给另外模块的输入。信息以并行的方式存储在各个特定的记忆模块中,提取一个子系统的信息不会牵连其他的子系统,各个子系统之间是相对独立的。

2. 保持 知识经验在大脑中储存和巩固的过程叫保持。保持是信息储存的动态过程,因为随着时间的推移,保持的内容在量和质两方面发生变化。由于每个人的知识和经验不同,信息保持的变化也不尽相同。识记获得知识经验,保持把识记的内容储存在大脑中,识记的次数越多,知识和经验就保持得越牢固。

3. 再现 再现又包括回忆和再认,回忆和再认是储存的信息提取的过程。从大脑中提取知识经验的过程称为回忆;如果识记过的材料重现在眼前,再从大脑中提取的过程称为再认。再认和回忆都是从大脑中提取已经储存的信息,只是形式不一样。

记忆的过程是一个完整的过程,这个过程的三个环节是密不可分的,缺少任何一个环节记忆都不能完成。识记是保持和回忆的前提,没有识记就没有保持,更不会有回忆和再认;识记了却没有保持,就不会有回忆和再认,保持是识记和回忆的中间环节;回忆是识记和保持的结果,它有助于所学知识的巩固或经验的获得。

(四)记忆的三个系统

根据信息的编码、储存时间的长短和信息提取的方式,记忆可分为瞬时记忆、短时记忆和长时记忆三种记忆形式。

1. 瞬时记忆 瞬时记忆又称感觉记忆或感觉登记,是指外界刺激以极短的时间呈现一次后,信息在感觉通道内迅速被登记并保留一瞬间的记忆。瞬时记忆的信息以感觉的形式保存,以刺激的物理特性进行编码。前面所说的感觉后像就是一种感觉记忆。瞬时记忆的容量很大,但保留的时间很短,图像记忆可保存 0.25～1 s,声像记忆可超过 1 s。瞬时记忆因注意可转入短时记忆。

2. 短时记忆 短时记忆是指外界刺激以极短的时间一次呈现后,保持时间在 1 min 内的记忆。在短时记忆对信息的编码方式中,语言材料多为听觉形式编码,非语言材料以视觉表象为主。短时记忆既有从瞬时记忆中转来的信息,也有从长时记忆中提取出来的信息,都是当前正在加工的信息,因此是可以被意识到的。短时记忆中的信息经过复述可以进入长时记忆,如果不复述则随时间延长而自动消失。

3. 长时记忆 长时记忆是指信息保持时间大于 1 min 的记忆。长时记忆的信息保持时间可以是几分钟、几天、几个月、几年甚至终生。长时记忆的容量无论是信息的种类还是数量都很大。长时记忆的信息编码有语义编码和形象编码两种。研究表明,长时记忆的材料组织程度越高,则越容易提取。长时记忆储存的信息可因自然衰退或者受到干扰而遗忘。

(五)遗忘及其规律

1. 遗忘的概念 如果储存在大脑中的信息既不能回忆也不能再认,或者发生了错误的回忆或再认,就是发生了遗忘(forgetting)。遗忘可能是永久性遗忘,如果不重新学习,就永远不能回忆或者再认;也可能是暂时性不能回忆或者再认,在适当条件下还可以再恢复。

2. 遗忘的原因 遗忘可能是由于储存的信息没有得到强化而逐渐减弱直至消退,也可能是前后获得的信息相互干扰。如果先前学习获得的信息对新近的学习产生了干扰,则称为前摄抑制。如果后来学习获得的信息对新近的学习产生了干扰,则称为倒摄抑制。

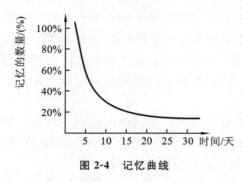

图 2-4 记忆曲线

3. 遗忘的规律 德国心理学家艾宾浩斯(Herann Ebbinghaus,1850—1909)是对记忆和遗忘进行研究的创始人。他在识记后不同的时间间隔里检查受试者的记忆保存量,结果发现,在识记的最初阶段遗忘的速度很快,但是,随着时间的推移,遗忘的速度越来越慢。他的研究成果证明了遗忘的规律。后人用他的实验数据,以间隔的时间为横坐标,以保存量为纵坐标,绘制的记忆曲线如图 2-4 所示。从遗忘曲线上看,遗忘的速度随时间越来越慢。

在学习知识时,为了取得良好的记忆效果,根据先快后慢这一遗忘规律,我们应该及时复习。如果不及时复习,由于起初遗忘的内容多,因此学习记忆的效果差。如果在还没遗忘多少的时候进行复习,就能取得事半功倍的效果。

遗忘还受个人的兴趣、爱好以及信息是否有意义、是否能够理解等因素的影响。个体感兴趣、喜欢的信息,或者自认为对自己很重要的信息,或者能够真正理解其含义的信息不容易遗忘。要增强记忆效果,就应该根据记忆的规律,在实践中培养良好的记忆品质,如培养兴趣爱好、明确目的、加强理解、减少干扰等。

（六）表象

1. 表象的概念 表象是感知过的事物形象在头脑中的再现，是形象记忆。表象的内容不是关于事物的概念或者语言描述，而是事物的形象。

2. 表象的特征

1）直观形象性 因为表象是对事物形象的再现，所以表象最重要的特征就是具有直观形象性。通过表象，人们积累感性知识，一个人去过的地方、见过的人越多，他的表象内容就越丰富。

2）可操作性 表象在我们的头脑中可以缩小，可以放大，还可以翻转，这种特性叫作表象的可操作性。正是因为这个特征，表象可以为想象提供素材。想象对已有的表象进行加工和改造，创造出新形象。所以，没有表象提供素材，就没有想象。

3）片段不稳定性 表象所产生的物体形象是不完整、不稳定的。就像我们回忆以前的朋友，在头脑中可能浮现出他的面容、身材、表情，像电影镜头一样，可能是全景的，也可能是某一局部的特写，这一特性称为表象的片段不稳定性。这一特点使它与知觉形象不同，知觉所形成的物体形象是很稳定的。

4）概括性 表象的形象是去掉事物的一些次要特征而保留事物的主要特征，这种特性称为表象的概括性。

表象是感知向思维过渡的桥梁，在心理发展过程中是感知向思维过渡的中间环节，没有表象，就没有思维。

三、思维与想象

（一）思维

1. 思维的概念 思维是人脑对客观事物的本质和事物之间内在联系的反映。在思维的形式上，思维是对客观事物间接的和概括的反映；在反映客观事物的时间上，思维可以反映当前的事物，也可以反映过去的事物，甚至未发生的事物。

无脊椎动物只具有某种感觉；脊椎动物可发展出各种感觉，对事物外部的各种属性有了比较全面的认识，产生了知觉；灵长类动物虽然能够认识到事物之间的外部联系，但还不能认识到事物的本质和事物之间的内在联系，也就是说它只达到了思维萌芽阶段。人类能透过事物的外部现象，认识到事物的本质，认识到事物之间的内在联系，从而产生思维。所以，思维是心理发展的最高阶段。

2. 思维的特征 思维作为事物内在联系的反映形式，具有间接性和概括性的特征。

1）间接性 思维对客观事物的反映不是直接的，而是根据以往的经验或者以其他事物为媒介，对没有直接作用于感觉器官的客观事物加以认识和反映，这就是思维的间接性。例如早上出门看到地上很湿，可以推断出昨天夜里下了雨。虽然没有亲眼看见下雨，但是从眼前的情景可以推断出来。再如，临床医生通过对患者心脏的听诊，以及通过心电图等手段来了解其心脏的状况。另外，由于思维的间接性，人们可以对尚未发生的事物作出预见。例如气象台的天气预报等。

2）概括性 思维可以把某一类事物的共同属性抽取出来，形成这一类事物共同的本质的及规律性的认识,这就是思维的概括性。一个概念概括了一类事物的共同属性,并以词的形式表现出来。例如:把各种蔬菜的共同特点抽取出来加以概括,形成蔬菜的概念;把各种水果的共同特点抽取出来加以概括,形成水果的概念。概念的形成,是先把事物的特性从事物本身抽取出来,然后再把抽取出来的事物的属性加以分类,用词语把这一类事物标记出来,这就是思维的概括。思维的概括水平可随着知识的丰富、经验的增多、言语的发展,由低级向高级不断发展。思维的概括水平越高,越能认识事物的本质和规律。

3. 思维的操作过程　思维是通过把新输入的信息与原来储存的信息进行分析与综合、抽象与概括、分类与比较等一系列活动,来揭示事物本质的特征及事物之间内在的规律性的联系。

1)分析与综合　分析是将事物整体分解为各个部分或各个属性的思维过程;综合是将事物的各个部分或各个属性结合起来形成一个整体的过程。分析与综合是同一思维过程中相反而又紧密联系的两个方面。在分析与综合过程中,达到认识事物本质的目的。

2)抽象与概括　抽象是舍弃事物的非本质属性和特征,而抽取事物的共同属性和本质特征的思维过程;概括是把抽取出来的共同属性和特征结合在一起,并推广到同类的其他事物中去的思维过程。

3)分类与比较　分类是根据不同事物之间的共同点、不同点以及事物的主要特征和次要特征把事物归入相应的某一类。比较是把不同的事物或现象放在一起,确定它们的共同点、不同点及其相互关系。

4. 思维的种类

1)动作思维、形象思维和抽象思维　根据思维形态,可以分为动作思维、形象思维和抽象思维。动作思维是在思维过程中,以实际动作为支撑的思维。动作思维具有直观和具体的特点。形象思维是用表象来解决问题的思维。抽象思维是以概念、判断、推理的形式来反映客观事物的运动规律、本质特征和内在联系的认识过程。如医生将患者的症状、体征及实验室检查等因素结合在一起,进行思考得出临床诊断的过程。抽象思维是发展较晚的一种高级形式。

一般情况下,成人在解决问题进行思维时,往往是三种思维相互联系、交叉运用的。由于任务不同,三种思维参与的程度也不同。

2)辐合思维和发散思维　根据思维的方向,思维可以分为辐合思维和发散思维。辐合思维是把可以解决问题的各种信息集中起来得出最好的答案,也称求同思维。如标准化考试的题型中的单项选择题,就是在几个答案中选择一个最佳答案。发散思维是沿着不同的方向或者从不同角度探索解决问题的答案的思维,也称求异思维。当解决问题不止一个方法或者没有现成的经验可以借鉴时,就需要发散思维。

3)创造性思维和再造思维　根据思维是否具有创造性,可分为再造思维和创造性思维。再造思维是用已知的方法解决问题的思维。这种思维在解决问题时既规范又可以节约时间。创造性思维是用独创的方法解决问题的思维,是智力水平高度发展的表现。创造性思维可以带来更高的社会价值。

5. 问题解决的思维过程　认知心理学研究思维的一个途径就是问题解决。问题解决是一个非常复杂的心理过程,其中最为关键的是思维活动。解决问题的思维过程,可分为发现问题、分析问题、提出假设和检验假设四个阶段。

1) 发现问题 发现问题是解决问题的开始阶段，是看清楚问题，并产生解决问题的需要和动机。这与个体的认知水平、知识经验、需要和动机等因素有关。认知水平高、知识经验丰富、求知欲旺盛的人，容易发现问题。

2) 分析问题 分析问题是找出问题的关键所在，找出问题的主要矛盾和矛盾的主要方面。通过这些分析，可以把握问题的实质，确定解决问题的方向。

3) 提出假设 提出假设就是根据问题的性质、已有的知识经验、以前解决类似问题所用的策略等因素，找出解决问题的原则、途径和方法。提出假设不一定一次成功，往往要经过多次尝试之后，才能找到正确的解决方案。

4) 检验假设 要查明假设是否正确，必须通过实践证明。如果假设在实践中多次验证获得成功，问题得到了解决，就证明了假设是正确的。反之则证明假设是错误的，从而需要另外寻找解决问题的方案，重新提出假设。

在现实中不能机械地去应用以上所说的步骤，因为实际的思维过程不会按照一个步骤接着一个步骤那样按部就班地进行，而是一个反复的曲折的过程。

6. 问题解决的策略

1) 算法策略 算法策略是在问题空间中随机搜索所有可能的解决问题的方案，直至选择出一种有效的方案解决问题的方法。采用算法策略可以保证问题的解决，但是需要花费大量的时间和精力进行反复的尝试。这个方法费时费力。

2) 启发法 启发法是根据一定的经验，在问题空间内进行较少的搜索，以达到问题解决的一种方法。启发法不能保证问题解决的成功，但这种方法比较省时省力。启发法有手段-目的分析法、逆向搜索法及爬山法。手段-目的分析法是将需要达到问题的目标状态分成若干子目标，通过实现一系列的子目标最终达到实现总目标的方法；逆向搜索是从问题的目标状态开始搜索，直至找到通往初始状态的通路或方法；爬山法是采用一定的方法，逐步降低初始状态和目标状态的距离，以达到问题解决的一种方法。

7. 影响问题解决的心理因素 影响问题解决的因素有自然因素、社会因素和心理因素。这里只介绍几种影响问题解决的心理因素。

1) 迁移 迁移是指已有的知识、经验和技能对学习新知识、获得新经验、掌握新技能产生影响。如果这种影响是有利的和积极的，就是正迁移。如果这种影响是阻碍的和消极的，就是负迁移。如学习汉语拼音会妨碍英语的学习，这是负迁移。

2) 定势 定势是指从事某种活动前的心理准备对后边活动的影响。已有的知识经验，或者刚获得的经验都会使人产生定势。定势可以使我们在从事某些活动时能够很快地掌握其变化，甚至达到自动化，从而能节省很多时间和精力。但是，定势也会束缚人们的思维，使人们只用常规方法去解决问题，而不求用其他"捷径"突破，因而也会给解决问题带来一些消极影响。不仅在思考和解决问题时会出现定势，在认识他人、与人交往的过程中也会受心理定势的影响。

3) 原型启发 从实际生活中受到启发而找到问题解决的途径或方法称原型启发。产生启发作用的事物称原型。例如，瓦特看到水开时产生的蒸汽把壶盖顶起来，由此受到启发，发明了蒸汽机。但不是有了原型就一定会有原型启发。

（二）想象

1. 想象的概念 想象是大脑对已有的表象进行加工和改造，进而创造新形象的过程。

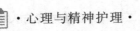

这是一个形象思维的过程。

2. 想象与表象的区别　想象来源于表象却不等同于表象。表象是大脑中过去已知事物形象的再现，属于形象记忆；而想象则是通过对表象的加工和改造，创造新形象的思维过程，属于形象思维。例如，在文学作品中，作家把在日常生活中接触过的人物形象进行分析归类，将一些典型的特点集中在某一个人身上，从而创造出新的人物形象。想象出来的这个新人物形象既是现实生活中的某一个人，但又不全是，还有其他人的某些特点。所以想象是来源于现实生活，以表象为基本素材，借助表象的某些方面创造出来的新形象，它可以是世上尚不存在的或根本不可能存在的事物形象。

3. 想象的分类　根据是否有目的、有意识，想象分为无意想象和有意想象两种。

1）无意想象　没有预定的目的，在某种刺激下，不由自主产生的想象称无意想象。如在溶洞中看到形状各异的钟乳石，我们根据它的形状，把它想象成现实中的事物。梦是一种无意想象，没有目的，不受意识支配，而且内容往往脱离现实，不合逻辑。如果一个人总能听见现实中本不存在的声音，或者看见现实中不存在的物体，这就是出现了幻觉。幻觉是在精神异常状态下产生的无意想象。

2）有意想象　有目的、有意识进行的想象是有意想象。有意想象又分为再造想象、创造想象和幻想。

当我们在看文学作品中的人物描述时，头脑中会产生一个活生生的人物形象，这种根据语言描述或图标模式的示意，在头脑中形成相应形象的想象称再造想象。在再造想象过程中，我们会运用自己的感知觉材料和记忆表象对记忆进行补充。

不依据现成的描述和图示，创造出新形象的过程称创造想象。如科学家的创造发明，服装设计师设计的新款服装，画家构思绘制的图画等。创造想象具有首创性的特点，它比再造想象要复杂、困难得多。

幻想也是一种创造想象，它是和一个人的愿望相联系并指向未来的想象。科学幻想推动人们探索世界，为人类造福。古人幻想的"嫦娥奔月"如今都变成了现实。个人对自己未来的幻想就是理想。理想是个人进步的动力。如果只停留在对未来的幻想，而没有实现这种愿望的努力，幻想就成了空想。空想使人沉溺于虚假的满足，是有害的。

四、注意

（一）注意的概念

注意是心理活动对一定对象的指向和集中。指向是指由于器官容量的限制，心理活动总是选择某一对象，同时舍弃其他对象。集中是指心理活动停留在某一对象并保持一定的紧张度和强度。如外科医生在做手术时，他的注意集中在手术操作中。注意能使选择对象处于心理活动的中心并努力维持，是主动进行的。

注意不是一种心理过程，而是一种始终与心理活动相伴随的心理状态。也就是说，注意是心理活动总是指向和集中在某些对象上的一种状态。离开心理过程，注意就不存在；离开注意，心理过程也无法进行。注意不能反映事物的属性、特点，只能保证心理过程朝着目标进行，及时准确地反映客观事物及其变化。

（二）注意的种类

根据产生和保持注意有无目的性和意志努力的程度不同，可以把注意分为无意注意、有意注意和有意后注意三类。

1. 无意注意 没有预定目的,不需要意志努力维持的注意称为无意注意。无意注意是由外界事物引起的不自主的注意,因此又称不随意注意。如:上课时大家正在专心听讲,教室的门突然被人咣当一声打开,有人不由得看了一眼,这就是无意注意。引起无意注意的原因:一方面有刺激本身的特征,如新颖的奇异的变化的对比鲜明的突然出现的强度大的刺激;另一方面还包括人的主观特征,如个人的兴趣、爱好、需要、情绪等。

2. 有意注意 有预定目的,需要付出一定意志努力维持的注意,称为有意注意,又称随意注意。有意注意是一种主动地服从注意对象的状态,受人的意识支配。如:学生上课认真听老师授课,护士进行静脉注射等护理操作,这些都是需要意志努力维持的有意注意。有意注意是在无意注意的基础上发展起来的人类所特有的一种心理现象。有意注意可以提高工作和学习的效率,因此要培养有意注意。可以通过加深对目的、任务的理解,培养和提高兴趣、增强抗干扰能力来保持有意注意。

3. 有意后注意 既有目的,又不需要意志努力维持的注意是有意后注意,又称随意后注意。当我们刚学骑自行车时会特别小心、精力集中,这是有意注意。当把自行车作为交通工具,骑自行车已经变成一种熟练的技能时,骑自行车就不需要特别关注,只在交通拥挤的复杂情况时,稍加注意就行了,这时骑自行车就成了有意后注意。有意后注意是在有意注意的基础上发展起来的,具有高度的稳定性。当一些活动和操作变成有意后注意时,将会节省人的精力,对完成长期任务有积极的意义。

在每个人的心理活动中,都有这三种注意类型。无意注意可以转化为有意注意,有意注意可以转化为有意后注意,这三种类型的注意相互转化,才能保证人们学习和工作的效率。

(三) 注意的品质

1. 注意广度 在同一时间内,意识所能清楚地把握注意对象的数量,称为注意广度,又称注意范围。注意范围与任务的难易程度,注意的对象是否集中、有联系、有规律有关,还与个体的知识经验、情绪有关。只有具备一定的注意广度,才能"眼观六路,耳听八方",将复杂的注意对象"尽收眼底"。

2. 注意的稳定性 注意集中于选择对象持续的时间,称为注意的稳定性。注意维持的时间越长,稳定性越高。注意的稳定性高低能够直接影响学习和工作的效率,并且有较大的个体差异。注意稳定性除与个性特征有关外,还与后天的专门训练有关。

人的注意不是长时间固定不变的,而是呈现周期性的增强和减弱,这个现象称为注意起伏或注意动摇。这是由于生理过程的周期性变化引起的,是普遍存在的现象。注意起伏通过主观无法克服。

当注意被无关对象吸引而离开了心理活动所要指向的对象时,称为注意分散,这也是我们平时所说的分心。分心使学习和工作的效率下降,是一种需要克服的不良的注意品质。

3. 注意分配 在同一时间内,把注意指向于不同的对象,同时从事两种或两种以上不同活动的现象,称为注意的分配。如有人一边看电视一编织毛衣,有人一边看小说一边听音乐,护士一边进行注射操作一边观察患者的情况。这些现象都说明注意是可以分配的。但是,注意分配也是有条件的。当所从事的活动至少有一种是非常熟练的时,才能进行注意分配。例如,让写字不熟练的小学生一边听讲一边记笔记,就会出现听讲忘了记笔记或者记笔记忘了听讲的情况。只有在写字非常熟练时,才能一边听讲一边记笔记。另外,所从事的活动之间要存在内在联系,如果没有内在联系,也很难做到注意分配。如在弹奏歌曲的同时演唱,必须是同一首歌,才能进行注意分配。人是无法在弹奏一首曲子的同时而演唱另外一首歌曲的。通过训练可以使操作技能熟练,就可以提高注意的分配能力,进而提高工作效率。

4. 注意转移 由于任务的变化,注意由当前的对象转移到旁边的对象上去的现象,称为注意转移。注意转移不同于注意分散,前者是根据任务的要求,主动转移到另一种对象上;后者是被动离开,转移到无关的对象上。注意转移的速度,取决于个体对前后两种活动的态度,也受个性的影响。

注意力是有个体差异的,可以通过有意识的训练、改善注意的品质,提高注意能力。如培养对学习的兴趣,增强对工作的责任感,增强事业成功的动机,培养坚强的意志,养成良好的习惯等。

第三节 情绪、情感过程

人非草木,孰能无情。情绪和情感是人们心理生活的重要内容,为人们的活动提供了一个富有色彩的背景。由于它难以驾驭,所以备受关注;更由于它是人的心理活动向行为活动转化的媒介,所以更值得我们去研究。本节将介绍有关情绪情感的相关知识。

一、情绪、情感概述

(一)情绪、情感的概念

情绪、情感是人对客观事物是否满足自己的需要而产生的态度体验。情绪的概念可以从三个方面来理解:一是客观事物是情绪、情感产生的源泉;二是客观事物是否满足人的需要是情绪、情感产生的媒介;三是情绪是对事物态度的体验,而不是态度本身。如果没有客观事物,情绪就成了无源之水,无本之木。引起情绪的客观事物包括发生在主体周围的人和事,也包括主体本身的生理状态。如果外界事物符合主体需要,那么,它就会引起积极的情绪体验,否则它就会引起消极的情绪体验。另外,情绪和情感是一种主观感受或者内向体验,它能够扩大或缩小、加强或减弱内在需要,使人更易于适应变化多端的环境,是一种态度体验。

(二)情绪与情感的区别与联系

1. 区别 情绪是人对客观事物是否符合自己的生理需要而产生的态度体验。这是较低级的,人和动物共有的。如吃到自己喜欢的食物,会产生愉快的情绪;对危及生命安全的事件,人会产生恐惧。情感是与人的社会性需要相关联的体验。这是高级的、复杂的、人类特有的。情绪具有冲动性、情境性和不稳定性的特点;情感具有深刻性、稳定性和持久性的特点。情绪与情感的区别见表2-1。

表 2-1　情绪与情感的区别

项目	情　绪	情　感
主体	人与动物皆有的简单的体能	人类特有的,高级的、复杂的、受社会历史条件制约的
需要角度	与机体的生理需要相联系的体验	与人的社会性需要相联系的体验
反应特点	情境性、易变性、不稳定性	稳定性、深刻性、相对持久性
外在表现	强烈,并带有外部表现和冲动性	外在表现不明显,很少有冲动性

2. 联系　情绪与情感的联系是密切的、不可分割的。一方面,情感是在情绪的基础上产生的,进而发展成为情绪的深层核心,它通过情绪得以实现;另一方面,情绪包含着情感,受情感的制约,是情感的外在表现。二者相互依存、制约和发展。

情绪依赖于情感,情感也依赖于情绪。人的情感总是在各种不断变化的情绪中体现出来。离开具体的情绪过程,情感就不再存在。如一个人的爱国主义情感在不同情况下的表现不同,当他看到祖国遭受蹂躏时无比愤怒,当他看到祖国日新月异时非常喜悦。

（三）情绪与情感的功能

1. 适应　情绪和情感是机体生存、发展和适应环境的重要手段,这有利于服务、改善人的生存和生活条件。如婴儿通过情绪反应与成人交流,以便得到更好的抚养。人们也可以通过察言观色了解他人的情绪状态,来决定自己的对策,维持正常的人际交往。这些都是为了更好地适应环境,以便更好地发展。

2. 动机　内驱力是激活机体行动的动力,而情绪和情感可以使内驱力提供的信号产生放大和增强的作用。

3. 组织　情绪和情感对其他心理活动具有组织作用。因为积极的情绪和情感对活动起着促进作用,消极的情绪和情感对活动起着阻碍作用。中等强度愉快的情绪和情感有利于人的认识活动和操作的效果。

知识链接

人类基本情绪的发展

最常见的年龄/岁	愉快—高潮	担心—恐惧	生气—愤怒
0～3	自发的微笑	惊吓	不舒服的感觉
3	愉快	—	生气、沮丧
4～5	欣喜、主动微笑	担心、忧愁	—
7	高兴	—	—
9	—	恐惧、厌恶陌生人	—
12	非常开心	焦虑、恐惧	恼怒、愤怒
18	自己有正向评价	害羞	挑战
24	喜欢	—	有意伤害
36	骄傲、爱	—	内疚

4. 信号　情绪和情感具有传递信息、沟通思想的功能,这项功能是通过情绪、情感的外部表现即表情实现的。表情还与身体的健康状况有关,是医生诊断病情的指标之一。

(四)情绪、情感变化的维度及其两极化

对情绪、情感可以从强度、动力性、激动度和紧张度几个方面来进行度量,即情绪、情感变化有不同的维度。每一维度都具有两种对立状态,如爱与恨、喜悦与悲伤等。这两种对立状态构成了情绪、情感的两极。根据情绪、情感的效果有肯定和否定两极;情绪、情感的强度有强和弱两极;动力性有增加和减弱两极;激动度有激动和平静两极;紧张度有紧张和轻松两极。

二、情绪和情感的分类

(一)情绪的种类

1. 基本情绪和复合情绪　人类的情绪表现多种多样、千姿百态,因此,情绪的分类十分复杂和困难,但有四种常见的基本情绪形式:快乐、愤怒、悲哀、恐惧。简称为喜、怒、哀、惧。

快乐是需要得到满足的体验和反映。快乐又分为满意、愉快、欢乐、狂喜等。

愤怒是个体的需要受到干扰而无法实现目的时产生的情绪体验。愤怒的程度取决于受干扰的程度、次数及方式,并受个性心理影响。愤怒按照程度不同可分为不满、愠怒、大怒、暴怒等。

悲哀是需要的对象遗失、破裂的体验和反映。悲哀的程度取决于需要对象的价值。根据程度不同可分为遗憾、失望、难过、悲伤、极度哀痛等。

恐惧是预感或面临无法应对的危险情境时所产生的情绪体验。

由不同的基本情绪组合派生出复合情绪。如由恐惧、痛苦、不安等情绪组合起来的可能是焦虑。

2. 面部表情、身段表情和言语表情　一个人的情绪和情感可以通过他的外部表现看出来。情绪的外在表现称为表情,根据情绪的外部表现方式和部位的不同,又可分为面部表情、身体表情和言语表情。

(1)面部表情　面部表情(图 2-5)是指通过眼部、颜面部和口部肌肉的变化来表现各种情绪状态。他是人类表达情绪的主要形式。面部表情可以分为八类:感兴趣—兴奋;高兴—喜欢;惊奇—惊讶;伤心—痛苦;害怕—恐惧;害羞—羞辱;轻蔑—厌恶;生气—愤怒。一般来说,眼睛和口腔附近的肌肉群是面部表情最丰富的部分。

眼睛是心灵的窗户,从眼神中可以判断一个人的心是坦然还是虚伪,是诚恳还是伪善:正眼视人,显得坦诚;躲避视线,显得心虚;歪斜着眼,显得轻佻。眼睛的瞳孔可以反映人的心理变化:当人看到有趣的或者心中喜爱的东西时,瞳孔就会扩大;而看到不喜欢的或者厌恶的东西时,瞳孔就会缩小。目光可以委婉、含蓄、丰富地表达爱抚或推却、允诺或拒绝、央求或强制、讯问或回答、谴责或赞许、讥讽或同情、企盼或焦虑、厌恶或亲昵等复杂的思想和愿望。眼泪能够恰当地表达人的许多情感,如悲痛、欢乐、委屈、思念、温柔、依赖等。

嘴部表情主要体现在口形变化上。伤心时嘴角下撇,欢快时嘴角提升,委屈时撅起嘴巴,惊讶时张口结舌,愤恨时咬牙切齿,忍耐痛苦时咬住下唇。

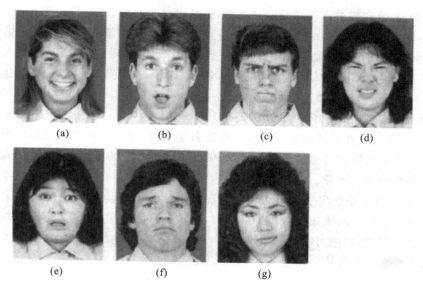

(a)　　　　(b)　　　　(c)　　　　(d)

(e)　　　　(f)　　　　(g)

图 2-5　面部表情图片

面部肌肉松弛表明心情愉快、轻松、舒畅;面部肌肉紧张表明痛苦、严峻、严肃。

厌恶时耸起鼻子,轻蔑时嗤之以鼻,愤怒时鼻孔张大,紧张时鼻腔收缩,屏息敛气。

(2)身体表情　人的情感状态、能力特性和性格特征有时可以通过身体姿态来自发地或有意识地表达出来,从而形成身体姿态表情。当人处于强烈的兴奋、紧张、恐惧、愤怒等情感状态时,往往抑制不住身体姿态表情的变化,演员则经常通过夸张的身体姿态来有意识地表达角色的情感变化。

人的身体姿态表情是丰富多样的。正襟危坐可知其恭谨或紧张,坐立不安可知其焦急慌神,手舞足蹈可知其欢乐,捶胸顿足可知其懊恼,拍手时可知其兴奋,振臂时显得慷慨激昂,握拳时显得义愤填膺,搓手不停时表示心中烦躁不安。轻盈的脚步可看出心情愉快,沉重而不均匀的脚步表明处境不佳,迟缓的脚步表明心事重重,铿锵有力的脚步表明勇敢与坚强。昂首挺胸表明自信与自豪,点头哈腰表明顺从与谦恭,手忙脚乱表明心情紧张,全身颤抖又冒虚汗表明心虚害怕。

(3)言语表情　语言本身可以直接表达人的复杂情感,如果再配合以恰当的声调(如声音的强度、速度、声调、旋律等),就可以更加丰富、生动、完整、准确地表达人的情感状态,展现人的文化水平、价值取向和性格特征。

根据语言声调的不同特点可以判断人的情绪状态和性格特征:悲哀时语速慢,音调低,音域起伏较小,显得沉重而呆板;激动时声音高且尖,语速快,音域起伏较大,带有颤音;说话语速较快,口误又多的人被认为地位较低且又紧张;说话声音响亮,慢条斯理的人被认为地位较高、悠然自得;说话结结巴巴,语无伦次的人被认为缺乏自信,或者言不由衷;男声中若带气息声,被认为较年轻,富有朝气,富有艺术感;女声中若带有气声,被认为美妙动人,富有女性味;平板的声音被认为冷漠、呆滞和畏缩;喉音使男性显得成熟、世故和老练,判断力强,但易使女性失去魅力;女中音和男低音代表暴躁气质;女高音和男高音多属于活泼型的人;急剧的变调对比表达暴躁气质;音调的抑扬婉转显露活泼的天性,表明气质温和柔顺;旋律可以表达人的欢乐与苦闷,希望与企盼。

3．心境、激情和应激 从情绪的状态看,情绪可分为心境、激情和应激三种状态。

（1）心境 心境(mood)是微弱的持久的且具有弥漫性的情绪体验状态。愉快的心境使人精神愉快,看周围的事物也带上愉快的色彩,动作也会变得敏捷。正所谓"人逢喜事精神爽"。而不愉快的心境使人感到心灰意冷,意志消沉。长期悲观的心境还会有损于人的健康。

（2）激情 激情是一种强烈的持续时间较短的情绪状态。这种状态往往由重大的突如其来的生活事件或者激烈的对立的意向冲突引起,具有明显的外部表现和生理反应。在激情状态下,人能发挥自己意想不到的潜能,做出平常不敢做的事情,但也能使人的认识偏激,分析力和自控能力下降。

（3）应激 应激是在出乎意料的紧急情况或遇到危险情境时出现的高度紧张的情绪状态。如人在遇到地震、火灾或者恐怖袭击时,会根据自己的知识经验,迅速地判断当前情况,挖掘自己的潜能,以应对危险的情境。

4．社会情感 人的社会情感主要有道德感、理智感和美感,这些都属于人类的高级情感。

（1）道德感 道德感是根据一定的道德标准,使人们对自身及他人言行进行评价的一种情感体验。如对祖国的自豪感、对社会的责任感、对集体的荣誉感以及职业道德都属于道德感。医护人员的职业道德就是医德,是医护人员的医疗行为准则。

（2）理智感 理智感是指人在智力活动中所产生的情绪体验,是为满足认识和追求真理的需要而产生的。如在科学研究中发现新线索、取得新成果、学习有了进步以及多次试验失败后获得成功等,这些都是理智感。理智感对推动学习科学知识,探索科学奥秘有积极作用。

（3）美感 美感是按照个人的审美标准对客观事物、文学艺术作品以及社会生活进行评价产生的情感体验。美感包括自然美感、社会美感和艺术美感。雄伟壮丽的山脉、波涛汹涌的大海、蜿蜒的溪流、广袤的草原蕴含自然美感;高尚的品格、优雅的举止、礼貌的行为是社会美感;扣人心弦的小说、激动人心的乐曲、巧夺天工的雕塑属于艺术美感。美感体验与个人的审美能力和知识经验有关。

知识链接

情 商

1990年,美国学者提出情商一词。关于情商的概念,有很多说法。有人认为情商就是情绪智力,有人认为情商是情绪、情感的指标等。1995年,美国另一个学者高尔曼提出情商有五个方面构成,至今为很多人所接受。他认为,情商可分为认知自己情绪的能力、控制自己情绪的能力、自我激励的能力、认知他人情绪的能力和维系人际关系的能力。现代心理学家认为,在成功的要素中,情商的作用超过智商的作用。

（二）情绪的生理机制

1．情绪的内脏反应 实验证明,一切情绪变化都会导致机体的生理反应,引起内脏、血管、皮肤等变化。如在愤怒、紧张、恐惧时,交感神经兴奋,使心跳加快、呼吸加深加快、血压升高。当心情愉快时,表现为副交感神经活动亢进的现象,使消化液分泌增加、胃肠运动加强。

2. 情绪的中枢机制 美国心理学家坎农(Cannon W. B.)于 20 世纪 30 年代提出情绪丘脑理论。该理论认为,外界刺激作用于感觉器官,引起神经冲动,经感觉神经传至丘脑,使丘脑所产生的神经冲动向上传至大脑,引起情绪的主观体验。这一理论忽视了外因变化的意义和大脑皮层对情绪反应发生的作用。

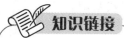

情 绪 理 论

1. 情绪认知理论 美国心理学家沙赫特(Schachter S.)和辛格(Singer J.)提出,任何一种情绪反应的发生,都是由于外界刺激、机体的生理变化、对刺激的认知三方相互作用的结果,其中起决定作用的是对外界刺激和身体变化的认知。

2. 情绪动机-分化理论 汤姆金斯(Tomkins)指出,情绪的产生并不是伴随着其他心理活动产生的现象,而是一种独立的心理过程。伊扎德(Izard)提出,情绪的主观成分是驱动有机体采取行动的动机和力量,情绪是新皮质发展的产物,随着新皮质体积的增长和功能的分化,情绪的种类不断增加,面部肌肉的分化也越来越精细。

(三)情绪对身心健康的影响

医学研究发现,当人处于愉快、欣喜等正性情绪时,机体的免疫力会提高,有益于人们的健康。而当人长期处于忧愁、焦虑、抑郁等负性情绪时,机体的免疫力则会下降。长期处于恶劣的情绪,会妨碍个体的正常心理活动,导致社会功能下降,影响工作、学习和社会交往。高血压、消化性溃疡、某些恶性肿瘤与人的情绪有关,属于心身疾病。

不良的情绪不但影响个人的生活质量,还会破坏周围人的心情,导致人际关系紧张或恶化。对于正在成长中的孩子,如果生活在这种环境中,还会影响孩子的身心健康,甚至导致其行为障碍。

三、情绪调节

情绪调节是个体管理、调整、整合、改变自己或他人情绪的过程。在这个过程中,通过一定行为策略和机制,可使情绪在主观感受、生理反应等方面发生一定的变化。有关情绪调节的策略很多学者进行了研究,并归纳出以下四种情绪调节策略。

1. 合理宣泄不良情绪 通过写日记、听音乐、唱歌、旅游、找朋友聊天、体育锻炼等方式加以宣泄,也可以在无人的地方大声喊叫或大哭一场来解除自己的压抑情绪。

2. 转移注意力 通过转移注意力的方法来切断不良情绪的发展,利用自己的优势和兴趣爱好,把不良情绪转移到现实行为中去,以弱化恶劣的情绪。切记不要把心中的烦恼和怨气发泄到周围人身上,尤其是亲人身上,或采取一些不良的嗜好进行错误的应对,如抽烟、酗酒或者吸食毒品等。

3. 升华 将自己的行为和欲望导向有利于社会和个人的比较崇高的方向,这就是升华作用。在别人升职加薪、取得成就时,与其妒忌痛苦而情绪不佳,不如冷静理智地面对,

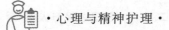

把着眼点放在自己的事业上,全心投入到学习与工作之中,一方面可以淡化自己的坏情绪,另一方面对社会和个人都有利。

4. 提升幽默感 "笑一笑十年少,愁一愁白了头",幽默感可以解除心病,维持心理平衡,对不良情绪起到调节作用,并可控制不良情绪的发生。哲学家苏格拉底在跟学生谈论学术问题时,其夫人突然跑进来大骂,接着又往苏格拉底身上浇了一桶水。苏格拉底笑着说:"我早知道,打雷之后,一定会下雨。"一个很难为情的场面,经此幽默而被化解得无影无踪了。

快乐的情绪、健康的行为是人类心身健康的基石,是事业成功的坚实基础。

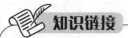

色彩对情绪的影响

红色:颜色鲜艳强烈,刺激和兴奋神经系统,增强血液循环。这是一种较具刺激性的颜色,给人以大胆、强烈的情感,使人情绪奔放,产生热烈、活泼的情绪。但过久凝视大红色,会影响视力,易产生头晕目眩之感。

黄色:颜色明亮,可刺激神经和消化系统。这是一种健康鲜活的颜色,象征温情、华贵、欢乐、跃动和活泼。

蓝色:很容易使人想到蔚蓝的大海、晴朗的蓝天,是一种令人产生遐想的色彩,具有调节神经、镇静安神、缓解紧张情绪的作用。

绿色:这是一种令人感到稳重和舒适的色彩,具有镇静神经、降低眼压、解除眼疲劳、改善肌肉运动能力等作用,对人的视觉神经最为适宜,是视觉调节和休息最为理想的颜色。自然的绿色对昏厥、疲劳与消极情绪均有一定的克服作用。

白色:洁净的白色能反射全部的光线,具有敞亮的感觉。在空间较小的居室,以白色为主,会提升空间宽敞感。白色对易动怒的人可起调节作用,有助于保持血压正常。

粉红色:粉红色是温柔的最佳诠释,这种红与白混合的色彩,非常明朗而亮丽,粉红色意味着"似水柔情"。经实验证明,让发怒的人看粉红色,情绪会很快冷静下来,因粉红色能使人的肾上腺激素分泌减少,从而使情绪趋于稳定。

紫色:紫色给人的感觉似乎是沉静的、脆弱纤细的,总给人无限浪漫的联想,追求时尚的人最推崇紫色。

橘红色或橙色:生气勃勃、充满活力的颜色,是收获的季节里特有的色彩。

第四节 意志过程

一、意志的概念和特征

(一)意志的概念

人的认识活动都是有目的的,为了达到某一目的,往往会遇到一些困难,这就需要克服困难去实现目的。意志(will)是有意识地确定目的,并根据目的调节和支配自己的行动,克服各种困难,从而实现预定目的的心理过程。受意志支配的行动称为意志行动。只有有目的的,通过克服困难实现的,受意志支配的行动,才是意志行动。

(二)意志行动的基本特征

人的意志行动有以下三个基本特征。

1. 明确的目的性 明确的目的性是指人在行动之前有一定的计划,能清楚地意识到自己要做什么、准备怎么做,这与动物本能的无意识的活动有本质的不同。但有时人的行动也缺乏目的性,如"梦游"是无目的、无意识的活动,不属于意志活动。

2. 与克服困难相联系 意志活动是有目的的活动,在目的和现实之间总是有各种各样的障碍和困难需要克服。没有任何困难和障碍的活动不能算意志活动。在活动中克服困难的性质和程度,可以衡量一个人的意志是否坚强以及坚强的程度。

3. 以随意运动为基础 人的活动是由一系列动作或运动组合而成的,这些运动可分为非随意运动和随意运动。非随意运动是指不以人的意志为转移的自发的运动,如由自主神经支配的内脏活动和非条件反射活动。随意运动是以意识为中介的运动形式。人的意志活动是由一系列随意运动实现的。意志行动的目的性决定了意志行动必须是在人的主观意识控制下完成的,所以随意运动是意志行动的基础。工作中各种操作都是随意运动,它要求有一定的目的性和熟练程度,是意志行动的必要条件。

意志行动的这三个基本特征是相互联系、不能分割的。

二、意志的基本阶段

意志行动包括对行动目的的确立和对行动计划的制定,以及采取行动达到目的,因此它分为准备阶段和执行决定阶段。

(一)准备阶段

这一阶段包括在思想上权衡行动的动机、确定行动的目的、选择行动的方法并做出行动的决定。在确立行动目的的过程中,人往往会遇到动机冲突。动机冲突有以下四种形式。

1. 双趋式冲突 两种对个体都具有吸引力的目标同时出现,形成强度相同的两个动机。由于条件限制,只能选择其中的一个目标,此时个体往往会表现出难以取舍的矛盾心理,这就是双趋冲突。如"鱼和熊掌不可兼得"就是双趋式冲突的真实写照。

2. 双避式冲突 两种对个体都具有威胁性的目标同时出现,使个体对这两个目标均产生逃避的动机,但由于条件和环境的限制,也只能选择其中的一个目标,这种选择时的心理冲突称为双避式冲突。"前遇大河,后有追兵"正是这种动机冲突处境的表现。

3. 趋避式冲突 某一事物对个体既有利又有弊,这时所遇到的矛盾心理就是趋避式冲突。所谓"想吃鱼又怕鱼刺"就是这种冲突的表现。求美者想追求美而采取美容整形的方法,但是又怕手术的疼痛,这时的心理冲突就是趋避式冲突。

4. 多重趋避式冲突 当人们面对两个或两个以上的目标时,而每个目标又分别具有有利和不利的方面,人们无法简单地选择一个目标,而回避或拒绝另一个目标,由此引起的冲突称为多重趋避式冲突。在实际生活中,人们的趋避冲突常常表现出这种复杂的形式。

动机冲突可以造成个体不平衡、不协调的心理状态,严重的心理冲突或持续时间较长可以引起个体的心理障碍。

(二)执行决定阶段

执行阶段则是执行所采取的决定。在执行阶段,既要坚定地执行既定的计划,又要克制那些妨碍达到既定目标的动机和行动。意志的强弱主要表现在两个方面,一方面坚持预定的目的和计划好的行为程序,另一方面制止那些不利于达到目的的行为。在这一阶段还要不断地审视自己的计划,以便及时修正计划,保证目标的实现。

三、意志的品质和培养

(一) 意志的品质

人们在生活实践中所表现的意志特点是不同的,如目的的明确程度、克服困难的坚韧性等都有很大的差异。良好的意志品质包括意志的果断性、自觉性、坚韧性和自制性等。

1. 意志的果断性 根据客观事实,经过深入的思考,做出准确判断,当机立断地采取决定的品质。这就要求善于观察,对机会特别地敏感。有人遇到机会却认识不到,或者在机会面前犹犹豫豫而错失机会,或者在机会面前没有深入思考轻易决定,鲁莽行事。这些都是与意志果断性品质相反的。意志的果断性体现出个体的学识、经验、勇气和应对能力。与意志果断性相反的特征是优柔寡断或不计后果的草率行动。

2. 意志的坚忍性 以顽强的毅力、百折不挠的精神克服困难,坚持不懈地努力实现目标的品质。有的目标远大,需要花费的时间长,付出的努力多,这就需要坚忍的意志品质,抵制各种干扰,排除困难,执著地追求目标的实现。有的目标实现的条件不成熟,也需要坚持。坚韧性是成功者必备的意志品质。有些人遇到困难就退缩,做事虎头蛇尾,这些都是缺乏坚韧性的表现。与意志坚韧性相反的特征是畏缩和软弱。

3. 意志的自觉性 对行动目的有深刻的认识,有明确的目的,能认识行动的意义,使自己的行动自觉服从活动的品质。有了自觉性,就不会屈从于外界压力而随波逐流。缺乏自觉性做事就容易受外界的人和事物影响,如随大流。与意志自觉性相反的特征是被动性和盲目性。

4. 意志的自制性 善于管理和控制自己的情绪和行为的品质。要想达到一定的目标,在精力有限的情况下,善于控制自己的情绪冲动并使自己按照预定的目的行动,否则目标难以达到。有些人缺乏意志的自制性,上课时困了就睡觉;过两天就考试了,遇到打牌、看电影的邀请也不愿拒绝,这些都是缺乏自制性的表现。与自制性相反的特征是随意性和冲动性。

(二) 意志品质的培养

一个人越具有良好的意志品质,其成功的可能性就越大。我国明代的李时珍用了二十七年的时间读万卷书、行万里路,著成举世闻名的《本草纲目》。那么,如何培养良好的意志品质呢?

1. 树立远大的理想和切实可行的目标 远大的理想和明确的目标是培养坚强意志的前提。顽强的意志来自远大的理想,具有远大理想的人必定是不畏艰险、不辞艰辛、勇于奋发前进的人。另外,要以科学的态度来分析客观现实,确立正确的有意义的符合社会发展要求的目标,还要与现实的学习和工作结合起来,把理想转化到现实生活中,使自己的行动建立在自觉性的基础上,这样意志才有发展的可能。

2. 讲究科学的方法,遵循渐进的规律 培养意志还要讲究方法、遵循规律。俗话说,"罗马不是一天建成的"。如果违背身心发展规律,过分强制自己去做超过自己能力的事情,反而会使人身心疲惫,对意志的培养并无益处。所以,在培养意志时,应注意选择科学的方法,将目标按渐进式进行分解,分阶段有步骤地实施。一个目标完成了,对于个体是一种积极的反馈,可以增强其自信,从而更积极地完成下一个目标。这样,意志行为逐渐成为意志习惯,再慢慢强化为良好的意志品质。

3. 参加社会实践,坚持从小事做起 意志品质是人们长期的社会实践与生活中形成的较为稳定的心理品质,它在人们调动自身力量克服困难和挫折的实践中体现出来。但是,意志品质的培养并不局限在挫折、困难和逆境中。有时取得成功后的坚持要比遭到失败时的顽强更难得、更重要。"富贵不淫,贫贱不移"是意志品质的完整体现。因此,要从小事做起,在日常生活的小事中培养自己的意志品质。

4. 培养兴趣,从事喜欢的活动 浓厚的兴趣能激发巨大的能量。如果所从事的活动不能使人感到充实和提起兴趣,就很难坚持。在条件许可的范围内,尽量从事让自己感兴趣又符合社会要求的事业或活动。

5. 塑造健全的个性 人的高级神经活动类型(气质)及其特点如反应性、兴奋性、平衡性等是意志品质的基础,可以针对个性中的弱点进行训练。如黏液质的人重视果断性训练,胆汁质的人加强自制力的训练等。这样有的放矢,必将使意志品质更加完善。

意志品质在竞争激烈的社会尤为重要。如果一个人自觉地确定合适的目标,果断地选择抓住机会,在困难面前百折不挠,最终会取得成功。从这个意义上讲,一切竞争都是意志力的较量。一个人在客观现实中不断培养自己的意志品质就能获得更大的成功。

第五节 人 格

一、概述

认识、情绪和情感、意志是心理过程,每个人通过这些心理活动认识外界事物,体验各种情感,支配着自己的活动。但是,每个人在进行这些心理活动时,都表现出与他人不同的特点。这些特点构成了个体与他人不同的心理特征——人格。

(一)人格的概念

人格(personality)也称个性,是一个人的整体精神面貌,是比较稳定的具有一定倾向性的各种心理特征的总和。人格是相当稳定的,在不同的时间和地点,一个人的思想、情感和行为区别于他人的独特的心理品质,包括个性心理倾向、个性心理特征和自我意识。

在日常生活中,人们从道德伦理的观点出发,对人进行评价时也常使用"人格"一词,如某人的人格高尚,某人的人格粗鄙等,这时的"人格"与心理学上的人格概念是有区别的。

(二)人格的特性

1. 整体性 组成人格的各种心理特征相互联系、相互影响、相互制约,构成一个统一的整体,所以人格具有整体性。它虽然不能直接观察得到,但却能从一个人的行为中体现出来。人格的整体性使人的内心世界、动机和行为之间保持和谐一致。

2. 稳定性 人格中的各种心理特征是稳定的,对人的行为影响始终如一,不受时间和地点限制,这就是人格的稳定性。所谓"江山易改,本性难移",说的就是这个意思。但是人

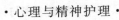

格的稳定性并不是说人格绝对不会发生变化,这种稳定是相对的。它会随着社会的发展和人的发育而成熟,一个人的人格特点也会或多或少地发生变化。当发生了重大生活事件或在某些疾病的影响下,人格甚至会发生显著的改变。

3. **独特性** 每个人的遗传素质不同,生长环境、经历也不相同,形成各自独特的心理特点,也就是人格的独特性。但是,生活在同一社会群体中的人,也会有一些相同的人格特征。所以,人格还有共同性的一面。人格的独特性和共同性的关系,就是共性和个性的关系,个性包含共性,共性通过个性表现出来。

4. **倾向性** 人格在形成过程中,每时每刻都表现出个体对外界事物特有的动机,从而发展形成各自独特的行为方式和人格心理倾向。人格倾向性是个体对事物的选择性反应,对个人的行为具有导向作用。

5. **功能性** 人格对个人行为有调节作用。因此,一个人的行为总会受人格的影响。比如,同样在挫折面前,怯懦的人会一蹶不振,坚强的人会则坚持到底。所以,人格能决定一个人的行为方式。

6. **生物属性和社会属性的统一** 人格有生物属性和社会属性。人的生物属性决定了人格的生物属性,影响人格的形成和发展。但是,社会对个人角色的行为规范以及文化都对人格有一定的影响。

（三）人格的结构

人格心理结构是多层次、多侧面的,完成某种心理活动所必备的心理条件,即能力;心理活动的动力特征,即气质;在生活中表现出来的对客观事物的态度以及习惯化的行为方式,即性格;这些都属于人格心理特征。人格还包括人格倾向性(即需要和动机等),这是人格的动力和源泉,是人格中最活跃的部分。还有心理学家将自我意识也作为人格结构的一部分,自我意识包括自我认识、自我体验和自我调控。

知识链接

人格结构的动力理论——弗洛伊德的人格理论

精神分析学派的创始人弗洛伊德(Freud S. 1856—1939)认为人格由本我(id)、自我(ego)和超我(superego)三部分组成。本我包括了人格中所有遗传的和原始的本能部分,它寻求直接满足,而不顾社会现实是否能实现,遵循快乐原则。自我利用了本我的一部分能量达到自身的目的,保证本我的冲动在考虑外界要求后得以表达,遵循现实原则。超我以社会道德、社会规范为标准,抑制本我,对自我进行监控,追求完美,遵循道德原则。健康的人格是这三种成分相互影响达到的平衡状态。当三者发生冲突无法解决时,就会导致心理疾病。

二、人格倾向性

人格倾向性(individual)是人行为活动的动力,包括需要、动机、兴趣、理想、世界观。这些成分相互联系、相互制约、相互影响。

（一）需要

1. 需要的概念 人饿了要吃饭，渴了要喝水，累了就要休息。在社会中生存还要保持良好的人际关系，这些条件都是不能缺少的，缺少了就会使机体产生不平衡。机体的不平衡状态使人对缺少的东西产生欲望和要求，这种欲望和要求就是需要。也就是说，需要（need）是一种机体的不平衡状态，表现为机体对内外环境的渴求和欲望。

需要是不断发展的，不会总是停留在一个水平上。当前的需要得到满足，新的需要就会产生，人们又会为满足新的需要而努力。所以，人的一切活动都是为了满足需要而产生的，而需要是永远不可能得到满足的。一旦需要消失，生命亦将结束。正因为如此，需要也是推动机体活动的动力和源泉。

2. 需要的种类

1）自然需要和社会需要 从需要产生的角度看，需要分为自然需要和社会需要。自然需要与机体的生存和种族的延续有关，是由生理的不平衡引起的，又称生理需要或生物需要，如对空气、食物、水、休息和排泄的需要等。人在社会活动中由社会需求而产生的高级需求，如交往、求知的需要就是社会需要。社会需要不是由人的生物本能决定的，而是通过学习得来的，又称获得性需要。人的社会需要由社会发展条件决定。

人和动物都有自然需要，但是从满足需要的方式来看，它们还是有差别的。比如，人吃饭不仅是为了填饱肚子，还要讲究卫生，讲究营养。另外，人还能根据外部条件和行为的道德规范有意识地调节自己的需要，而动物不能。

2）物质需要和精神需要 从满足需要的对象来看，需要分为物质需要和精神需要。物质需要是对社会物质产品的需要，如对生活用品、住所、工作条件等的需要。精神需要是对各种社会精神产品的需要，如读书看报、欣赏艺术作品、与人交往以及审美需要等。精神需要是人类特有的，并且物质需要和精神需要之间有着密切的关系。人对物质产品的要求不仅要满足人的生理需要，而且还要满足人的精神需要。比如人穿衣服不仅是为了保暖，而且还借助它体现个人的身份、品位。

3. 需要层次理论 心理学家对需要进行了长期的研究，关于需要的理论有很多。比较有影响的是美国心理学家马斯洛（Maslow A. H. 1908—1970）提出来的需要层次理论。马斯洛认为，人的需要分为生理需要、安全需要、爱和归宿的需要、尊重的需要和自我实现的需要五个层次。

1）生理需要 维持个体生存和种系发展的需要，如对食物、空气、水、性和休息的需要。在一切需要中，它是最基本、最原始的，也是最有力量的。如果这些需要得不到满足，人类的生存就成了问题。从这个意义上说，生理需要是推动人们行动的最强大的动力。只有这些最基本的需要得到了满足，其他需要才能成为新的激励因素。

2）安全需要 人对生命财产的安全、秩序、稳定的需求，它是在生理需要得到满足的基础上产生的。这种需要得不到满足，人就会感到威胁和恐惧。这种需要表现为人都需要一份稳定的工作，都希望获得丰厚的收入，都喜欢做自己熟悉的工作，都喜欢生活在熟悉的安全的有秩序的环境中。婴儿面对外部世界时，由于能力有限而无法应对不安定因素，他们对安全的需要就表现得尤为强烈。

3）爱和归属的需要 在满足生理需要和安全需要的基础上产生的需要。爱的需要是指能与他人保持一定的交往和友谊，即爱别人、接受别人的爱，同时还应保持适度的自爱。

归属的需要是指被某一群体所接受或依附于某个团体或个人的需要。每个人都希望和他人接触,渴望加入某一个组织或团体,并在其中获得某一职位,也希望同他人建立起亲密、关怀的关系,如结交朋友、追求爱情的需要。爱的需要与性的需要有关,但不等同。性是生理需要,而爱的需要则与人与人之间彼此关心、尊重和信任有关。如果爱的需要得不到满足,那么人就会感到空虚和孤独。

4) 尊重的需要 有两种类型,即来源于别人的尊重和自我尊重。来源于别人的尊重是基本的尊重,它以人的名誉、地位、社会名望或社会成就为基础,同时也包括别人如何评价自己、如何反映自己所有的特点。自我尊重则是指个人对力量、成就、自信、独立等方面的渴求。尊重的需要是一种较高层次的需要,尤其是自我尊重。满足自我尊重的需要会使人相信自己的力量和价值,使人在生活中更有力量,更富于创造性;反之,缺乏自尊会使人感到自卑,认为自己无能、缺乏价值,没有足够的信心去处理面临的问题。

5) 自我实现的需要 人类最高层次的需要,是指人希望最大限度地发挥自己的能力或潜能,完成与自己能力相称的一切事情,实现自己理想的需要。但是,不同的人,他自我实现的需要在内容上有明显的差异,科学家的科学研究、作家的创作,甚至工人、司机尽善尽美完成好自己喜欢的擅长的工作,都是为了把自己的潜能发挥到最高境界,满足自我实现的需要。马斯洛提出,一个人的童年经验,特别是2岁以内的爱的教育特别重要,如果童年失去了安全、爱与尊重,将来很难成为自我实现的人。另外,只有少数人能够达到自我实现,大多数人一生只能在归属与爱的需要和自尊需要之间的某一个层次上度过一生。

以上需要的五个层次,是由低级到高级逐渐形成并逐级得以满足的。马斯洛认为,无论从种族发展还是个体发展的角度看,层次越低的需要,出现得越早并且力量越强,因为它们的满足与否直接关系到个体的生存,因此也称为缺失性需要,如生理需要、安全需要。层次越高的需要出现得越晚,它是在低层次的需要满足之后才出现的,是有助于个体的健康、发展的需要,如爱和归属的需要、尊重的需要和自我实现的需要。一个人可以有自我实现的愿望,但却不是每个人都能成为自我实现的人,能够达到自我实现境界的人为数很少。

知识链接

需要的"ERG"理论

美国的克雷顿·奥尔德弗(Clayton Alderfer)提出了被称为"ERG"的需要理论。他认为,人有三种核心需要:生存的需要、相互关系的需要和成长发展的需要。生存的需要满足人们生存的基本需要。相互关系的需要是指人们保持重要的人际关系的要求。成长发展的需要表示个人谋求发展的内在愿望。他指出,人在同一时间可能有不止一种需要起作用,如果较高层次需要的满足受到抑制,那么人们对较低层次的需要的渴望就会变得更加强烈。"ERG"的理论认为各层次需要不是刚性的,而是弹性的,有时这三种需要可以同时起作用。"ERG"的理论还提出"受挫—回归"的观点,即当一个人的高一级需要受挫时,作为替代,他的较低层次的需要就可能会有所增加。

(二)动机

1. 动机的概念 动机是激发个体朝向一定目标活动,并维持这种活动的一种内在的心理活动或内部动力。虽然动机不能进行直接观察,但可根据个体的外部行为表现推断出来。

动机是以需要为基础、在外界诱因刺激下产生的。当人感到缺乏某种东西时,如饿了、冷了、累了的时候,就会引起机体内部的不平衡状态,此时需要便转化为人的行为活动的动机。这种由生理需要引起的,推动个体为恢复机体内部平衡的唤醒力量称为内驱力。动机也可以由金钱、名誉、地位等外部因素引起,这种外部因素称为诱因。另外,积极的情绪会推动人去设法获得某种对象,消极的情绪会促使人远离某个对象,所以情绪也有动机的作用。

不同的动机可能导致同一行为;不同的行为活动可以由相同的或相似的动机引起。

2. 动机的作用 动机具有激活、指向、维持和调整的功能。

1)激活功能 人的行动都是在动机的驱使下发生的,都是为了满足和实现某种愿望和欲望。因此,动机可以解除由需要未得到满足而产生的生理或心理上的压力或紧张,具有驱使机体采取某种行动的能量,即激活功能。

2)指向功能 当机体处于不平衡状态时,人的行为就受到动机指引,并朝着特定的方向和预期的目标进行,这就是动机的指向功能。动机的激活决定人是否接受信息,而指向功能决定人接受什么样的信息。当激活的需要不止一个时,人的行为就必须在这些目标之间进行选择。选择哪一个目标,取决于个人对具体目标的期望强度。

3)维持和调查功能 当行为产生后,人们是否坚持这种行为,同样受动机的支配和调节。当行为指向个体所追求的目标时,相应的动机便获得强化,活动就会持续下去;当活动背离个体所追求的目标时,动机得不到强化,就会使继续活动的积极性降低或者是活动停止。因此,动机的性质和强度可以影响与左右个体产生什么样的行为。

3. 动机的种类 人类的动机很复杂,分类也具有多样性。

1)生理性动机和社会性动机 依据需要的种类分为生理性动机和社会性动机。由机体的生理需要产生的动机称为生理性动机,又称内驱力,如吃饭、穿衣、休息等动机。以人类的社会文化需要为基础而产生的动机属于社会性动机,如交往动机、成就动机、权利动机等。

2)外在动机和内在动机 依据动机产生的原因分为外在动机和内在动机。由个体的内在需要引起的动机称为内在动机,在外部环境影响下产生的动机称为外在动机。因为学习的重要性而努力学习的动机是内在动机,为获得奖学金而努力学习知识的动机是外在动机。两种动机相互作用,在个体的行为活动中都发挥作用。当外在动机的作用大于内在动机的作用时,个体的行为活动主要靠外部奖励的推动。此后,如果个体对外部奖励的水平不满意,结果毁掉的是个体活动的内在动机。

3)有意识动机和无意识动机 依据能否意识到活动目的分为有意识动机和无意识动机。能意识到活动目的的动机称为有意识动机,没有意识到或者没有清楚地意识到的动机称为无意识动机。定势往往是无意识动机。所谓定势是指人的心理活动的准备状态,对人的知觉、记忆、思维、行为和态度都有一定的作用。思维习惯和生活中形成的经验都是定势产生的原因。

3. 兴趣 认识某种事物或从事某种活动的心理倾向称为兴趣(interest)。兴趣使个体对某个事物持有稳定的积极的态度,并伴有愉快的情绪,它以需要为基础,并在社会实践中形成和发展,能对人的活动产生推动力,从而促使个体为满足自身对客观事物的需要或实现自己目标而积极努力。兴趣具有广度、深度、稳定性、持久性等品质。

4. 信念 坚持某种观点、思想的正确性,并调节支配个体行为的个性倾向称为信念(belief)。个体经过深思熟虑,确信某种理论、观点或某项事业的正确性和必要性,对此深信不疑,并成为自己行为的动力时,信念就确立起来了。信念一旦确立就具有很大的稳定性,不会轻易改变。

5. 世界观 人们对客观世界总的看法和态度称为世界观,它是人格倾向性的最高表现形式。世界观是在需要、动机、兴趣和信念的基础上通过社会活动逐渐形成的。它支配和决定了人的认识和言行。

三、人格心理特征

人格心理特征是指个体经常表现出来的本质的稳定的心理特征。它反映一个人的基本精神面貌和意识倾向,也体现着个体心理活动的独特性,主要包括能力、气质、性格。在人格中,能力反映活动的水平,气质反映活动的动力特点,性格决定活动的内容与方向。

(一)能力

1. 能力的概念 能力是顺利而有效地完成某种活动所必须具备的心理条件,是人格的一种心理特征。如完成音乐活动需要具备灵敏的听觉分辨能力、想象力、记忆力等心理条件,不具备这些条件就无法完成音乐活动,从事美术活动需要具备视觉辨别能力、形象思维能力等条件。

2. 能力与智力 能力不同于智力,智力是从事任何一项活动都必须具备的最基本的心理条件,即人认识事物并运用知识解决实际问题的能力,如观察力、记忆力、思维力、想象力等,缺乏这些,从事任何一项活动都是有困难的。

3. 能力与知识、技能 能力与知识、技能既有联系又有区别。知识是人类社会历史经验的总结和概括;技能是通过练习而获得和巩固下来,完成活动的动作系统。能力是掌握知识、技能的前提,没有能力,难以掌握相关的知识和技能。另外,能力还决定了掌握知识、技能的方向、速度和所能达到的水平。但是,不能简单地用知识、技能当作标准,来衡量人的能力高低。

4. 能力的分类

1)一般能力和特殊能力 按能力的结构,可把能力分为一般能力和特殊能力。一般能力是指完成各种活动必须具有的最基本的心理条件,观察能力、记忆能力、想象能力、思维能力与实践活动能力都属于一般能力,它与个体的认知活动有关。特殊能力是指从事某种特殊活动或专业活动所必需的能力,如音乐能力、绘画能力、体育能力等。特殊能力是在一般能力的基础上发展起来的,而某种一般能力在某一领域得到特别的发展,就可能成为特殊能力。

2)认知能力、操作能力和社会交往能力 按涉及领域,能力分为认知能力、操作能力和社会交往能力。认知能力是个体加工、储存信息的能力。人们依靠认知能力认识客观世界,获取知识。操作能力是指人们利用肢体完成各种活动的能力。通过认知能力积累的知识和经验,可以促进操作能力的形成和发展,而操作能力的发展,可以进一步提高人的认知能力。社会交往能力是指人在人际交往中进行信息交流和沟通的能力。

3)模仿能力和创造能力 按创造程度可分为再造能力和创造能力。再造能力是指利用所积累的知识、技能,按现成的模式进行活动的能力。在学习活动中的认知、记忆、操作多属于再造能力。创造能力是指在活动中产生独特的新颖的有社会价值的想法、产品等的能力。再造能力和创造能力是相互渗透、相互联系的。再造能力是创造能力的基础,任何创造活动都不可能凭空产生。

5. 能力的差异　能力存在差异,如能力类型的差异、能力发展早晚的差异、能力发展水平的差异及能力的性别差异等。

1)能力类型的差异　不同的人在不同的能力方面所表现出来的差异是很大的。例如,有的人擅长音乐,有的人擅长绘画;有的人记忆力强,有的人想象力强。能力类型的差异只说明能力发展的倾向性不同,不代表能力的大小。

2)能力发展早晚的差异　个体的能力从出生到成年是一个不断获得和发展的过程,是在活动中逐渐表现出来的。但在表现的早晚上也存在个体差异。有的人年纪轻轻却天资聪颖,吟诗作画,记忆力超强,即所谓的"少年才俊";有的人生活道路比较坎坷、经过长期的准备和积累,在中年以后才事业有成,即所谓的"大器晚成"。

3)能力发展水平的差异　能力在发展水平上存在差异。心理学家用智力商数(IQ)表示智力水平,研究发现,人类的智商分布呈常态分布,智力超常和低常者占少数,智力正常者占多数。

4)能力的性别差异　心理学家采用智力测验的方法对男、女两性智力差异进行了大量的研究。大规模研究的结果表明,不论是团体测验还是个体测验,男女平均智商没有什么差别,但是男女两性在智力因素方面表现出不同的优势:女性在语言表达、短时记忆方面优于男性,而男性在空间知觉、分析综合能力、数学能力方面优于女性。

6. 影响能力发展的因素

1)遗传因素　遗传因素也就是天赋,是能力发展的前提和基础。先天的盲人无法成为画家,先天的聋人无法成为音乐家。关于遗传因素对能力发展影响的研究,比较有影响的是英国学者高尔顿(Galton,1822—1911)。高尔顿用的是谱系调查研究,他选了977位名人,考查了他们的谱系,再与普通人作对比。结果发现,名人组中,父辈是名人的子辈中名人也多;普通组中,父辈没有名人,子辈中只有一个名人。由此他得出,遗传是能力发展的决定因素。但是高尔顿的研究没有排除环境因素的影响,是不严谨的。他的研究只能说明遗传因素对能力发展有影响,还不能说明遗传因素是能力发展的决定因素。

2)环境因素　能力发展的环境因素包括家庭环境以及所处的社会环境。在家庭中,母亲对孩子科学的哺育和爱抚,家庭成员尤其是母亲与孩子的交往,适宜的玩具等对儿童的能力发展都有重要的影响。社会的发展对儿童能力的发展也有重要影响,脱离人类社会,在动物的哺养下长大的孩子,即使回到人类社会,其智力发展也难以达到正常人的水平。

3)教育因素　学校教育通过有计划、有组织的教育活动,不仅可以让儿童掌握知识和技能,而且还使儿童的能力得到全面的发展。

总之,能力受遗传、环境和教育等因素的影响。遗传决定了能力发展可能的范围或限度,环境和教育则决定了在遗传决定的范围内能力发展的具体程度。遗传潜力较好的人,能力发展可塑的范围大,环境和教育的影响也大。

（二）气质

1. 气质的概念　气质(temperament)是心理活动表现在强度、速度、稳定性和灵活性等动力性质方面的心理特征,相当于我们日常生活中所说的脾气、秉性或性情。

2. 气质的体液学说 按气质特征的不同组合,可把人的气质分作几种不同的类型。希波克拉底(Hippocrates,约公元前460—公元前377)是最早划分气质类型并提出气质类型的体液学说的人。希波克拉底提出,人体有四种液体,即血液、黏液、黄胆汁和黑胆汁。每一种液体和一种气质类型相对应,血液相对于多血质,黏液相对于黏液质,黄胆汁相对于胆汁质,黑胆汁相对于抑郁质;一个人身上哪种液体占的比例较大,他就具有和这种液体相对应的气质类型。现代医学证明,希波克拉底的学说是缺乏科学依据的,但是他所划分的四种气质类型比较切合实际,所以至今仍然沿用他提出的名称。

3. 巴甫洛夫的高级神经活动类型学说 巴普洛夫(Pavlov,1849—1936)运用动物条件反射实验的方法,建立了高级神经活动学说。后来大量的实验证明,巴普洛夫的高级神经活动学说也适用于人。这一学说较好地解释了气质的生理基础,得到广泛的认同。

巴普洛夫的高级神经活动学说认为,高级的神经活动有兴奋和抑制两个基本过程,而兴奋和抑制又有强度、平衡性和灵活性三个基本特性。两种基本过程与三个基本特性之间的不同组合,构成了高级神经活动的不同类型。巴普洛夫根据大量的实验确定,高级神经活动存在四种基本类型,即兴奋型、活泼型、安静型和抑制型。

巴普洛夫的高级神经活动类型和希波克拉底的气质类型学说之间有对应的关系,兴奋型、活泼型、安静型和抑制型对应胆汁质、多血质、黏液质和抑郁质(表2-2)。

表2-2 气质类型与高级神经活动类型的关系

高级神经活动类型	神经过程的基本特性			气质类型	行 为 特 征
	强度	平衡性	灵活性		
兴奋型	强	不平衡		胆汁质	能坚持长时间工作而不知疲倦,精力旺盛,直爽热情,但心境变化剧烈,难以克制暴躁的脾气,情绪外露,易冲动
活泼型	强	平衡	灵活	多血质	言语行动敏捷,反应速度、注意力转移的速度都比较快,容易适应外界环境的变化,也容易接受新事物。但兴趣多变,情绪不稳定,注意力容易分散
安静型	强	平衡	不灵活	黏液质	做事有条不紊,注意力稳定,举止平和内向,善于忍耐,情绪反应慢且持久。但是不善言谈,做事循规蹈矩
抑制型	弱			抑郁质	敏感怯弱,反应迟缓,情感体验深刻、持久,多疑、胆小、孤僻,不喜交往

4. 气质的稳定性与可塑性 人的气质类型与高级神经活动类型关系十分密切。一个人的气质类型在其一生中是比较稳定的,但也不是一成不变的,它受环境和教育的影响。人的气质通过后天的磨炼或职业训练,可不同程度地改变原有的气质特征。

5. 气质评价的意义 每一种气质类型都有其积极的方面,也有其消极的方面。不能说哪一种气质类型好或不好,气质是没有好坏之分的。如多血质的人活泼敏捷但难以全神贯注;胆汁质的人精力旺盛但脾气暴躁;黏液质的人认真踏实但缺乏激情;抑郁的人敏锐但多疑多虑。重要的是,我们应发扬气质的积极因素,克服气质的消极影响。

6. 气质类型对工作的影响 气质不能决定一个人的成就高低,但是不同的工作对人的要求是不同的。有的气质类型适合这一类工作,有的气质类型适合另一类工作。因此,在人事选拔或者职业选择时,要考虑自己的气质类型与工作是否相匹配。如果一个人的气质类型与所做的工作相匹配,就会感到得心应手;如果气质类型与工作不相匹配,就会影响对工作的兴趣和热情,进而影响工作的效率和成就。比如,多血质的人适宜做环境多变、交往繁多的工作;而黏液质的人适宜做细致持久的工作。

7. 气质类型与健康 由于不同气质类型的人情绪兴奋性的强度不同,适应环境的能力也不同。一般来说,气质类型极端的人,情绪兴奋性太强或太弱,适应能力就比较差,进而会影响到身体的健康。因此,应尽量避免情绪的大起大落。

(三)性格

1. 性格的概念 性格是指一个人在对客观现实的稳定的态度和习惯化了的行为方式中表现出来的人格特征。性格是人格的核心,是个人在活动中与特定的社会环境相互作用的产物,了解个人的性格特征对其行为预测具有重要意义。性格不仅表现一个人做什么,而且表现他怎样做,是人与人相互区别的主要心理特征,最能反映个体的本质属性。

2. 性格的特征

1) 态度特征 态度特征主要表现在三个方面:一是对社会、集体、他人,如热情诚实、冷淡虚伪;二是对学习和工作,如勤奋或懒惰;三是对自己,如谦虚或骄傲。

2) 意志特征 性格的意志特征是指个体在调节自己的心理活动时表现出的心理特征,包括自觉性、坚定性、果断性、自制力等。自觉性是指在行动之前有明确的目的,事先确定了行动的步骤、方法,并且在行动的过程中能克服困难,始终如一地执行。与自觉性相反的是盲从或独断专行。坚定性是指能采取一定的方法克服困难,以实现自己的目标。与坚定性相反的是执拗性和动摇性:前者不会采取有效的方法,一味我行我素;后者则是轻易改变或放弃自己的计划。果断性是指善于在复杂的情境中辨别是非,迅速作出正确的决定。与果断性相反的是优柔寡断或武断、冒失。自制力是指善于控制自己的行为和情绪。与自制力相反的是任性。

3) 理智特征 人在感觉、知觉、记忆、思维和想象等认知方面的性格特征。例如:在感知方面,有主动观察型和被动观察型,有分析型和综合型;在想象方面,有主动想象和被动想象,有广泛想象与狭隘想象;在记忆方面,有善于形象记忆与善于抽象记忆之分;在思维方面,有深刻与肤浅之分。

4) 情绪特征 人的情绪状态能够影响其行为方式。当情绪对人的活动和行为方式的影响或人对情绪的控制,具有某种稳定的经常表现的特点时,这些特点就构成性格的情绪特征。它主要表现在情绪的强度、稳定性、情绪对人的行为活动的支配程度及情绪受意志控制的程度等方面。如:有的人情绪强烈,不易于控制;有的人情绪微弱,易于控制;有的人情绪持续时间长,对工作学习的影响大;有的人则情绪持续时间短,对工作学习的影响小;有的人经常情绪饱满;有的人则经常郁郁寡欢。

当这四方面的特征体现在某一具体的个人身上时,就形成了这个人特有的性格特征。一个人的行为总是受其性格特征的制约。

3. 性格类型 性格类型是指在个人身上的性格特征的独特结合。按一定原则和标准把性格加以分类,有助于了解一个人性格的主要特点和揭示性格的实质。由于性格结构的复杂性,在心理学的研究中至今还没有大家公认的性格类型划分的原则与标准。关于性格的分类有多种不同的学说,目前主要有以下几种。

1) 机能类型说　按照理智、情绪、意志三者在性格结构中占优势的情况,可把性格分为理智型、情绪型和意志型。理智型的人通常以理智来评价周围发生的一切,并以理智支配和控制自己的行动,处世冷静;情绪型的人通常用情绪来评估一切,言谈举止易受情绪左右,不能三思而后行;意志型的人行动目标明确,主动、积极、果敢、坚定,有较强的自制力。除了这三种典型的类型外,还有一些混合类型,如理智-意志型,在生活中大多数人是混合型。

2) 心理活动倾向性说　按照心理活动的倾向性可分为内倾型和外倾型。内倾型的人心理活动倾向于内部,其特点是处世谨慎、深思熟虑、交际面窄、适应环境能力差。外倾型的人经常对外部事物表示关心和兴趣、活泼开朗、活动能力强、容易适应环境的变化。典型的内外倾型的人较少,多数人为中间型,兼有内向和外向的特点。这种性格类型的划分,在国外已应用于教育和医疗等实践领域,但这种类型的划分仍没有摆脱气质类型的模式。

3) 独立-顺从说　按照人的独立性程度把性格分为顺从型和独立型两类。顺从型的人独立性差,易受暗示,容易不加批判地接受别人的意见,在紧急情况下表现为惊慌失措。独立型的人善于独立地发现问题和解决问题,不易受其他因素干扰,在困难或紧急情况下能独立地发挥自己的力量,但容易把自己的意志和意见强加于人。这两种人是按两种对立的认知方式进行工作的。

4) 文化-社会类型说　德国心理学家斯普兰格从人类社会意识形态倾向性出发,根据不同的价值目标,把人的性格划分为理论型、经济型、审美型、社会型、政治型和宗教型。理论型的人以探求事物本质为人的最大价值,但解决实际问题时常无能为力,哲学家、理论家多属此类。经济型的人一切以经济观点为中心,以追求财富、获取利益为个人生活目的,实业家多属此类。审美型以感受事物美为人生最高价值,他们的生活目的是追求自我实现和自我满足,不大关心现实生活,艺术家多属此类。社会型的人重视社会价值,以爱社会和关心他人为自我实现的目标,并有志于从事社会公益事物,文教卫生、社会慈善等职业活动家多属此类型。政治型的人以获得权力为生活的目的,并有强烈的权力意识与权力支配欲,以掌握权力为最高价值,领袖人物多属于此类。宗教型的人把信仰宗教作为生活的最高价值,相信超自然力量,坚信永存生命,以爱人、爱物为行为标准,神学家是此类人的典型代表。

5) 人格特质学说　特质是指个人的遗传与环境相互作用而形成的对刺激发生反应的一种内在倾向。美国心理学家奥尔波特最早提出人格特质学说。他认为,性格包括两种特质:一是个人特质,为个体所独有,代表个人的行为倾向;二是共同特质,是同一文化形态下人们所具有的一般共同特征。美国另一位心理学家卡特尔根据奥尔波特的观点,采用因素分析法,将众多的性格分为两类特质,即表面特质和根源特质。表面特质反映一个人外在的行为表现,常随环境变化而变化。根源特质是一个人整体人格的根本特征。每一种表面特质都来源于一种或多种根源特质,而一种根源特质也能影响多种表面特质。他通过多年的研究,找出16种根源特质,并且根据这16种各自独立的根源特质,设计了卡特尔16种人格因素问卷,利用此问卷可判断一个人的行为反应。

研究性格的类型具有一定的实际意义。如果能按照一定原则和标准把性格加以分类,可以加深对性格本质的理解。在实践中可以根据性格类型合理安排工作,以调动个人的积极性,还可以针对每个人的性格特点,因才施用。

4. 性格与能力、气质的关系

1) 性格与能力　性格和能力是个性心理特征的不同侧面。能力是决定活动能否进行的因素,而活动指向何方、采取什么态度、怎么进行则由性格决定。性格和能力是相互影响的。良好性格的形成需要以一定能力为基础。一般来说,能力强的人容易形成自信的性格,能力弱的人容易形成自卑的性格。优良的性格还能补偿某种能力的缺陷,如"笨鸟先飞早入林"。但不良的性格特征会妨碍能力的发展。

2) 性格与气质　现实生活中,人们经常把二者混淆起来,因为它们既有区别又有联系。

①性格与气质的区别　气质是人在情绪和行为活动中表现出来的动力特征(即强度、速度等),无好坏之分;性格是指行为的内容,表现为个体与社会环境的关系,在社会评价上有好坏之分。气质更多地受个体高级神经活动类型的制约,主要是先天的,可塑性极小;性格更多地受社会生活条件的制约,主要是后天的,可塑性较大,环境对性格的塑造作用较为明显。

②性格与气质的联系　相同气质类型的人性格特征可能不同;性格特征相似的人气质类型也可能不同。其一,气质可按自己的动力方式渲染性格,使性格具有独特的色彩。例如:同是勤劳的性格特征,多血质的人表现出精神饱满、精力充沛;黏液质的人会表现出踏实肯干、认真仔细;同是友善的性格特征,胆汁质的人表现为热情豪爽,抑郁质的人表现出温柔。其二,气质会影响性格形成与发展的速度。当某种气质与性格有较大的一致性时,就有助于性格的形成与发展,相反则会有碍于性格的形成与发展。如胆汁质的人容易形成勇敢、果断、主动性的性格特征,而黏液质的人就比较困难。其三,性格对气质有重要的调节作用,在一定程度上可掩盖和改造气质,使气质服从于生活实践的要求。如飞行员必须具有冷静沉着、机智勇敢等性格特征,在严格的军事训练中,这些性格的形成就会掩盖或改造胆汁质者易冲动、急躁的气质特征。

四、自我意识

(一) 自我意识的概念

个体对自己作为客体存在的各个方面的意识,称为自我意识(self-consciousness)。如"我是一个乐观的人","我觉得自己无法按时完成任务","我能与他人和睦相处"等,这些对自己的感知觉、情感、意志等心理活动的意识,对自己与客观世界的关系的意识以及对自身机体状态的意识,都属于自我意识。自我意识可协调自己的内心世界及内部与外部世界的关系。

(二) 自我意识的组成

自我意识由自我认识、自我体验、自我控制三部分组成。

1. 自我认识　自我认识是对自己心理活动和行为的洞察和理解,是对自己内心活动和行为控制调节的基础。自我认识包括自我观察和自我评价。

自我观察是指自己对自己的感知、所思所想以及意向等内部感觉的察觉,并对所观察的情况作初步分析、归纳。

自我评价是指一个人对自己的想法、品德、行为及个性特征的判断与评估。正确的自我评价有利于个体健康发展。过高或者过低的自我评价,会导致个体的人际关系适应不良。

2. 自我体验 自我体验是指自我意识在情感上的表现,包括自尊、自信、自爱、自卑、自怜等。自尊以自我评价为基础,自尊影响自我体验、自我调节以及个性的发展。

3. 自我控制 自我控制是自我意识在意志行动上的表现。从行动过程看,自我控制系统包括四个环节:第一,主体意识到社会要求,并力求使自己的行动符合社会准则,从而激发自我控制动机;第二,从知识库中检索与认识、改造客观现实及自己主观世界有关的知识,同时正确地评价自己运用这些知识的可能性;第三,制定完善和提高自己的行动计划;第四,在行动中运用自我分析、自我激励、自我监督、自我命令等激励手段,使动机激发和行动准备在执行中反复进行调整,达到对自己的心理和行为的控制,最终实现自我意识的调节作用。

小　结

　　心理现象分为心理过程和人格两大类。认知、情绪情感和意志是以过程的形式存在,都要经历发生、发展和结束的不同阶段,属于心理过程。认知是指人认识世界的过程,包括感觉、知觉、记忆、思维与想象。各种事物作用于感觉器官,使我们看到颜色、听到声音、嗅到气味、触摸到冷热软硬等,这就是感觉。我们还能将事物的各种属性综合起来进行反映,这就是知觉。经历过的事物在头脑中留下印象能够回忆和再认,这就是记忆。把头脑中记忆的形象进行加工改造,形成新形象的过程就是想象。利用头脑中的概念等进行分析、判断、推理综合的过程就是思维。这些都属于认知这一心理过程。人类在认识客观事物时,除了会产生喜、怒、哀、惧等情绪以及道德感、美感等情感外,还会在活动中克服困难,主观地能动地改造世界,表现出人的意志。

　　人格也称个性,是指一个人区别于他人的,在不同环境中一贯表现出来的,相对稳定的心理特征的总和,包括人格倾向性、人格心理特征和自我意识三个方面。人格倾向性是人格结构中最活跃的因素,是心理活动的动力系统,包括需要、动机、兴趣、世界观等。人格心理特征包括能力、气质和性格三个方面。人们在完成某种活动时所具备的心理条件称为能力;在心理活动的速度、强度和稳定性方面的人格特征称为气质;对事物的态度和习惯化的行为方式的人格特征称为性格。人格中的自我调节系统是自我意识。自我意识通过自我认识、自我体验、自我调控对人格的各种成分进行调节。

能力检测

一、单选题

【A₁型题】

1. 动物心理的发展经历了(　　)阶段。

A. 感觉、知觉、思维三个　　　　　　　　B. 感觉、知觉和思维萌芽三个

C. 感觉、知觉、思维萌芽和思维四个　　　D. 感觉、知觉、思维萌芽、思维和意识五个

E. 以上均不对

2. 按照刺激的来源可把感觉分为(　　)。

A. 视觉和听觉   B. 外部感觉和内部感觉

C. 视觉、听觉、嗅觉、味觉和皮肤感觉   D. 运动觉、平衡觉和机体觉

E. 以上均不对

3. 内脏感觉包括(　　　)等感觉。

A. 饥饿、饱胀、窒息、疲劳、便意和性   B. 平衡觉、运动觉和疼痛

C. 饥饿、触压、振动、渴和疼痛   D. 饱胀、渴、窒息、疲劳、便意、振动和触压

E. 以上均不对

4. 表象具有(　　　)。

A. 直观形象性、片段不稳定性和可操作性

B. 抽象性、概括性和稳定性

C. 直观性、概括性和片段性

D. 直观形象性、片段不稳定性、可操作性和概括性

E. 以上均不对

5. 情绪变化的外部表现模式称为(　　　)。

A. 激情   B. 表征   C. 应激   D. 表情   E. 以上均不对

6. 情绪和情感变化的维度包括(　　　)。

A. 动力性、激动度、强度和紧张度   B. 积极性、消极性、强和弱的程度

C. 增力性、减力性、饱和度和外显度   D. 兴奋性、激动性、外显度和内隐度

E. 以上均不对

7. 情感可分为(　　　)。

A. 道德感、理智感和美感   B. 心境、激情、应激

C. 快乐、愤怒、悲哀和恐惧   D. 基本情绪和复合情绪

E. 以上均不对

8. 心理现象分为(　　　)。

A. 心理过程和人格   B. 知、情、意和能力、气质、性格

C. 知、情、意   D. 心理过程和个性心理特征

E. 以上均不对

9. 巴甫洛夫认为,神经活动的基本过程是(　　　)。

A. 无条件反射   B. 条件反射   C. 兴奋和抑制

D. 静息和活动   E. 以上均不对

10. 干扰会造成长时记忆的遗忘,干扰可分为(　　　)。

A. 前摄抑制和倒摄抑制   B. 前干扰和后干扰两种

C. 前摄抑制、中摄抑制和倒摄抑制三种   D. 前干扰、中干扰和后干扰

E. 以上均不对

11. 顺利而有效地完成某种活动所必须具备的心理条件称为(　　　)。

A. 意志   B. 情感   C. 能力   D. 智力   E. 以上均不对

12. 注意是一种(　　　)。

A. 心理状态   B. 心理过程   C. 认识过程   D. 意志过程   E. 以上均不对

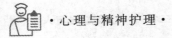

参考答案

一、选择题

1. D 2. B 3. A 4. D 5. D 6. A 7. A 8. A 9. C 10. A 11. C 12. A

参考文献

1. 周郁秋,刘晓虹.护理心理学[M].北京:人民卫生出版社,2009.

2. 蒋继国,盛秋鹏.护理心理学[M].北京:人民卫生出版社,2004.

3. 沈键.医学心理学[M].上海:同济大学出版社,2008.

（唐春燕　邓香兰）

第三章 心理应激与心身疾病

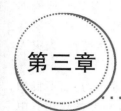

学习目标

1. 掌握：心理应激的概念，常见的应激源，应激的应对；心身疾病的概念，心身疾病的致病因素，心理护理。

2. 熟悉：心理应激的过程和反应，心身疾病的范围。

3. 了解：与心理应激有关的心理障碍。

第一节 心理应激

一、心理应激的概念

当一个人面对心理冲突、挫折、烦恼等心理压力时，会体验到紧张、焦虑等不良情绪，还会出现相应的生理及行为反应。现代社会生活节奏快，竞争激烈，面临的心理压力和困惑更多，个体的社会适应能力开始受到挑战。

应激(stress)一词原意是指一个系统在外力的作用下竭尽全力对抗时的超负荷状态，从医学的角度上，一般把心理应激定义为，当个体觉察到需求与满足需求的能力不平衡时所产生的心理紧张状态。心理应激在生活中是不可避免的，它是人们维持正常生理和心理功能的必要条件，是人们成长与发展的必要条件。但是，如果应激水平超出个体所能承受的范围，则有损于身心健康。

二、心理应激的过程

心理应激是一个外界环境与机体交互作用的过程，包括应激源、中介机制、应激反应和行为结果四个部分。

1. 应激源 应激源是指来自环境或机体内的，能引起应激反应的各种刺激物的统称，是引发心理应激的原因。根据应激源的不同性质，可分为如下几种。

1) 生理性应激源 作用于躯体，直接产生刺激作用的刺激物，包括各种理化和生物学刺激物，如高温、低温、噪声、疼痛、损伤、病原微生物和疾病等。

2) 心理性应激源 来自人们头脑的，能引起机体心理失调的某些事件，包括不良的预感、工作压力、人际矛盾、心理冲突和挫折等。

3）文化性应激源 因语言、风俗习惯、生活方式、宗教信仰等文化因素改变所造成的刺激。如迁移异国他乡、留学、南北迁移、民族文化不同所产生的不适应等。

4）社会性应激源 来自社会方面的刺激因素，如重大的社会政治和经济变动、天灾人祸、战争、婚姻家庭危机、重大生活事件等。

2．中介机制 应激源可以是客观事件，如疾病，也可以是个体的主观产物，如不良的预感。刺激物是否会使个体产生心理的失衡或不适应的反应，取决于中介机制的作用。中介机制指介于应激源与反应之间起调节作用的中间环节，其中察觉、认知与评价是关键因素。

1）觉察 个体是否觉察到来自环境或机体内的威胁称为觉察。由于个体对环境的觉察能力会因为性格、生活经验、文化背景等存在差异，因此，所做出的反应也存在差异。

2）认知与评价 个体对各种应激事件的认知与评价，直接影响到个体的情绪与行为反应，认知评价可分为积极的和消极的两种倾向，分别对应积极的和消极的应激反应。

3）其他 如个性特征、应对方式、社会支持、生活经验、信仰、人生观等其他因素。其中，社会支持是指个体与社会各方面包括社会人和社团组织所产生的精神上和物质上的联系程度。缺乏社会支持的个体往往对应激的承受力比较弱。

3．应激反应 当个体察觉到应激源的威胁时所产生的各种生理、心理、行为变化，称为应激反应。应激反应可分为急性应激反应和慢性应激反应。急性应激反应是由强烈的或威胁性的刺激短暂作用引起的，如突然的噩耗、地震、车祸等，虽然作用时间短暂，但反应强烈；慢性应激反应一般是由持续时间较长的刺激长期作用难以摆脱引起的，如家庭关系不和谐、长期的生活压力、疾病缠身等。反应虽然不是瞬间达到最强烈的程度，但往往对心身健康的损害更大。

1）应激的生理反应 1936年，加拿大生理学家塞里通过大量的动物实验，结合对处于紧急情况下的患者的生理反应的观察，提出了著名的应激适应机制学说。他认为应激状态下机体为抵御各种有害刺激会产生一种相同的反应，称为“一般适应综合征”。一般适应综合征分为三个阶段。①警戒期：肾上腺皮质激素大量分泌，机体的生理功能处于唤醒状态，准备对抗有害刺激。②抵抗期：机体充分调动各种生理和心理功能，激素水平恒定，如果应激源消失或削弱，机体可以恢复到正常水平，但是如果应激源强度依然很大或继续持续存在，便会进入第三阶段。③衰竭期：机体经过长时间的持久对抗，激素分泌紊乱，然后耗竭，从而导致心身疾病。

心理应激对健康的影响主要通过神经系统、内分泌系统和免疫系统进行调节。

（1）神经系统 主要通过交感神经-肾上腺髓质轴进行调节，当机体处在急性应激状态时，神经冲动经过中枢神经系统，使交感神经-肾上腺髓质轴被激活，释放大量的儿茶酚胺，引起肾上腺素和去甲肾上腺素大量分泌，中枢神经系统兴奋性增强，为应激源的应对提供必要的能量。

（2）内分泌系统 主要通过下丘脑-腺垂体-靶腺轴进行调节，当应激源作用强烈或持久时，冲动传递到下丘脑，下丘脑调节着腺垂体的活动，促使腺垂体释放促肾上腺皮质激素，糖皮质激素的分泌与合成加快，抑制葡萄糖的消耗，使血糖升高，有时盐皮质激素也增加，引起血容量增加。机体产生一系列生理变化。

（3）免疫系统 短暂而不太强烈的应激不会影响人的免疫功能,甚至还会增强免疫系统的功能。但是,强烈或持久的应激损害下丘脑,造成皮质激素分泌过多,使内环境严重紊乱,从而导致胸腺和淋巴组织退化或萎缩,抗体反应抑制,巨噬细胞活动能力下降,从而造成免疫功能抑制,降低机体对抗感染的能力。研究显示,一些与免疫有关的疾病,如类风湿关节炎、系统性红斑狼疮和恶性肿瘤等均可受到心理应激的影响。

2）应激的心理反应 心理应激反应是一种综合反应,不仅涉及生理方面,也会引起广泛的心理反应。

（1）认识反应 心理应激可影响个体的注意力、记忆力、思维分析能力及应对能力等认识活动。适度的应激可提高机体的认识能力,表现为注意力集中、思维敏捷、理智地判断与决策。若应激过强,则对认识活动产生相反的影响。

（2）情绪反应 在应激过程中,会体验到焦虑、恐惧、愤怒、抑郁等各种不良情绪。焦虑是应激反应中最常出现的情绪反应,是人们预期将要发生危险或不良事件时所表现出来的情绪状态。适度的焦虑可提高机体的应对能力,而过度的焦虑则对机体有害;恐惧是一种企图摆脱会受到伤害或生命受到威胁的危险情景时的情绪状态;抑郁以情绪低落为主要症状,严重者会产生厌世情绪甚至自杀,个体往往伴有失眠、食欲减退、性欲减退等表现;愤怒是与挫折有关的情绪状态,由于目标受到阻碍,自尊心受到打击,常可激起愤怒。

（3）行为反应 生理和心理的一系列反应必然通过行为表现出来。若应激反应超过了机体所能承受的范围,则可表现为攻击、争吵、回避退缩或颤抖昏倒。如一位慢性病患者长期忍受病痛折磨时可表现出敌对的行为,包括不友好、谩骂、憎恨或羞辱别人。也可表现为攻击,攻击的对象可以是人或物,可以针对别人,甚至自己。

4. 行为结果 心理应激过程的行为结果包括适应与不适应两种(图 3-1)。

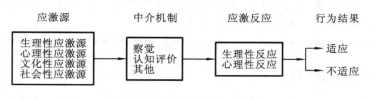

图 3-1 心理应激过程

三、心理应激与健康

（一）心理应激对健康的积极影响

（1）适度的应激是促进个体成长与发展的必要条件。对婴儿的研究表明,丰富的环境刺激有利于婴儿的身心健康,多变的环境可促进大脑皮质的增生。另外,早年的心理应激经历可提高个体耐受刺激和压力的能力,而被过分保护的孩子,易受外界环境刺激和致病因素的侵袭,社会适应能力较差。

（2）适度的应激是维持个体正常生理与心理功能的必要条件。人离不开刺激,关于"感觉剥夺"的实验研究证明,缺乏适度的环境刺激会损害人的生理功能和心理功能,从而容易出现错觉、幻觉、情感障碍、智力障碍等心理功能紊乱。一直处在温室中的花朵是经不起日晒雨淋的,其生长寿命也会更加短暂。

（二）心理应激对健康的消极影响

适度的心理应激对身心健康的影响是有利的,而长期的过于强烈的心理应激可能会损害人的健康。其具体表现如下。

（1）心理应激可导致或加重心身疾病。心理应激是心身疾病的主要致病因素之一。长期而持续的应激反应引起自主神经系统、内分泌系统和免疫系统功能的紊乱,机体的内稳态失衡,易导致机体组织器官的病变,引发或加重原发性高血压等各种心身疾病。

（2）心理应激可导致或加重心理障碍。长期、强烈的心理应激不仅影响身体健康,同时也是众多心理障碍的诱发因素。常见的与心理应激有关的心理障碍有急性应激障碍、创伤后应激障碍、适应障碍等。心理障碍时往往适应能力较差,如果在心理功能出现紊乱的情况下再面临心理应激的刺激,即使是日常生活琐事,也足以加重其心理障碍。

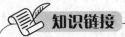 **知识链接**

与心理应激有关的心理障碍

1. 急性应激障碍　又称急性心因性反应,常在创伤事件后数分钟至数小时起病,可在几天至1周内恢复。有的患者表现为激越兴奋、活动过多;有的表现为抑郁、退缩,常伴有心率加快、出汗等自主神经系统症状。

2. 创伤后应激障碍　对异乎寻常的威胁性、灾难性事件产生持久反应,多见于严重自然灾害、意外交通事故、抢劫强奸等重大创伤事件。其主要表现是创伤性事件在脑中反复再现,患者经常被恐怖的梦魇惊醒,往往体验到巨大的痛苦。

3. 适应障碍　个体对生活事件表现出一种短期的情绪紊乱或适应不良行为。这些事件包括移居异地、失业、退休、离婚、居丧、患严重疾病等。应激障碍以抑郁情绪为主,可伴有睡眠障碍、食欲减退、体重减轻等症状。

四、心理应激的应对

应对是个体对生活事件以及因生活事件而出现的自身不平衡状态所采取的认知和行为措施,是用以控制事件以及自身反应的对策。心理应激不可避免,应激状态下会出现全身心的生理和心理反应,对问题解决的效果以及自身的健康会产生不同的影响,所以应激的应对方式非常重要。

（一）调整认知评价

心理应激的过程告诉我们,应激必须通过中介机制才能影响人的生理和心理反应,而中介机制中认知评价最为重要。通过将消极的认知转化为积极的认知,鼓励个体看到消极事件中的积极因素,从而有效地降低应激程度。

（二）缓解不良情绪

人处在应激状态下,往往体验到紧张、焦虑、抑郁等不良情绪,情绪反应过于激烈则不利于应激的应对,从而形成恶性循环。因此,适当地降低焦虑,放松心情,可改善机体的生理功能,帮助恢复心身平衡状态。情绪控制的方法主要有放松训练、转移注意力、必要时服用镇静剂等。

（三）心理防御机制

心理防御机制是精神分析理论的概念，指的是当本我的欲望与客观实际出现矛盾而造成焦虑、紧张、不快、痛苦等心理失衡时，人们会自觉或不自觉地运用一些方法来减轻内心的痛苦，这些方法统称为心理防御机制。精神分析理论的创始人弗洛伊德最早提出了 9 种防御机制，后来他的女儿安娜·弗洛伊德发展了防御机制理论。至今，已有数十种防御机制被提出。常用的心理防御机制有以下几种。

1. 酸葡萄心理 酸葡萄这个故事出自《伊索寓言》，说的是一只饥饿的狐狸，看到葡萄架上有很多成熟的葡萄，内心非常想吃，但因葡萄架过高，跳了三次都没有摘到葡萄，为了维护自己的面子，狐狸就对身边的动物说："葡萄味酸，非我所欲也。"平时人们想得到某种东西但又得不到时，就会故意说它不好。这种吃不到葡萄说葡萄是酸的，得不到某种东西说这种东西不好的心理，就是酸葡萄心理。例如，有的人谈恋爱，本来很喜欢对方，但被对方拒绝，这时就会说对方不好，不值得爱。这种解释虽然违背了自己的心愿，但确实能减轻心理压力，维持心理平衡。

2. 甜柠檬心理 甜柠檬心理也出自《伊索寓言》，说的是一只狐狸想找些可口的食物，但遍觅不得，只找到了一只酸柠檬，这实在是一件不得已而为之的事，但狐狸却说"柠檬味甜，正我所欲也。"柠檬明明是酸的，却硬说柠檬是甜的。在现实生活中，人们常常故意夸大所获东西的好处，借以减轻所失东西产生的痛苦。例如，有的人没有考上大学，就会安慰自己，说可以早点就业，赚钱过好日子。

3. 否认作用 对已经发生的灾难性事件加以否认，认为它不可能发生，从而减轻心理压力。例如，小孩打坏了东西，往往用手把眼睛蒙住，这与鸵鸟在敌害迫近时把头埋在沙滩里一样，否认当前受到生命威胁的现实。再如，有的人听到亲人突然去世的消息，他会反复说"不可能，不可能"。否认在一定程度上可以减缓突如其来的打击，但是，否认并不能使被否认的问题得到解决，长期否认会妨碍对现实环境的适应。

4. 压抑作用 人们把自己意识所不能接受的内容不自觉地排斥到潜意识之中的过程，称为压抑作用。由于压抑，痛苦的经历似乎被遗忘，使人在意识中感觉不到焦虑和恐惧。例如，某大学生一时糊涂偷了本寝室同学的钱，事后羞愧难当，内疚不已，可他又没有勇气向同学承认错误。他努力把这件不光彩的事忘掉，希望恢复内心的平静。但是，自从这件事情之后，每当遇到同学丢东西，他就怕自己被怀疑，甚至在同学面前举止失常，以致发展到怕见同学，把自己封闭起来，影响正常的交往活动。可见，被压抑的东西并没有消失，它在日常生活中会不知不觉地影响人们的心理和行为，一旦出现类似的场景，被压抑的东西就会冒出来，对个体造成更大的威胁和伤害。

5. 反向作用 一般情况下，人的外在行为与其内在动机是一致的，心里怎么想行为上就怎么做。但有些情况下，人为了防止自认为不好的动机外露，往往表现出截然相反的行为。这种外在行为与内在动机相反的现象称为反向作用。例如，林黛玉明明十分喜欢贾宝玉，但却常常表现出对宝玉的不满和挑剔。有些患者明明无法接受自己患病的事实，但是却表现得非常的镇定、积极乐观、配合治疗。在日常生活中，我们发现在别人面前自高自大、自我炫耀的人，往往内心有强烈的自卑感。"此地无银三百两"就是反向作用的表现。

6. 退行作用 退行是当人受到挫折或遭遇应激时，放弃成年人的应对方式而使用幼儿时期的方式应付环境变化或满足自己的欲望。如有的人生病后，心理行为出现退化，嘴里不停地喊着"妈妈",事事都要别人照顾,处处要人搀扶,总是发出痛苦的呻吟,以此博得同情,还是名正言顺地推卸成人的责任。退行作用往往与依赖行为联系在一起,依赖指事事依靠别人关心照顾而不是自己去努力完成本应自己去做的事情。如人在病情稳定或已经康复后,仍需要别人端茶倒水,照顾日常起居。

7. 逃跑　个体不敢面对已经受挫的情境时,逃跑到另一个现实的或虚幻的或疾病的世界,希望摆脱痛苦的一种方式。①逃到另一现实中:某大学生过去学习成绩一直很好,但在一次受挫后转向消遣娱乐、谈情说爱,试图以学习之外的活动避开因学习压力给自己带来的焦虑与不安。②逃向幻想世界:在饥寒交迫的困境中,小女孩(安徒生《卖火柴的小女孩》)幻想梦见自己飞到了一个没有寒冷、没有饥饿的天国,和她祖母一起过着幸福生活。③逃向疾病:因为生病的人可以暂时不承担社会责任和义务,所以有人在遭遇挫折时,巴不得自己生病。另外,某些人会以习惯性的饮酒、吸烟或服用某些药物的行为方式来逃避现实,这也是一种逃跑的表现。

8. 隔离作用　个体因难以接受事实,通过语言从意识境界中加以隔离,以免引起心里不快的一种方法。如人们往往把上厕所说成是去"一号",把人死了说成"仙逝""归天""去了""长眠"等,感觉上不与令人尴尬和悲伤的事情相联系,以减轻痛苦。

9. 升华作用　把原有的冲动和欲望导向比较崇高的方向,致力于从事对社会、对本人有利的事情。正所谓"化悲痛为力量"。如孔子厄而著《春秋》,司马迁腐而出《史记》,达·芬奇悲而作《蒙娜丽莎》等,都是升华的典范。又如,不少人在疾病的折磨下,依然坚持自己所热爱的事业,并为之奋斗。

10. 幽默作用　用幽默的方式来度过困难情况或尴尬局面。如哲学家苏格拉底有位脾气暴躁的妻子。有一天,他跟一群学生在讨论问题,夫人突然进去,先是破口大骂,后又往其身上浇了一通水。苏格拉底的学生目瞪口呆,不知如何是好。此时,苏格拉底只是微微一笑,说道"我早就知道,打雷之后,一定会下雨。"

第二节　心　身　疾　病

一、概述

(一)心身疾病的概念

心身疾病又称心理生理疾病。狭义的心身疾病是指心理社会因素在疾病的发生、发展、治疗和预防过程中起重要作用的一类躯体器质性疾病。广义的心身疾病是指与心理社会因素有关的躯体疾病和躯体功能障碍。

(二)分类

亚历山大最早提出七种经典的心身疾病:溃疡病、溃疡性结肠炎、甲状腺功能亢进症、局限性肠炎、类风湿关节炎、原发性高血压及支气管哮喘。心身疾病分布于全身各个系统,种类甚多。以下是各系统常见的心身疾病。

(1)循环系统:原发性高血压、冠状动脉硬化性心脏病、神经性心绞痛、心动过速等。

(2)呼吸系统:支气管哮喘、过度换气综合征、神经性呼吸困难、神经性咳嗽等。

(3) 消化系统:消化性溃疡、慢性胃炎、过敏性结肠炎、神经性压食、习惯性便秘等。

(4) 神经系统:偏头痛、肌紧张性头痛、自主神经功能紊乱等。

(5) 内分泌系统:糖尿病、甲状腺功能亢进症、甲状腺功能减退症、肥胖症等。

(6) 泌尿系统:夜尿症、神经性尿频等。

(7) 皮肤系统:神经性皮炎、瘙痒症、过敏性皮炎、荨麻疹、湿疹、多汗症等。

(8) 生殖系统:经前期紧张症、痛经、更年期综合征、阳痿、早泄、功能性不孕症等。

(9) 骨骼肌肉系统:类风湿关节炎、全身性肌肉痛、慢性腰背痛等。

(三)心身疾病的致病因素

1. 行为类型

(1) A 型行为类型与冠心病　1959 年,美国心血管病专家弗里德曼等通过研究,把人的行为类型分为 A、B 两类。A 型行为类型的人具有以下特征:时间紧迫感、急躁、易冲动、竞争性与进取心强、精力充沛等。而 B 型行为类型的特征与 A 型行为类型相反,表现为心境平静、随遇而安、不争强好胜、办事不慌不忙等。研究表明,大多数冠心病患者具有 A 型行为类型的特点。在 1977 年国际心脏与血液病学术会议上,确认 A 型行为类型是冠心病的一个重要危险因素。

(2) C 型行为类型与恶性肿瘤　1976 年,美国一些学者研究发现了 C 型行为类型,其主要特征为内向、孤僻、小心翼翼、情绪不稳、多愁善感、过分要求自己,具有克制压抑的人格特点。具有 C 型行为类型特点的人患癌症者较多。

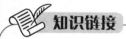
知识链接

A 型行为类型评定量表内容举例

(1) 我总是力图说服别人同意我的观点。

(2) 即使没有什么要紧的事,我走路也快。

(3) 我经常感到应该做的事太多,有压力。

(4) 我自己决定的事,别人很难让我改变主意。

(5) 有些人和事常常使我十分恼火。

(6) 在急需买东西但又要排长队时,我宁愿不买。

(7) 有些工作我根本安排不过来,只能临时挤时间去做。

(8) 上班或赴约时,我从来不迟到。

(9) 当我正在做事,谁要是打扰我,不管有意无意,我总是感到恼火。

(10) 我总看不惯那些慢条斯理、不紧不慢的人。

……

2. 生活应激事件　生活事件,如生活变故、亲人丧亡、重大疾病、工作学习压力、人际关系不协调等是心身疾病的重要发病诱因之一。苏联卫国战争时,在列宁格勒被围困的紧张气氛下,原发性高血压发病率是战争前的 16 倍。我国学者对 40 例心肌梗死患者的调查研究发现,病前 6 个月内患者经受的生活事件明显高于对照组。另外,对胃癌患者的调查发现,62% 的患者在被确诊前 3 年内遇到各类生活事件。

3. 情绪反应 一种心理反应,但情绪反应往往会引起相应的生理反应。不良情绪如紧张、焦虑、情绪不稳、抑郁等,在其他致病因素的综合作用下,可促进多种心身疾病的发生并影响治疗效果。如焦虑和气愤使胃酸分泌增多,与消化性溃疡的发生有关;抑郁和忧虑体验过多与恶性肿瘤的发生密切相关。

4. 不良行为习惯 吸烟、酗酒、高脂饮食、缺少运动等不良行为习惯与冠心病有密切的关系,这些因素往往是特定社会环境和心理环境条件下的结果,如科技的进步造成运动缺乏,经济的发展造成过食与肥胖等。

5. 社会文化因素 政治经济的重大变故、社会动荡、生活节奏、经济水平、婚姻家庭制度等社会因素也是心身疾病的重要致病因素。例如,城市与农村相比,生活节奏更快,经济压力更大。高应激水平与原发性高血压、消化性溃疡、恶性肿瘤的发病、复发、恶化、迁移有十分密切的关系。另外,不同工作环境和工作性质下的心理紧张也可成为致病的社会因素,人们应注意预防来自职业的伤害。

(四)心身疾病的诊断原则

心身疾病的诊断包括躯体诊断、心理诊断及自主神经功能的检查,其诊断原则应符合以下全部或部分要点:

(1)确有某些心理社会因素存在;

(2)人格特征是某种疾病的易感因素;

(3)心理社会因素与疾病的发生有密切的时间关系;

(4)病程的发展与转归和刺激因素呈平行关系;

(5)单纯生物医学的治疗措施收效甚微;

(6)排除神经症、心因性精神障碍及精神病的可能。

(五)心身疾病的预防与治疗原则

1. 预防 心身疾病是生物学、心理、社会因素共同作用的产物。因此,心身疾病的预防不仅要认识到生物学因素的作用,而且应注意心理社会因素、个体的遗传素质及生理反应等方面的相互作用。从个体的角度来说,预防心身疾病应做到如下几点:一是培养健全的人格;二是掌握环节心理应激的技巧,提高应对能力;三是建立良好的人际关系,储备社会支持力量;四是保持稳定积极的情绪和健康的生活习惯。

2. 治疗 心身疾病的治疗应兼顾躯体治疗和心理治疗两方面。一方面,通过生物医学手段消除生物学症状;另一方面,通过心理治疗去除心理病因。具体方法:一是帮助适应环境,减少或消除应激源;二是通过药物治疗减轻或消除躯体症状,使情绪稳定;三是通过心理治疗,减轻或消除不良的心理和行为表现,提高适应能力,完善人格。心理治疗常用的方法有生物反馈法、放松训练法、认知疗法、行为矫正法等。

二、心身疾病的心理护理原则

(一)心理护理的概念

心理护理是指护士在临床护理工作中,运用心理学的理论和技术,发现患者现存的和潜在的心理问题,为患者提供支持与帮助,减轻或消除患者的不良情绪,提高疾病状态下的适应能力,促进患者康复的护理过程。

由于心理因素是心身疾病的主要致病因素,患者在治疗过程中的心理状态对疾病的发展和转归影响很大。医护人员应注重对心身疾病患者进行心理护理。

（二）心身疾病的心理护理原则

1. 服务性原则 护士应满腔热情地为患者提供服务,不仅帮助患者减轻躯体上的痛苦,恢复和重建生理功能,而且帮助其减轻精神上的痛苦,保持良好的心理状态。

2. 主动交往原则 心理护理是在护士与患者及家属的交往过程中实施的。护士应该在平等对待、相互尊重的基础上,运用良好的沟通技巧,满足患者的心理需要,调整心身状态,做好护患交往的纽带和桥梁。

3. 积极启迪原则 护士在心理护理过程中应遵循积极启迪原则。心理护理不是生硬的劝说和软弱无力的安慰,而是通过护士的言行举止,为患者提供心理支持,调动患者的主观能动性,启迪患者保持积极的心理状态,树立战胜疾病的信心。启迪的范围包括恢复健康的希望、修身养性的启示、心理冲突的宣泄、正视伤残的勇气等。

4. 自我护理原则 护士应帮助和指导患者主动做好自我护理,自我护理是为自己的生存、健康及舒适所进行的自我实践活动,包括自我诊断、自我治疗、积极预防、维持健康等。自我护理让患者以平等的地位参与到自身的医疗护理活动中来,调动患者的主观能动性。

5. 针对性原则 心理护理应根据每位患者的年龄、不同的情绪和行为问题、疾病的类型、疾病的不同阶段所出现的不同心理状态,有针对性地采取心理护理方法,做到灵活多变、因人而异、因地制宜。例如:对于急性发病而又躯体症状严重的患者,应以躯体护理为主;对于以心理症状为主而躯体症状为辅的患者,可重点做好心理护理,同时实施常规的躯体护理。

三、心身疾病的心理护理方法

（一）原发性高血压

高血压是以体循环动脉压增高为主要表现的临床综合征,长期高血压可影响心、脑、肾等器官的功能,最终导致器官功能衰竭,它是最常见的心血管疾病,是危害人类健康的最严重的疾病之一。目前,高血压的发病机制尚未阐明。

1. 原发性高血压患者的心理反应

（1）焦虑 患者常因病程长、变化复杂、无法根治、血压波动不稳而焦虑。

（2）猜疑 患者由于疾病的复杂性和不稳定性,内心缺乏安全感、顾虑重重,敏感多疑,对周围人的言行特别注意,比较敏感。

（3）恐惧 患者害怕由于高血压而引发脑出血、半身不遂等并发症,丧失生活自理能力而恐惧。

2. 原发性高血压患者的心理护理

（1）缓解心理应激源 护士应客观评估患者的心理状态及其影响因素;了解患者对应激源的认知评价;指导患者正确应对心理应激的方法。

（2）指导患者实施自我心理护理 由于高血压病程漫长,护士不可能长期陪伴在患者身边提供护理,另外,高血压容易受心理因素的影响,所以教会患者进行自我心理护理,学

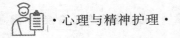

会自我心态调节非常重要。它包括以下几点:提供疾病的防治知识,建立对疾病的正确认知;告诉患者乐观的性格和平和的心态对疾病的积极影响,教会患者情绪调控的方法;指导患者养成良好的生活习惯,合理安排工作和休息,适当进行活动,稳定血压。

(二) 冠心病

1. 冠心病患者的心理特征

(1) 焦虑、恐惧　焦虑是冠心病患者最主要、最普遍的心理反应。患者神情紧张、不敢外出和活动,担心会产生心绞痛、心肌梗死或猝死等严重后果。

(2) 抑郁　抑郁不仅给患者带来心理上的影响,也带来生理上的改变。抑郁的发生原因可能是,患者担心疾病反复发作,患者不知道如何进行自我护理,患者担心收入减少、地位改变、工作能力丧失对将来的工作和生活失去信心。

(3) 依赖药物　一些患者对药物的依赖心理较重,认为只要坚持服药,疾病就会好转,忽略其他心理因素对疾病的影响。

2. 冠心病患者的心理护理

(1) 纠正不合理认知　主要是针对冠心病疾病本身的不合理认知。

(2) 实施行为矫正　评估行为类型并学会自我控制;行为训练放松心身,如学习放松训练;对情绪的波动及反应进行记录,深刻认识情绪对冠心病的危害。

3. 正确的健康指导　指导合理的饮食、戒烟戒酒、保证睡眠,注意劳逸结合、避免情绪波动、减少诱发因素。

(三) 支气管哮喘

支气管哮喘是慢性气道炎症,在易感者中可引起反复发作的喘息、气促、胸闷和(或)咳嗽等症状,多在夜间和(或)凌晨发生。近十年来,哮喘的患病率和死亡率呈上升趋势,已成为严重威胁公众健康的一种主要慢性疾病。

1. 支气管哮喘患者的心理特点

(1) 紧张、焦虑　由于哮喘发作时,发病突然,症状明显,不适感强烈,患者对疾病往往缺乏足够的了解和心理准备,易产生紧张、焦虑的情绪反应。

(2) 烦躁、恐惧　哮喘多在夜间发生,原因不明。患者感觉呼吸困难、胸闷气促、被迫坐起、张口呼吸,支气管舒张剂效果不佳,只能等待症状自行缓解,导致患者产生焦躁和恐惧等心理。

2. 支气管哮喘患者的心理护理

(1) 发作期　护士应陪伴在患者身边,让患者感到安全,通过言语和非言语技巧为其提供心理支持。

(2) 缓解期　了解发病诱因,增加自我调控性;提供针对性的心理护理,如情绪疏导;指导患者自我护理,如记录每次发病的时间、轻重程度、有无诱发因素,以便主动采取措施减少发病次数。

(四) 消化性溃疡

胃溃疡和十二指肠溃疡统称为消化性溃疡,简称溃疡。消化性溃疡是消化系统疾病中的常见病,在人群中的发病率较高,且呈上升趋势。

1. 消化性溃疡患者的心理特点

（1）焦虑　因为患者常在进食前后出现疼痛，表现出紧张、焦虑的情绪，严重者因害怕进餐后疼痛出血而惶恐不安。

（2）抑郁　溃疡是慢性病，具有久治不愈和反复发作的特点。患者常常因疾病发作的不可控性和迁延性而郁郁寡欢。

（3）恐惧　当患者发生剧烈腹痛时，常担心胃穿孔、消化道出血或出现病情的恶化，因此精神紧张，恐惧。

2. 消化性溃疡患者的心理护理

（1）指导调节情绪　研究证明，精神紧张、焦虑、恐惧等不良情绪是导致消化性溃疡的重要心理因素。不良情绪使得胃酸分泌量增加，酸度增高，胃部运动发生变化。护士应使患者了解情绪与疾病之间的关系，学会情绪自我调节的方法。

（2）提供心理支持　护士因注重与患者建立和谐的护患关系，耐心倾听患者的压力与烦恼，通过语言和非语言技巧鼓励与安慰患者，随时准备为患者提供心理支持。

（3）加强健康指导　消化性溃疡是一种典型的心身疾病，患者往往具有特定的人格特点，表现为孤僻、好静、过分思索、事无巨细、苛求井井有条、情绪易波动。护士应指导患者保持平和心态、克服不良性格、坚持科学饮食、遵医嘱用药，有效防止疾病的复发及并发症的发生。

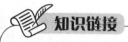

知识链接

情绪导致溃疡的动物实验

　　2只猴子被捆绑在椅子上，每20 s通电1次，每只猴子面前都有1根杠杆，所不同的是，其中一只猴子可以在被电击之前，通过按压杠杆避免电击，而另一只按压杠杆则无用。实验证明，这只总惦记着在接近20 s时按压杠杆的猴子由于心理压力过大，时刻保持紧张的情绪状态，最终死于胃溃疡，而另一只听天由命的猴子反而平安无事。

（五）恶性肿瘤

恶性肿瘤因不易觉察、得病突然、病情严重、难以治愈、容易复发和转移，结果往往导致患者痛苦地离世，使得患者在确诊后出现明显的心理紊乱。

1. 癌症患者的心理特点

（1）发现期　当患者发现有与癌症有关的一些症状时，常表现为恐惧和侥幸并存的心理特征：一方面害怕被诊断为恶性肿瘤；另一方面又存在"不可能如此严重"的侥幸心理。

（2）确诊期　多数患者在确诊之初表现出恐惧的情绪，出现心慌、眩晕，甚至昏厥的反应；不愿意相信自己患癌症的事实，出现"否认"心理；一旦被多方确诊，患者可出现愤怒的情绪，伴有攻击性行为，有时则出现沮丧悲观心理，甚至绝望轻生；随着时间的推移，患者不得不接受事实，情绪日渐平静，但可长期出现抑郁和悲伤的情绪，希望能从家属和医护人员那里得到精神上的支持和安慰。

（3）治疗期　因各种治疗和病情变化而有不同的心理反应，如采用手术治疗的患者可出现手术前后的心理特点。

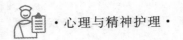

2. 癌症患者的心理护理

（1）慎重告之诊断　癌症患者容易接受心理暗示,疗效与病情变化受情绪因素影响很大。应事先征得家属同意,慎重决定是否告知以及如何告知患者真相,减少对患者的打击。

（2）协助行为矫正　癌症患者往往具有病前性格,即 C 型行为类型特点,表现为情绪不稳,易产生焦虑、紧张、抑郁的情绪,且情绪很难平静下来,过分压抑克制。护士应使患者认识到不良性格的危害性,指导其加以矫正。

（3）积极心理暗示　护士应善于运用暗示性语言,关注疾病治疗的点滴成效,强化患者的生存意识,加强信心与期望。另外,合理使用安慰剂效应可减轻患者的疼痛。

（4）自我放松训练　学会放松,使患者消除心理紧张,缓解压力,调动机体抵抗力,促进疾病的康复。训练方法有冥想法、气功、生物反馈法等。

（5）强化社会支持　癌症患者承受巨大的心理压力和躯体痛苦,非常需要来自医护人员、家属、同事和朋友的心理支持,护士应全面调动患者的社会支持系统力量,引导患者树立乐观的生活态度。

（6）重视榜样作用　病友的榜样作用和积极暗示,可以为癌症患者抗击癌症带来巨大的精神力量。护士应努力营造积极的治疗氛围,促进病友交流,组织"抗癌明星"座谈会,强化患者战胜疾病的信心,提供心理安慰和支持。

（六）糖尿病

糖尿病是一种难以治愈的终生性疾病,临床上以高血糖为主要症状,典型病例可出现多尿、多饮、多食、消瘦等表现。随着病程的发展还会出现多种并发症,导致足病（足部坏疽、截肢）、肾病（肾功能衰竭、尿毒症）、眼病（模糊不清、失明）、脑病（脑血管病变）、心脏病、皮肤病、性病等,最终导致患者死亡。

1. 糖尿病患者的心理特点

（1）负性情绪　因糖尿病无法治愈,可能导致的并发症遍及全身,患者一旦被确诊,往往出现焦虑、恐惧、悲伤及失望等负性情绪。

（2）怀疑、拒绝　有些患者因早期症状较轻或无症状,对疾病没有正确的认识,从而否认或拒绝治疗;大部分糖尿病患者是中年人,不愿意改变原有的饮食习惯和生活方式,内心不愿接受得病的事实,因而拒绝治疗。

（3）厌世　糖尿病病程迁延,疾病长期处在只能控制,不能根治的阶段,且随着病程的发展,机体的多个系统受累,可产生较严重的并发症,患者往往对治疗失去信心,易产生厌世情绪。

2. 糖尿病患者的心理护理

（1）情绪疏导　护士应注意糖尿病患者的情绪疏导,因情绪波动与血糖的变化密切相关。具体的情绪疏导方法有真诚交流、鼓励患者倾诉、转移注意力、及时提供积极信息等。

（2）健康教育　普及疾病的预防和保健知识,指导患者进行自我护理,包括对糖尿病的知识、用药知识、饮食管理、生活习惯、心理调节等内容的宣传和指导。

（3）病友交流　加强病友的交流,有助于丰富患者的生活,帮助患者尽快适应患病后的改变,接受来自病友的积极暗示,共同提倡健康的生活方式和乐观向上的心态。

小 结

本章介绍的是心理应激与心身疾病。心理应激是个体觉察到需求与满足需求能力不平衡而产生的高度的情绪紧张状态。心理应激是一个外界环境与机体交互作用的过程,包括应激源、中介机制、应激反应和应激结果四个部分。心理应激应对是个体对生活事件以及因生活事件而出现的自身不平衡状态所采取的认知和行为措施,积极的应对方式包括调整认知评价、进行情绪疏导和调节,以及建设心理防御机制,如幽默和升华。

心身疾病指在新型医学模式指导下,与心理社会因素有关的躯体疾病和躯体功能障碍。心身疾病涉及各个系统,最常见的心身疾病有原发性高血压、冠心病、支气管哮喘、消化性溃疡、恶性肿瘤、糖尿病等。对心身疾病患者来说,心理护理显得特别重要。常用的心理护理方法可概括为一般性心理护理、支持性心理护理、技术性心理护理。针对不同疾病的心理特点,我们要注意采用有针对性的心理护理,做到因病而异、因人而异。

能力检测

一、选择题

【A₁型题】

1. 一般适应综合征(GAS)可分为以下哪三期?(   )

A. 警戒期、阻抗期、衰竭期　　　　　B. 觉醒期、阻抗期、适应期

C. 警戒期、阻抗期、适应期　　　　　D. 觉醒期、阻抗期、衰竭期

E. 以上均不对

2. 关于目前心理应激概念,以下叙述不确切的是(   )。

A. 应激刺激和应激反应均涉及生物的心理的和社会的内容

B. 应激对健康的影响必须通过中介机制起作用

C. 生活事件、认知评价、应对方式、应激反应等主要应激因素之间界限清晰

D. 应激是应激源、应激中间(介)因素和应激反应多因素的作用过程

E. 以上均不对

3. 应激反应是指个体因为应激源所致的(   )。

A. 认识、意志、情绪、个性方面的变化

B. 生物、心理、社会、行为方面的变化

C. 幻听、幻觉、妄想等精神症状方面的变化

D. 心理障碍、心身障碍、心身疾病等心身病理方面的变化

E. 以上均不对

4. 与健康和疾病关系最直接的应激心理反应是(   )。

A. 认知改变　　　　　B. 情绪反应　　　　　C. 个性改变

D. 社会适应能力下降　　　　　E. 以上均不对

5. 应激过程中的认知评价受以下哪个因素的影响?(   )

A. 生活事件的性质　　　　　B. 个性特征　　　　　C. 社会支持

D. 以上均是　　　　　E. 以上均不对

【A₂型题】

6. 有位女高中生,母亲因心脏病突然病故,一年后父亲又与一女子结婚,女孩感到非常失落,情绪沮丧。这些重大生活事件给她带来的打击引起她3年多的日常烦恼,这些重大生活事件所构成的是( )。

    A. 应激效应 B. 打击效应 C. 困扰效应 D. 余波效应 E. 以上均不对

7. 有位学生,家庭环境恶劣,父母经常争吵,学习压力很大,与同学的关系淡漠,学习努力但效果不佳,这些因素对他的心身健康造成的不良影响。他所面临的应激源属于( )。

    A. 生理性应激源   B. 心理性应激源   C. 社会性应激源

    D. 文化性应激源   E. 以上均不对

8. 一位中年男子由于事业心过强,不停的忙碌使得他心力疲惫,平时总感到头痛、疲劳、失眠、情绪低落、沮丧消沉,他的这种心身状态属于( )。

    A. 焦虑   B. 恐惧   C. 抑郁   D. 绝望   E. 以上均不对

【A₃型题】

(9~10题共用题干)

一位中年男性患者患高血压和冠心病6年。

9. 经心理测试,结果为该患者具有典型的A型行为类型的特征,以下哪一项不符合其特点?( )

    A. 有时间紧迫感   B. 待人随和   C. 有竞争性

    D. 为成就努力奋斗   E. 以上均不对

10. 以现代医学观为指导,冠心病属于哪一类疾病?( )

    A. 单纯躯体疾病   B. 神经症   C. 心身疾病

    D. 流行疾病   E. 以上均不对

(11~12题共用题干)

一位外科医生对手术前患者解释手术的有关信息,包括手术的过程、术中的危险、术后的康复等。同时要求患者放松心情,多想手术的积极一面。患者得到了鼓励和支持,以及来自医生的积极暗示,缓解了术前的焦虑。

11. 外科医生帮助患者有效应对方式属于( )。

    A. 增强防御机制   B. 减轻焦虑   C. 重新评价情境

    D. 耐心的劝导   E. 以上均不对

12. 医生所用方法能有效消除患者的焦虑的原因是( )。

    A. 增强患者对情境的控制能力   B. 提高思想觉悟

    C. 医生热情的态度   D. 争取了患者的配合

    E. 以上均不对

参考答案

一、选择题

1. A 2. C 3. B 4. B 5. D 6. A 7. B 8. C 9. B 10. C 11. B 12. A

参考文献

1. 马存根.医学心理学[M].北京:人民卫生出版社,2009.
2. 胡佩城.医护心理学[M].北京:北京大学医学出版社,2010.
3. 李丽华.心理与精神护理[M].北京:人民卫生出版社,2008.
4. 姚树桥.医学心理学与精神病学[M].北京:人民卫生出版社,2007.

（吴　珺）

第四章 心理评估与心理治疗

学习目标

1. 掌握:心理评估的概念、心理咨询的概念、心理治疗的概念。
2. 熟悉:常用的心理测量、心理咨询的基本技术、心理治疗的常用方法。
3. 了解:心理咨询与心理治疗的范围、形式、对象、原则等。

第一节 心 理 评 估

一、心理评估概述

人的心理活动是复杂多样的,要想客观、准确地了解人的心理特质,最科学的方法是心理评估。心理评估可作为人的心理品质及行为健康与否的重要评价手段。对评估出有心理健康问题的人群,根据心理问题的程度和临床表现,采取相应的心理咨询或心理治疗。同时,学会心理评估的方法有助于临床护士在护理患者的过程中为患者制定有效的心理护理措施。

(一)心理评估的概念

心理评估是依据心理学的理论和方法对人的心理品质及水平所做出的全面、系统、深入和客观的描述与鉴定。所谓心理品质包括心理过程和人格特征等内容,如情绪状态、记忆、智力、性格等。心理评估是心理咨询和心理治疗的重要前提和依据,也是对心理咨询及治疗效果进行判断的主要手段。心理评估用于临床则称为临床心理评估。

(二)心理评估的基本程序

依据心理评估的目的不同,心理评估的具体程序也有所不同。但是,心理评估的基本程序是类似的。

(1)确定评估的目的,明确评估所要达到的目标。

(2)详细了解被评估者目前的心理问题,了解心理问题产生的原因及发展变化的状况、可能的影响因素。主要生活经历、家庭背景等。在这个过程中,主要应用调查法、晤谈法和观察法等。

(3)对被评估者的重要心理问题进行深入了解和评估。这个过程通常要应用心理测验的方法。最后将评估获得的资料或数据进行分析、处理,得出评估结论。

(三)心理评估的常用方法

1. 观察法 观察法是心理学研究中最基本的方法,也是心理评估的基本方法之一。观察法是指评估者通过对被评估者可观察的心理现象和行为表现,进行有目的、有计划的观察和记录而进行的评估。观察的结果需要经过科学而正确的描述,并加以"量化"。

在心理评估中观察的内容包括被评估者的仪表、面部表情、人际交往风格、言谈举止、注意力、兴趣、爱好、各种情境下的应对行为等。

观察法的优点是观察所收集的资料比较客观真实、方法简便、易于操作,因而其应用范围广泛。不足之点是观察指标不易定量,标准难以统一。

2. 晤谈法 晤谈法是通过与被评估者晤谈,了解其心理信息,同时观察其在晤谈时的行为反应,以补充和验证所获得的资料,进行描述或者等级记录,以供分析研究的心理评估方法。晤谈不同于一般的交谈,它具有很强的目的性。晤谈可以分为结构式、非结构式和半结构式晤谈三种形式。结构式晤谈是根据特定目的,预先设定谈话结构、程序,并限定谈话内容,具有高效、凝练、切题等优点。非结构式晤谈,即开放式谈话,来访者较少受到约束,能自由地表达自己的见解,交谈气氛较轻松,晤谈的话题比较松散、费时。半结构式晤谈是介于结构式与非结构式晤谈之间的一种会谈形式,具有前两种晤谈方法的优点,又能较好地克服其不足和缺点,半结构式晤谈是近年来应用较多的一种晤谈方法。

3. 心理测验 心理测验是依据一定的心理学原则和技术,对被评估者的某一心理行为变量进行客观、直接的测量,获得绝对的量化数据,从而确定心理行为在性质或程度上的差异的方法。心理测验是心理评估最常用的方法。心理测验遵循客观化、标准化的原则,避免了一些主观因素的影响。

二、心理评估条件

心理评估是一项严肃、科学的工作,心理评估的使用者必须具备一定的条件,达到一定的标准。为保证心理评估结果的客观性、准确性,对评估者、被评估者、评估环境,以及评估工具均有所要求。

(一)心理评估者的条件

1. 专业知识 临床心理评估者首先要具备丰富的心理学基础知识、心理评估和心理测量等方面的专业知识,并受过有关测量技术的专业培训,熟悉评估的方法和技巧。心理评估者还应当具备精神病学临床知识,能够正确鉴别被评估者心理现象是否正常。

2. 心理素质 心理评估者要具备适合心理评估工作的一些基本心理素质。

(1)敏锐的观察能力:心理评估根据被评估者的外在行为表现推断其心理品质。因此,掌握观察被评估者的技巧是心理评估的基础。在与被评估者进行交流时,评估者不仅要具备良好的倾听技术,而且还要注意观察被评估者的非言语信息,如面部表情、目光接触、肢体动作、语音、语调、语速等。

(2)较高的智力水平:心理评估者应当有较高的智力水平。心理评估的过程是一种高智力的活动,要求评估者有较高的观察、分析、判断、推理、综合等能力,评估者有较高的智力水平才能胜任心理评估的工作。

（3）良好的人际沟通能力：心理评估主要是依靠评估者和被评估者的人际交流完成的。评估者应保持平等、尊重、诚恳、热情的态度，站在被评估者的角度去理解、体会被评估者的情感体验，使被评估者感到被理解和接纳，这些因素有利于被评估者敞开心扉、畅所欲言。

（4）客观的自我认知能力：心理评估需要评估者根据被评估者的外部行为表现推断其内部心理活动。这一过程需要评估者的主观推断。因此，评估者客观的认知能力对心理评估结果可能产生显著的影响。为保证心理评估结果的准确性和有效性，评估者必须尽量减少自我的主观因素对评估结果的影响。评估者应当对自身有比较客观、明确的认识，了解自己的价值取向、道德标准、情绪状态、兴趣爱好等因素对客观、公正评估的重要意义。只有正确认识自己，才能客观地认识和评价他人，对被评估者做出客观、准确的评估。

（二）被评估的条件

被评估者要有明确、合理的评估动机，评估时自愿合作，意识清醒，身体和精神状态能应对评估的过程，能理性地对待评估内容和结果。

（三）评估环境与时间条件

评估环境的好坏会影响评估结果的准确性，环境应当宽敞、安静、舒适，采光、通风良好，温、湿度适宜，室内布置简洁大方，私密性良好。在评估时间上以选择被评估者身体和精神状态最佳的时间为宜，以上午最佳，每次评估在 30 min 至 1 h 以内。

（四）对评估工具的要求

心理测验是心理评估的重要方式之一，心理测验使用的工具称为量表。标准化、常模、信度、效度是心理测验的基本指标。

1. 标准化 测验应有统一的指导语、测验内容、测验程序、记分方法、评分标准和测验环境等标准化的要求，以保证测验结果的准确、可靠。标准化包含两方面的含义：一是量表的编制、测验实施的过程、计分方法和对测验分数的解释，都有标准化的明确要求，如统一的指导语、测验内容、评分标准等；二是在实施过程中，无论谁使用测验量表，都要严格按照同样的操作程序进行。因此，心理测验必须遵循"标准化"的原则。

2. 常模 常模是比较、解释测验分数的标准。一个标准化的测验必须有常模作参照，并用来解释测验的结果。心理测验的常模是通过标准化的程序建立起来的，是经过大量样本的测量，经统计学处理所得到的平均值。在测验时为了保证测验结果的客观、正确，要根据需要选用合适的常模进行比较。

3. 信度 信度是指同一被试在不同时间内用同一测验方法重复测量，所得结果的一致程度。即测验的可靠性或可信程度，它代表一个测验的稳定性水平。常采用"相关系数"的大小表示信度的高低。相关系数越高，则测验信度越高，反之则测验信度越低。常用的信度有重测信度、复本信度、评分者信度。

一般能力与成就测验的信度系数要在 0.90 以上，人格、兴趣测验的信度系数在 0.80～0.85；团体测验信度系数应大于 0.70。

4. 效度 效度是指所测验的与所要测量的心理特征之间符合的程度。即测验的有效性、准确性或真实性。一个测验方法若效度低，则无论它有哪些优点，都难以发挥它的真正功能。因此，选用标准化测验方法时，首先应考虑选择效度高的测验方法。

三、心理测验

心理测验是依据一定的心理学原理和技术,使用一定的操作程序,通过对观察人的少数有代表性行为变量进行客观的直接的测量,获得绝对的量化记录,从而确定心理行为在性质和程度上的差异的一种心理评估手段。心理测验也是临床心理诊断的主要方法之一。通过各种心理测验可以客观地对个体的心理状态、认识过程、情绪、个性特征等方面进行评估。

在进行心理测验时被测量的对象称为被试,从事心理测量的人员称为主试,心理测验使用的工具常被称为量表。

(一)常用心理测验的分类

1. 根据心理测验的功能分类

(1)智力测验:以测量人体的智力水平为目的的测验。常用的智力量表有比奈-西蒙智力测验、斯坦福-比奈智力测验、韦克斯勒智力测验等,临床上主要应用于儿童智力发育水平的鉴定,还可以作为脑器质性损害及退行性病变诊断的参考指标。此外,它也作为特殊教育或人才选拔的参考依据。

(2)人格测验:临床上常用于某些心理障碍患者的诊断,也可用于科研和心理咨询对人格的评价,主要测量个体的性格、气质、兴趣、态度、动机等心理特质。常用的人格量表有艾森克人格问卷(EPQ)、明尼苏达多项人格调查表(MMPI)、卡特尔 16 项人格测验(16PF)等。

(3)诊断性测验:临床上精神疾病诊断的辅助工具,常用的诊断性测验有 90 项症状自评量表(SCL-90)、焦虑自评量表(SAS)、抑郁自评量表(SDS)、明尼苏达多项人格测验(MLMPI)等。

2. 根据测验方法分类

(1)问卷法:多采用结构式问题的方式,让被试以"是"或"否"或在有限的几种选择上作出回答。

(2)作业法:非文字的,让被试进行实际操作,如测量感知觉和运动的测验。

(3)投射法:被试根据自己的理解和感受对一些意义不明的图像、墨迹等作出回答,借以诱导出被试的经验、情绪或内心冲突,如洛夏测验、主题统觉试验(TAT)等。

3. 按照测验的组织方式分类

(1)个别测验:在某一时间内由一位主试测量一名被试。

(2)团体测验:在某一时间内由一位或几位主试同时测量多名被试。

(二)心理测验的基本要求

1. 建立良好的信任关系 在进行心理测验时主试与被试之间应保持良好的信任关系,这是心理测验顺利进行并取得准确结果的重要保证。因此,在心理测验时,主试要保持真诚、积极、关心、友好的态度。在测验时,要善于观察被试的情绪和行为反应,及时、恰当地处理测验过程中出现的问题,排除与测验无关的干扰因素。

2. 充分做好测验的准备 为保证测验结果的准确性,测验前做好充分准备是十分必要的。其包括测验环境的准备、被试对测量目的的了解、测量工具的选择,主试应熟练掌握测量的程序、步骤、计分和结果的分析、解释。

3. 正确对待心理测验　在使用各种心理测验时,应该明确地认识心理测验是研究心理行为的一种重要方法和诊断心理问题的辅助工具。对待心理测验既不能过于依赖,也不能完全否定,应采取一种客观的态度即实事求是的态度。由于测验结果所提供的信息是有限的,因而在对测验分数进行解释时必须慎重,要注意结合其他评估手段,对被试进行全面、综合的评价。同时,主试要遵守职业道德,对测验工具的使用要加以控制和保护,对被试的测验结果要给予保密,要充分尊重被试的人格和维护被试的合法利益。

（三）临床常用的心理测量

1. A 型行为类型评定量表　A 型行为类型是美国著名心脏病专家 M. Friedman 和 R. H. Roseman 于 20 世纪 50 年代首次提出的概念。他们发现许多冠心病患者大多都表现出共同而典型的行为特点,如雄心勃勃、争强好胜、醉心于工作等,但缺乏耐心,容易产生敌意情绪,常有时间匆忙感和时间紧迫感等。他们把这类人的行为表现特点称为"A 型行为类型"。而相对地缺乏这类特点的行为表现称为"B 型行为类型"。调查研究表明,冠心病患者中有较多的人属于 A 型行为类型,而且 A 型行为类型的冠心病患者复发率高,预后较差。

中国版的 A 型行为类型问卷（TABP）在 1983 年在张伯源教授主持下经过了三次修订,研究和参考了美国有关 A 型行为测查量表的内容,结合中国人自身的特点,共同研究编制而成。从 1985 年开始在全国范围内广泛使用。

2. 90 项症状自评量表（SCL-90）　症状自评量表,简称 SCL-90,此表由德理格斯于 1975 年编制,由我国上海铁道医学院吴文源教授引进并修订了该量表。症状自评量表有 90 个项目,包含较广泛的精神症状学内容,如感觉、情感、思维、意识、行为,以及生活习惯、人际关系等,并采用 10 个因子分别反映 10 个方面的心理症状情况。

适用范围:在精神科和心理咨询门诊中,该量表可以作为了解就诊者或来访者心理卫生问题的一种评定工具。综合性医院常把它作为了解躯体疾病求助者的精神症状的工具。同时,该量表也可用于不同职业群体的心理卫生问题的检测。

3. 抑郁自评量表（SDS）　张氏（William W. K. Zung）于 1965 年编制的短程自评量表和问卷,用于衡量抑郁状态的轻重程度,也可作为评估心理咨询与治疗效果的评价。该量表的优点是操作方便、容易掌握,能有效地反映抑郁状态的有关症状及其严重程度和变化等特点。SDS 量表含有 20 个反映抑郁主观感受的项目,每个项目按症状出现的频度分为 4 个等级。

适用范围:SDS 量表可以评定抑郁症状的轻重程度及其在咨询或治疗中的变化,特别适用于发现抑郁症患者。其评定对象为具有抑郁症状的成年人。

4. 焦虑自评量表（SAS）　由张氏（William W. K. Zung）于 1971 年编制,从量表构造的形式到具体评定的方法,都与抑郁自评量表（SDS）十分相似,它也包含 20 个反映焦虑主观感受的项目,每个项目按照症状出现的频度分为 4 个等级,其中有 15 个项目为正向计分,5 个项目为负向计分。

适用范围:该量表可以评定焦虑症状的轻重程度及其在咨询或治疗中的变化,适用于具有焦虑症状的成年人。主要用于心理咨询及心理治疗疗效的评估,不能用于焦虑症的诊断。

第二节 心 理 咨 询

我们经常会遇到两个朋友在一起聊天,其中一个说:"我觉得我做什么事都做不好,任何一个人都比我强,有时候连我自己都很讨厌自己,我不知道这是怎么了?"另一个说:"你不是过得挺好吗?"这不得不引起我们的思考,其实这就是大家还不太愿意提及的心理问题,由此产生了一个新的职业,即心理咨询。

一、心理咨询概述

(一)心理咨询的概念

心理咨询在英文中被称为"咨询",心理咨询的发展有近百年的历史。"咨询"一词的基本含义为商讨、协商、征求意见等磋商行为,即有"通过商谈求得问题解决"的含义。心理咨询是指专业人员在建立良好咨访关系的基础上,运用心理学的理论和技术,通过和来访者(即咨询对象)交谈、讨论、启发和教育等方式,从心理方面帮助来访者解决各种心理问题,使其更好地适应当前的变化和发展着的环境,维护心理健康的过程。

通过心理咨询,帮助来访者自己解决其心理上的困惑,摆脱烦恼,改善人际关系,树立自信,提高其应对和适应的能力,促进身心健康。心理咨询的根本目标是帮助来访者成长,咨询员不参与决策和解决具体问题,而是充分发挥来访者自身的潜力,在咨询员的帮助和支持下自己解决自己的问题。

(二)心理咨询的意义

1. 促使来访者的行为变化　来访者通常会出现各种各样的行为问题,在心理咨询过程中,咨询员将帮助来访者了解其适应不良与异常行为或疾病产生的原因,共同确定其适应不良与异常行为或疾病的主要症状表现,咨询员可以采用专门的心理治疗技术进行指导性治疗,达到改变来访者不良行为的目的。

2. 提高来访者的问题处理能力　咨询的目的必须基于来访者的需要,咨询有两个基本目标:一是提高来访者处理问题和发展机会的能力;二是帮助来访者学会更有效地处理生活中的问题。

3. 提高决策水平　心理咨询的一个根本目的是协助来访者做出适合自己的决定。然而,来访者往往由于认知偏差或强烈的内心冲突而无法做出决定,因此,通过心理咨询来纠正来访者的认知偏差、减轻来访者的内心冲突,从而提高其决策水平。

4. 改善人际关系　一个有效的咨询员本身应该具有健全的心理特征、富有同情心、善于倾听,除此以外还应具备良好的助人技巧。尽管咨询员并非完美的人,但他能给来访者提供一种安全的健康的带有帮助性质的关系。咨询所提供的这种新型人际关系对来访者可产生榜样作用,对来访者的日常人际交往产生潜移默化的影响,从而改善来访者的人际关系。

5. 发展来访者潜能

(1)全面认识自我　心理咨询的一个重要方面是协助来访者全面认识自我并评价自我,从而能够更好地适应社会生活。当来访者能够较为全面地认识自我时,他也就认识了自己的需要、价值观、态度、动机、优点和缺点,从而就可以合理地安排自己的生活,使自己能够尽快获得心理上的成长并增进个人幸福感。

(2)加强自我内省 心理咨询不仅能让来访者全面认识自我,也能促使来访者加强自我内省,找出真实的自我或解除对真实自我的困惑,使其对自己的理解得以提高或深入。这种认识促使来访者更有自知之明,表现在逐渐深入理解自己的情感、社会环境及有关观念的联系,而不是习惯于从同样的角度或在同一水平重复思考。

(三)心理咨询的范围和形式

1. 心理咨询的范围 心理咨询的范围非常广泛,主要包括发展心理咨询、社会心理咨询、临床心理咨询、其他心理咨询。

(1)发展心理咨询 主要针对比较健康的人群,立足于挖掘来访者心理潜力、提升心理能力、促进自我认识、自我接纳、自我发展和潜能发挥,提高生活、学习和工作的效率与质量,实现自主、开放、快乐、有弹性和有力量的幸福人生。如优生与优育、青春期心理咨询、青年心理咨询、中年心理咨询、老年心理咨询等。

(2)社会心理咨询 主要针对人们在社会生活中,经常遇到的有关问题进行咨询。如人际交往心理咨询、婚恋心理咨询、家庭心理咨询、求学心理咨询、职场心理咨询、不良行为方式的心理咨询、性心理咨询、司法犯罪心理咨询等。

(3)临床心理咨询 精神轻度失调及精神疾病的早期和康复期的心理咨询,包括神经症心理咨询、心身疾病心理咨询、人格障碍心理咨询、慢性病心理咨询、伤残心理咨询、性障碍心理咨询等。

(4)其他类 如管理心理咨询、商业心理咨询等。

2. 心理咨询的形式 常见的心理咨询的形式主要有下列几种。

(1)门诊心理咨询 来访者来到指定的地点寻求帮助的心理咨询,是心理咨询中最常见、最主要,也是最有效的形式。门诊心理咨询的好处在于:针对性强,心理咨询员能对来访者的具体问题提供有针对性的服务;了解信息全面,心理咨询员不仅可以听到来访者叙述的内容,还可以观察其表情动作、情绪反应等,从而做出准确的判断;亲切自如、保密性好。目前在我国,一些精神病院、综合医院、大专院校、科研机构和社区都设立了心理咨询室,咨询员由心理学家、医生、社会工作者独立或联合组成。

(2)电话心理咨询 电话心理咨询是心理咨询员通过电话给来访者提供劝慰和帮助的一种较方便、迅速的咨询形式。尤其是对于处在危急状态(如自杀)或不愿暴露自己的来访者,电话咨询是一种较好的形式。现在,我国许多城市也开设了电话心理咨询,服务范围不仅涉及心理危机干预,更扩展到为心理困扰者排忧解难。电话咨询也有不利之处,由于通话时间有限,通过电话传递的信息也有限,因此要求咨询员反应敏捷,能给对方以信任感,能控制局面;否则,咨询很难有实效。

(3)互联网心理咨询 互联网咨询是随着网络技术的发展而逐渐开展起来的网络化心理咨询。对于那些由于个人身体条件、地域环境的限制不能直接而方便地寻求心理咨询员,以及由于个人生活风格或生活习惯而不愿意直接面对心理咨询员的人来说,互联网心理咨询显示出其独特的优势。通过互联网,可实现"与心理咨询员的第一次接触",体现"安坐家中,看心理咨询员"的方便途径,同时,可以凭借行之有效的软件程序,进行心理问题的评估与测量;还可以方便地将咨询过程全程记录,便于反复思考和温习,以及进行案例讨论。但是,网络心理咨询也有其不足,例如双方的真实身份不易识别,咨询员不在现场,其影响作用不足,信息交流不充分容易引起误会、投射作用等。

(4)书信心理咨询 书信心理咨询是通过书信的形式进行的一种心理咨询。适用于路途遥远的来访者或不愿当面向心理咨询员诉说自己问题的人。这种方法的优点是不受距离的限制,使权威的心理咨询机构能为更广泛的人群服务。其缺点是获得的信息有限,常常不能给来访者提供有针对性的帮助,故在有必要时可以预约进行现场心理咨询。

(5)专题心理咨询 针对公众关心的心理问题,通过报刊、杂志、广播、电视、板报等传媒对公众进行专题心理咨询指导或答疑。严格地讲,这是一种科普宣传,所以针对性不强,无法解决个别的特殊的心理问题。其最大的优点是量大面广,有利于普及心理卫生知识,能起到一定的宣传教育作用。

(6)现场心理咨询 到某一心理问题较多或较集中的单位、事发地点进行现场心理指导,或对突发事件的当事者进行心理干预,常可收到较好的效果。

(四)心理咨询的对象

心理咨询最一般、最主要的对象是健康人群,或者是存在心理问题的亚健康人群,而不是病态人群,病态人群是精神科医生的工作对象。心理咨询员有时会跟精神科医生配合,进行心理治疗。

健康人群会面对许多家庭、择业、子女教育、人际关系、学习、恋爱、性心理、自我发展、压力应对等问题,他们会期待做出理想的选择,顺利地度过人生的各个阶段,求得内心平衡,以及自身能力的最大化发挥和寻求良好的生活质量。

心理咨询员可以从心理学角度,提供中肯的发展咨询,给出相应的帮助。如果来访者感到上述问题影响到生活和工作,产生的心理冲突难以自行排解,就会出现心理问题。心理咨询员可以通过系统的分析和疏导,缓解来访者的情绪困扰和内心冲突。

心理咨询的对象最好具备以下几个方面的条件。

(1)具有一定的智力基础:这样来访者才能叙述清楚自己的问题,能够理解咨询员的意思。

(2)内容合适:有些心理问题适合心理咨询,有些则需要药物治疗。

(3)人格基本健全:如果来访者存在严重的人格障碍,心理咨询就不能起到应有的效果。

(4)有主动求助的动机:动机是否合理、有无咨询的动机直接影响心理咨询的效果。如果缺乏自我改变的动机,而是希望别人改变,或者求助动机超过心理咨询的范围,均不适合进行心理咨询。

(5)有交流能力,自愿寻求帮助:来访者必须具备一定的交流能力,能理解咨询员的意思。此外,必须是来访者自愿寻求帮助,并相信心理咨询能给他提供帮助。

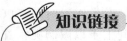 知识链接

心理咨询的研究对象的"灰色区域"

人的精神正常与否并无明确的界限,具体地说,如果将精神正常的人比作白色,精神不正常的人比作黑色,那么白色与黑色之间存在着一个巨大的缓冲区域,即灰色区。

灰色区域又可进一步划分为浅灰色区与深灰色区两个区域。浅灰色区的人只有心理冲突而无人格异常,突出表现为失恋、家庭不和、学习困难、工作不顺心、人际关系不和睦等各种矛盾带来的心理不平衡和精神压抑;深灰色区的人则有种种异常的人格和神经症,如强迫症、恐惧症、癔症等。人生是一个连续变化的过程,从个体来说,一个人的心理健康与否并非恒定不变。从群体来说,人类的心理健康不是黑白分明,而是两极小、中间大。

　　浅灰色区的人应进行心理咨询,全面、深刻地认识影响正常生活的内外矛盾,积极地适应和解决,最终缓解由此产生的心理冲突与压抑,获得内心的和谐,增强自信心和自主能力,积极地适应生活,完善自己的人格。深灰色区的人,应进行心理治疗。

　　因此,人们不要忽视了灰色区域的存在,应对心理问题做及时的矫正。

(五)心理咨询的基本原则

　　在心理咨询过程中,能否遵循心理咨询的基本原则,关系到心理咨询工作能否顺利开展,也决定心理咨询工作的成败和效果。心理咨询的基本原则可以概括为以下几个方面。

　　(1)保密的原则　　心理咨询中最为重要的原则,它既是咨访双方确立相互信任的咨询关系的前提,也是咨询活动顺利开展的基础。这一原则要求,在没有得到对方同意的时候,不得将咨询内容、信息泄漏给任何人或机关。在公开案例研究或发表有关文章必须使用特定来访者的有关个人资料时,必须充分保护来访者的利益和隐私,并使其不至于被他人对号入座。但是,保密原则也并不是绝对的:一般来说,有两种情况需要突破保密原则,一是来访者可能会对自身造成直接的严重伤害时,二是来访者可能会对他人或社会造成直接的严重伤害时。例如,有一位有明显自杀意图的来访者,咨询员了解到这一情况,在必要时应有冲破保密约定的勇气,与值得信赖的或有关人士商量,避免自杀行为的实现。也就是说,与保密原则相比,来访者的生命安全应该而且必须首先予以考虑,此所谓“人命关天”的道理。

　　(2)助人自助原则　　首先,在咨询员的耐心启发下,来访者学会敞开心扉,宣泄内心郁积的负性事件和消极情绪,达到“通则不痛”的辅导效果。其次,经过咨询员巧妙的引导,来访者学会看清问题的症结所在,不再被表面现象所迷惑。再次,得到咨询员参考性的建议,来访者学会找到走出困境的方法和走向成熟的路径。

　　(3)积极心态培养原则　　咨询员的主要目的是帮助来访者分析问题的所在,培养来访者积极的心态,树立自信心,让来访者的心理得到成长,自己找出解决问题的方法。此原则要求咨询员对来访者的自我反省与转变的努力予以及时的肯定与支持。经验表明,人的思想和行为的变化会由于外界的支持而加快速度。

　　(4)时间限定的原则　　咨询时间一般规定为每次 50 min(初次受理时,咨询时间可以适当延长),原则上不能随意延长咨询时间或间隔。为什么必须在时间上予以限制呢?首先,由于事先对咨询时间予以限定,可以让来访者有一定的安定感,使来访者能够充分珍惜并有效利用这一时间。其次,一般情况下,咨询次数为一周一次或两次,这样可以使来访者在间隔期间充分回味咨询时的体验,并将其作为自身走向适应的成长的刺激剂。再次,可以促使来访者进行现实原则的学习。要让来访者知道,咨询员也有自己的生活,除自己以外,还有其他人要找咨询员咨询,自己不是想怎样就能怎样的,人活着并不是也不能仅为自己。这样的一些体验学习,就促使来访者从咨询中的快乐原则转移到现实原则而得以成长。第四,促使来访者产生分离的体验。人生是一个分离的连续过程,与母胎的分离、与乳奶的分离、与家庭的分离、与孩子的分离、与配偶的分离、与工作的分离等,这一系列的分离是痛苦和伤感的,但从某种意义上讲,分离也含有成长的意思。因此,限定一定时间,让来访者重复这些分离所带来的伤感和复杂体验,可以促进人的健康成长。

但是,咨询时间的限定也不是绝对的。根据来访者的病理状态、心理发展程度和年龄特点,可以缩短时间和间隔,增加咨询次数。例如,与分裂症来访者的咨询时间定为 50 min 可能就太长,以每次 20~30 min,每周 2~3 次比较合适。电话咨询原则上以 30 min 为限,如遇应急情况可超过 30 min。

(5)"来者不拒,去者不追"原则 原则上讲,到心理咨询室求询的来访者必须出于完全自愿原则,这是确立咨访关系的先决条件。迫于父母的催促或代替他人前来咨询的来访者也大有人在。咨询员不能排斥这种迫于别人督促或代替他人前来的来访者。原则上,心理咨询是与当事人进行谈话,以帮助当事人解决他存在的心理问题。但是,我们仍然不能拒绝代替"主角"前来咨询的来访者,不过要让代替者清楚,当问题的实质无法解决而又期望问题解决的时候,需要"主角"出台。

在心理咨询过程中,无论是在咨访关系确立时,还是咨询过程之中,以及咨访关系被打破、中止或结束时,都不应该存在任何意义上的强制。"来者不拒,去者不追",是心理咨询工作中所应遵循的原则。

(6)感情限定原则 咨访关系的确立和咨询工作顺利开展的关键,是咨询员和来访者心理的沟通和接近的关键,但这也是有限度的。来自来访者的劝诱和要求,即便是好意的,在终止咨询之前也应该予以拒绝。如果个人之间接触过密的话,不仅容易使来访者过于了解咨询员内心世界和私生活,阻碍来访者的自我表现,也容易使咨询员该说的不能说,从而就会失去客观公正地判断事物的能力。因此,心理咨询的场面设定时,原则上禁止与来访者有除咨询室之外的任何接触和交往,也不能将自己的情绪带进咨询过程,不对来访者在感情上产生爱憎和依恋,更不能在咨询过程中寻求个人私欲的满足和实现。

(7)重大决定延期的原则 心理咨询期间,由于来访者情绪过于不稳和动摇,原则上应规劝其不要轻易作出诸如离婚、调换工作等重大决定。在咨询结束后,来访者的情绪得以安定、心情得以整理之后做出的决定,往往不容易后悔或反悔,就此应在咨询开始时予以告知。

(8)伦理原则 心理咨询活动的开展必须以一定的伦理规范为约束力,这是心理咨询所必须坚持的重要原则。心理咨询的伦理规范,主要表现为对从事心理咨询工作的咨询人员、团体的伦理要求。

二、心理咨询的程序与技术

心理问题极为复杂,因此,一般来说,来访者需要接受一定时长的系统的心理咨询、心理辅导与心理训练,才能不只是解决了心理问题,并能相当程度上触动心灵深处,引起一些深度心理成分的改变(如性格、对待自己和他人的态度等),从而在投入人际关系方面,表现出更多的主动性,也更能体会到成就感和幸福感。因此,心理咨询有其特定程序和专业的技术。

(一)心理咨询的程序

心理咨询这种特殊的人际关系——心理咨询员与来访者的互动,应该遵循以下程序,才能达到预期的效果。

1. 建立良好的咨访关系 咨访关系是贯穿心理咨询始终的重要内容。良好的咨访关系不仅能提供给当事人一种安全感、温暖感,同时也能促进来访者对咨询员的信任,减少其防御心理,使其认真地进行自我探索,进而提高自尊心和自信心。因此,良好的咨访关系是心理咨询能否顺利进行的重要保证。

2. 探索问题 一旦良好的咨访关系建立,就可以开始进入到问题的探讨上。例如,探讨来访者对人、事、物的期待、期望,或者是探索一个问题的发生、发展过程及其根源。"同理心"仍是此阶段的重要方法及技术,帮助来访者看到自己行为中的盲点、矛盾点或理清一堆纠缠不清的事件,或者是隐藏在内心深处的压抑及痛苦。在进行问题探讨时,越具体越好。因为,人多半有未意识到的逃避责任的倾向,用具体的方法来使来访者踏踏实实地"看到"问题的所在,这是很重要的。另外,澄清也是主要的技术之一,人与人之间有许多问题是不沟通或不良的交流而造成的,所以澄清也能有助于问题透明化。在探讨过程中,要来访者讲"事实"而非观念或感受。

3. 评估与诊断 来访者带着自己的问题而来,心理咨询员在初步了解的基础上,要弄明白来访者表现出来的问题的性质、严重性、可能的原因等。心理咨询员必须认真地倾听来访者的叙述,并通过观察、提问,根据需要借助相关的心理测验,来进行评估。当心理咨询员感到基本能够把握来访者总体的状况后,将给出一个基本的结论,同时,给出进一步咨询和辅导的建议,提醒来访者如果有兴趣,将按照程序往下进行。无论来访者是否继续接受咨询与辅导,心理咨询员将在每一次会面时,给出一些阶段性的建议,因为,结论往往不可能是最终的和一次性的,随着咨询与辅导的深入,会对最初的结论进行一定的修改。

4. 商定系统的咨询与辅导的方案 如果来访者愿意接受系统的咨询与辅导,双方应专门约定时间,商定咨询与辅导的具体实施方案。方案应包括接受何种形式的咨询与辅导、达到的目标、延续的时间和频率、双方应遵守的协议、特殊情况的处理及心理咨询具体时间、地点的安排等。

5. 正规与系统的咨询、辅导或训练 有了上面两步,心理咨询服务就按照评估与方案的约定,开始正规与系统的咨询过程。这个过程对于心理咨询员与来访者来说,都是一个严肃、认真、艰苦,有时甚至是痛苦的过程。对心理咨询员来说,他(她)要投入很大的精力,去探寻来访者的心理奥秘,从一大堆问题当中理出头绪,找出症结所在,在充分评估了风险和可能的结果之后,谨慎地表达意见和提出建议。他(她)必须有相当的耐心,引导和陪伴来访者一点一点地进步和改变。这个过程更是对来访者的考验,他(她)在最初接受咨询与帮助时,一般不会意识到过程的艰辛:必须面对自己的弱点,承诺并试着改变自己;不能再诿过于人,要自己承担起该承担的责任……当然,这个过程也是"痛并快乐着"的。伴随着自己的改变,情绪会更加积极,愉悦感会增加,发现自己的力量强大了,与人的关系和谐了,前面的路不再很窄……

6. 咨询结束 当咨询的目标达到以后,阶段性的咨询就可以结束了。来访者通过接受一段时间的系统咨询与辅导后,当初严重影响生活和工作的症状基本消除,通过与心理咨询员的交流,对自我有了深刻的理解,学会了一些处理情绪和与人交往的方法,运用到实践中确实收到了不错的效果。随着自信心的增强,心理也更具灵活性,在今后的生活中,一定还会碰到各种困难和问题,但来访者不再害怕,不再感到无能为力,而会选择一种合适的方式去应对。当然,咨询结束时,心理咨询员永远承诺,来访者需要时,可以随时提供帮助。

(二)心理咨询的流程

为了更好地开展、做好心理咨询工作,也让更广泛的群体了解心理咨询,现将心理咨询的一般流程介绍如下。

(1)选择心理咨询员 为了使心理咨询的效果更加明显,强化自己想要寻求咨询员帮助的强烈愿望,也让自己的付出有所收获,来访者要通过各种渠道精心挑选心理咨询员。

(2)预约咨询 一般的学校和医院的心理咨询是需要预约的。因为心理咨询一般是一次50 min,需要不受干扰,心理咨询员要为来访者留出特定的时间,来访者也需要确定时间,做些心理准备。此外,双方也可以通过这个机会彼此了解,建立联系。

(3)想想你(来访者)咨询的时候要说什么 心理咨询是帮助你自己解决问题,主动权在你。觉得一切都拜托心理咨询员的态度对心理咨询的效果会有消极的影响,从心理学的角度来讲,一个人对一件事的投入越多,其重视程度、信任程度、喜爱程度就越高。

(4)接受心理咨询 心理咨询室就像一个真空实验室,暂时脱离真实社会。来访者有权利说其想说的任何内容,包括对咨询员的印象、评价、感受等。如果要使心理咨询达到预期的效果,就需要来访者详细、真实地说出相关的情况,同时,心理咨询员与来访者一起探讨、分析,最后达成一定共识,由来访者自己决定采取实际行动解决所存在的问题。

(5)按时间结束及续约 一次心理咨询的时间为50 min,这是行规,目的是为了保证咨询效果。如果需要继续接受咨询,来访者须在每次面谈结束后,预约下次的时间;预计长期接受咨询的来访者可与咨询员协商咨询次数。

(6)完成和咨询员商定的家庭作业 心理咨询的家庭作业是心理咨询能否起到预期效果的关键,来访者必须有足够的决心、勇气和坚强的意志力去完成好。

(7)转介 第一次面谈咨询是咨询员与来访者双方相互选择的过程,如果其中一方觉得彼此不太契合,应考虑转介给其他咨询员或治疗者。

(三)心理咨询的技术

1. 建立良好咨访关系的技术 在建立良好咨访关系的过程中,咨询员的态度和技术起着主导作用。罗杰斯认为,建立良好咨访关系的基本条件是咨询员对来访者的同感、尊重和真诚。现在,在此基础上提出应遵循"十字方针":尊重、温暖、真诚、同感(也称共情)、关注。此外,具体化、即时化和对质等技术也是影响咨访关系的重要因素。咨询员应能自觉地、有意识地运用有关原理和技术,才能使得这种关系得以顺利地建立和发展起来。

(1)尊重(respect) 尊重就是指对来访者的接纳态度。在咨询过程中,咨询员要接受对方,能容忍对方不同的观点、习惯等。罗杰斯甚至认为尊重是无条件的,是整体的接纳,不但包括其长处,连短处也都一起包括在内。尊重意味着完整的接纳,接纳一个人的优点和缺点,接纳其与自己不同的价值观;尊重意味着一视同仁,将来访者真切地当咨客,切忌厚此薄彼,有轻视或奉承的心理行为;尊重意味着信任对方,这是尊重的心理基础之一,没有信任就谈不上尊重;尊重意味着保护隐私,其意义在于可以给来访者创造一个安全、温暖的氛围,使其最大程度地表达自己。

(2)温暖(热情)　温暖具体体现在热情、耐心、亲切、不厌其烦。温暖是咨询员真情实意的流露。尊重和温暖(热情)有时交错在一起使用。它们的区别在于,尊重是礼貌待人,平等交流,富有理性色彩,而温暖热情则充满着浓厚的感情色彩。仅有尊重而没有热情,会谈有时会显得公事公办,两者结合,才能情理交融、感人至深。

(3)真诚　真诚是指在咨询过程中,咨询员应该以"真正的我"出现,而不是让自己隐藏在专业身份的后面,扮演十全十美的咨询员角色。相反,他应该是很开放、很自然、很真诚地投入咨询过程中。具体来说,真诚的表现就是咨询员开诚布公地与来访者交谈,直截了当地表达自己的想法,而不是让来访者去猜测他谈话中的真实含义,或去想象他所说的是否还提供了什么别的信息;咨询员清楚自己的价值观和人生信念,在咨询过程中心口一致、言行一致,咨询的取向不与自己的价值观和信念相违背;咨询员表达自我,不害怕暴露自己的短处,不戴面具,大方自然。

(4)同感(共情)　所谓同感,是指在咨询过程中,咨询员不但要有能力正确地了解当事人的感受和感受的意义,同时还要将这种了解传达给对方,从而促使当事人对自己的感受和经验有更深的自觉和认识。可见,同感包含两方面内容:一是充分理解,咨询员从来访者内心的参照体系出发,设身处地地体验来访者的内心世界;二是准确传达,以言语准确地表达咨询员对来访者内心体验的理解以及对来访者的情绪、情感的认识和体验。

(5)积极关注(无条件积极关注)　积极关注意味着对来访者整体性的接纳及相信、理解来访者所具备的潜能或资源。相信来访者的内心存在着巨大的潜能,并相信这种潜能是他们克服障碍和超越自我的力量;相信来访者都有改变自己的想法,对来访者的言语和行为的积极面、光明面或长处予以选择性的关注,使来访者树立信心,拥有正向的价值观。但积极关注不能无中生有,否则将是一种无价值的安慰和哄骗,是咨询员无能的表现。

2. 倾听技术　倾听是指咨询员通过自己的语言和非语言行为向来访者传达一个信息:我正在很有兴趣地听着你的叙述,我表示理解和接纳。倾听包括咨询员通过身体传达的专注,以及心理的专注,是一个积极参与的过程,适用于咨询全过程,不管在哪种情况下。

(1)咨询员身体的倾听(非语言行为)　咨询员的全身姿势,传达出他对来访者的关切,愿意聆听与陪伴。Egen(1994)提出了下列五要素(简称 SOLER)。①面对来访者(squarely),并非正面对正面,面向一词也可以作象征性理解,关键是你要将身体朝向当事人,能够告诉当事人,你正与他同在,是一种表达投入的姿态。②开放的身体姿势(open),是一种显示接纳当事人的态度。③身体稍向前倾(lean),我们经常可以看到两个进行亲密交谈的人上身自然地向对方倾斜。它是一种体现关切的交流手段,表达了你正全身心地投入到当事人所关心的问题上来的心理。④保持良好的目光接触(eye),眼睛是心灵的窗户,可传达对来访者的关切,温暖、支持与重视。⑤身体姿势放松自然(relax),放松意味着表情大方自然、泰然自若,不仅使你自然而然,更有信心,也有助于来访者保持轻松状态。

(2)咨询员心理的倾听　专注、准确的倾听要求咨询员大部分时间不做声,利用各种感觉途径去获得来访者的整个信息。第一,倾听并非仅仅是用耳朵听,更重要的是要用头脑、用眼睛、用心灵去听。用耳朵去听来访者说话及其语调;用头脑去领会话语中潜在的信息;用眼睛去注意来访者的手势、身体姿势等行为表现;用心灵去设身处地地感受。第二,倾听不仅在于听,还要有参与,有适当的反应。反应既可以是言语性的,也可以是非言语性的。第三,倾听更重要的是要理解来访者所传达的内容和情感,不排斥、不歧视,把自己放在来访者的位置上来思考,鼓励其宣泄情绪,帮助其澄清自己的想法。

3. 询问技术 询问一般有两种形式:封闭式和开放式。封闭式询问通常使用"是不是"、"对不对"、"要不要"、"有没有"等词,而回答通常是"是"、"否"式的简单答案。它主要用来收集资料并加以条理化;澄清事实;获取重点;缩小讨论范围,控制谈话方向;叙述偏离正题时,用来校正谈话方向或终止其叙述。封闭式提问不宜过多使用,易陷入被动回答之中,压制来访者自我表达的积极性,产生压抑感和被审问感;想当然地猜测来访者的心理问题或原因,却总不到位,会导致来访者不信任甚至反感;对自己问题把握不准的来访者,暗示较高,封闭性询问会产生误导作用。

开放式询问通常使用"什么"、"如何"、"为什么"、"能不能"、"愿不愿意"等词来发问,让来访者就有关问题、思想、情感给予详细说明。它没有固定的答案,容许来访者自由地发表意见,从而带来较多的信息。询问与导向的不同用词将导致不同的询问结果,有"七个 W"之说:"what"发生了什么事,要了解事情发生的细节;"when"什么时候发生的,过去还是现在;"who"他是谁;"where"在哪里发生的;"why"为什么会发生,表层原因是什么,深层原因又是什么;"which"与哪些人或事有关;"how"事情是如何演变的。开放式询问主要是用来了解详情,帮助来访者宣泄情感,表达咨询员对来访者的态度,引导谈话的方向或选择谈话内容。

4. 反应技术 反应技术(有时也称为反映技术)包括内容反应和情感反应。内容反应又称为释义或说明,咨询员把来访者的主要言谈、思想,加以综合整理后,再反馈给来访者,使来访者有机会再次来剖析自己的困扰,组合那些零散的事件和关系,深化谈话的内容。例如,来访者:"我和女朋友已经相爱半年了,可我父母不赞同,反对我大学谈恋爱。我很苦恼,不知怎么办才好?"内容反应:"你认为你和女朋友彼此相爱,可父母认为大学谈恋爱不好,反对你们,是这样吗?"。其主要作用:第一,让来访者有机会再回顾自己的叙述;第二,可以对来访者的叙述进行归类、整理,找出重要内容;第三,咨询员可以了解自己的理解是否准确;第四,传达一种信息,我在认真地倾听你的叙述,并了解你的意思;第五,把话题引向重要的方向。

情感反应是指咨询员把来访者语言与非语言行为中包含的情感整理后,反应给来访者。例如,来访者:"我和女朋友已经相爱半年了,情投意合。可我父母不赞同,反对我大学谈恋爱。我很苦恼,不知怎么办好?"情感反应:"你父母不同意你大学谈恋爱,你很痛苦,也很茫然,是这样吗?"如果包含了一种以上的情感,咨询员应把不同的情感反应出来。比如,上例中咨询员对来访者说:"你刚才的言行似乎表明,一方面你对相识不久的男孩有好感,另一方面,似乎还有些不满,是这样的吗?"其主要作用:第一,协助来访者觉察、接纳自己的感觉;第二,促使来访者重新拥有自己的感觉;第三,使咨询员进一步正确地了解来访者,或使来访者更了解自己;第四,有助于建立良好的咨询关系。

5. 重复技术 重复技术也称为复述技术或鼓励技术,即通过直接地重复来访者的某些话,来强化来访者叙述的内容并鼓励其进一步讲下去。例如,来访者:"我和女朋友已经相爱半年了,可我父母不赞同,反对我大学谈恋爱。我很苦恼,睡觉也不好,不知怎么好?"咨询员可作不同选择:"你们相爱半年了?""你父母不同意你们恋爱?""你父母不赞同你大学里谈恋爱?""你很苦恼?"重复来访者不同的内容,可以引导来访者朝不同的方向作深入阐述。一般情况是,来访者长篇大论叙述的最后一个主题,往往是最重要的,因此可以选择它为重复的内容。上述各种询问中,选择"你不知怎么办才好"作为重复是比较合适的。其主要作用:进一步了解来访者,来访者进一步了解自己;会谈沿着重复方向继续作深入阐述;咨询员选择来访者叙述的不同主题进行关注,促使来访者作进一步展开说明。

6. 解释技术 解释是指当咨询员对来访者的基本情况掌握后,运用有关理论对来访者的思想、情感和行为的原因、过程、实质等,作出系统、科学的说明。通过解释以加深来访者对自身的行为、思想和情感的了解,从而产生领悟,提高认识,促进变化。解释内容包括:是否有心理问题及其性质;问题的主要原因,演变过程;咨询的过程、方法和效果等。

7. 具体化技术 具体化是指将抽象的、模棱两可的表述通过具体的问题加以澄清。有的来访者叙述思想、情感、事件时常模糊不清,矛盾、不合理,使问题变得复杂,也常是困扰来访者的重要原因之一。咨询员协助来访者清楚、准确地表述他们的真正意图、观点,所用的概念、所体验到的情感以及所经历的事件。具体化主要应用于下面几种情况。第一,将模糊的问题具体化。来访者用含糊的字表达其心理问题,如"我烦死了",咨询员设法将模糊的情绪、思想清晰化。第二,将过分概括化的问题具体化,即把以偏概全的思维落到具体的事上。将个别事件上升为一般结论,对某一事件的看法发展成对某人的看法,把过去扩大到现在和未来,如"他们都不喜欢我"。第三,将概念不清的问题具体化。有些来访者没有真正了解某些"疾病",乱给自己贴标签。

知识链接

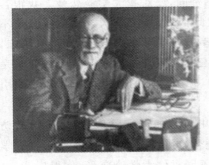

西格蒙德·弗洛伊德(1856—1839),奥地利医生兼心理学家、哲学家、精神分析学创始人。其女儿安娜·弗洛伊德(Anna Freud)后来也成为著名的心理学家。

西格蒙德·弗洛伊德 1856 年 5 月 6 日出生于摩拉维亚,4 岁时举家迁居维也纳,父亲雅各布是一位心地善良、助人为乐,但资本微薄的犹太商人,他虽然经商,但为人诚实、单纯。所有的这些性格,对弗洛伊德产生了很大的影响。西格蒙德·弗洛伊德的母亲是父亲的第三个妻子,他是同母所生 8 个兄弟姐妹中之长兄,而他还有两个异母的哥哥。1900

西格蒙德·弗洛伊德

年《梦的解释》出版,该书现在被许多人推崇为弗洛伊德最伟大的著作。然而,这本书也遭到了大量批评,出版后的 8 年间只售出 600 册。而弗洛伊德从中只获得相当于 209 美元的稿费。

西格蒙德·弗洛伊德的主要著作有《梦的解析》(1900)、《性学三论》(1905)、《精神分析运动史》(1906)、《列奥纳多·达·芬奇和他对童年时代的一次回忆》(1910)、《图腾与禁忌》(1913)、《论无意识》(1915)、《超越唯乐原则》(1920)、《自我与本我》(1923)、《自我和防御机制》(1936)。

8. 面质技术 面质又称质疑、对立(性)、对质、对峙、对抗、正视现实等,是指咨询员指出来访者身上存在的矛盾。来访者常见的矛盾:言行不一致;理想与现实不一致,如"你说你应该是个受人欢迎、尊重的人,可实际上别人常常疏离你,甚至歧视你";前后言语不一致;咨访意见不一致,咨询员对来访者的评价与来访者的自我评价不一致,如"你说自己丑,可我觉得你漂亮"。使用面质:能促进来访者对自己的感受、信念、行为及处境深入了解;能激励来访者放下防卫心理、掩饰心理来面对自己和现实,并由此产生富有建设性的活动;能促进来访者实现言行统一,理想自我与现实自我的一致;能使来访者明了被自己掩盖的能力、优势,即自己的资源,并善加利用;能给来访者树立学习、模仿面质的榜样,以便将来有能力去对他人或者自己进行面质。

9. 即时化 许多来访者可能花很长时间来描述他们过去的经历,以及将来可能出现的情况的设想。即时化就是要帮助来访者注意"此时此地"的情况,从而协助当事人明确自己现在的需要和感受。

10. 自我暴露技术 自我暴露是指把自己的有关信息讲出来使别人知道。咨询员的自我暴露有助于双方的沟通,增加来访者对咨询员的信任感,从而使来访者暴露得更多。咨询员的自我暴露一般有两种形式:一种是向来访者表明自己在面谈当时对来访者言行问题的体验,另一种是告诉对方自己过去的一些有关情绪体验及经历和经验。运用自我暴露时应注意:①必须确定暴露的内容对来访者有所帮助;②次数不宜过多,涉及程度要适度。自我暴露不是目的,而是一种促进来访者自我探索、自我认识、自我改善的手段。

11. 沉默技术 沉默可以是尊重与接纳的表示,也可以是自我反省的需要。沉默一般具有两个功能,一是暗示功能,二是同感功能。前者通常表现为对来访者的讲话及其停顿不做言语回应,以暗示对方继续讲话;后者则通常在来访者讲述精神创伤事件或做深入的自我剖析时,以沉默来确保其自我宣泄与反省的时间与空间,并表现心理咨询员对来访者此时此刻心情的由衷理解。在运用沉默时,心理咨询员通常需要用身体语言给予反应,如点头、注视表情变化、用"嗯""噢"等语气助词来表示对来访者内心体验的同感,必要时也可以通过递纸巾、轻轻拍打、抚摩或者拥抱(同性来访者)来表示对他的关切,而不合时宜的沉默可令人感到冷漠无情。

12. 角色扮演技术 心理咨询过程中,咨询员为了协助来访者觉察与宣泄情绪,体验相关人物的感觉与想法,学习新行为与预演,而由来访者扮演相关人物,进入他们的经验之中的技术。它不是一项独立的技术,而是把多种技术运用于角色扮演过程中。具体步骤:第一,咨询员在来访者描述问题时,找出可以使用角色扮演的情境;第二,确定情境后,请来访者重演事件经过,并且扮演不同角色;第三,来访者进入每个角色的内心世界后,咨询员协助来访者体验该角色的感觉、想法与行为。如果来访者无法进入某一个角色时,咨询员应先处理阻碍来访者的障碍,再扮演该角色。其功能:第一,协助来访者觉察、宣泄情绪;第二,修正来访者对他人的了解;第三,协助来访者对自己的行为、感觉与想法有新的认识;第四,协助来访者学习与预演新的行为模式。

13. 总结技术 总结就是把来访者所讲的事实、信息、情感和行为等,经过咨询员的分析综合后以概括的形式表达出来。总结是每次面谈必用的技术之一,在面谈过程中只要判断出自己对来访者所说的有关内容已基本掌握,而且有必要做总结时就可以用,或者在一次面谈即将结束时使用。

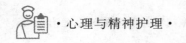

三、心理咨询的注意事项

随着社会的进步和发展,人们对心理咨询的需求越来越大,心理咨询也得到了迅速的发展,但并非任何与心理有关的问题都可以通过心理咨询来解决,心理咨询的效果是肯定的,在心理咨询时应该注意如下几点,否则将直接影响心理咨询行业的发展。

(1) 对咨询员来讲,除了具备应有的专业知识、技能和基本的操作等条件外,还应遵守心理咨询的职业道德,同时应对自身有自知之明,要清楚自己的长处与不足,任何一位有丰富经验的咨询员,都不可能解决来访者的所有问题,面对来访者求助的内容,如果自己不太熟悉或没多大把握,应谦虚、坦诚地告诉来访者,并将其介绍给在这方面有经验的咨询员。

(2) 一般情况下咨询员不给自己的亲戚、同事、好友等做咨询,因为咨询员与这些来访者无法建立正常的咨访关系。

(3) 来访者应符合咨询对象的条件。有些来访者可能有器质性疾病,有些来访者存在明显的幻觉、妄想和严重的认知、行为障碍,而咨询员又不熟悉这些专科知识,这时应建议来访者到相关的专科检查,配合心理治疗或药物治疗。

(4) 用药问题,心理咨询尤其是医学心理咨询,重点是处理心理问题或心理障碍,强调心理治疗,但并不排斥药物治疗,当来访者存在明显的焦虑、抑郁等症状时,在心理治疗的同时,使用适量的抗焦虑、抗抑郁药,有利于治疗的顺利进行,也能取得更好的效果。

(5) 心理咨询涉及的技术、态度和观念,是咨询员人格与技术的结合,在借鉴西方咨询理论和方法时,应充分地考虑到中国文化背景的特点以及中国人的思维模式、心理习惯和思想基础,每一种方法的具体使用,都必须结合具体的人和事,灵活地使用,若僵化地采纳反而会弄巧成拙,这就是技术性、艺术性和灵活性的统一,理论和方法的使用还须结合咨询员和来访者的特点。

(6) 在心理咨询过程中,咨询员对来访者应该表现为纯自然的、纯客观的,始终立足于给人以光明、希望和力量。针对来访者的实际问题,客观地分析其不足,促进来访者的自我发现和潜能开发。

第三节 心理治疗

一、心理治疗概述

(一) 心理治疗的概念

心理治疗在英文中被称为"心理治疗"(psychotherapy),有时被称为"治疗"(therapy)。《美国精神病学词汇表》将心理治疗定义为"在这一过程中,一个人希望消除症状,或解决生活中出现的问题,或因寻求个人发展而进入一种含蓄的或明确的契约关系,以一种规定的方式与心理治疗相互作用"。

一种极有影响的观点是沃尔培格(L. R. Wolberger)1967 年的定义:心理治疗是针对情绪问题的一种治疗方法,由一位经过专门训练的人员以慎重细致的态度与来访者建立起一种业务性的联系,用以消除、矫正或缓和现有的症状,调解异常行为方式,促进积极的人格成长和发展。

北京大学陈仲庚教授认为,心理治疗是治疗者与来访者之间的一种合作努力的行为,是一种伙伴关系;治疗是关于人格和行为的改变过程。

在综合考察了上述几种观点的基础上,心理治疗定义如下:心理治疗是在良好的治疗关系基础上,经过专业训练的治疗者运用心理治疗的有关理论和技术,对来访者进行帮助的过程,以消除或缓解来访者的问题或障碍,促进其人格向健康、协调的方向发展。

在心理治疗的定义中,我们看到良好的治疗关系又一次被强调,这是所有改变的前提条件。治疗者运用心理治疗的有关理论和技术对来访者进行帮助这一特点,在心理治疗过程中比在咨询过程中更为突出。而理论与技术的应用及良好的治疗关系在治疗者与来访者之间产生交互作用,可使来访者产生某种改变,如情绪、行为和认知的改变,从而可消除或缓解一些问题和障碍,使其人格向着较为积极的方向发展。来访者改变的发生,需要治疗者及来访者双方艰苦的努力。

（二）心理治疗的对象

心理治疗,顾名思义就是对心理障碍与心理困难等心理不良境况进行治疗,也就是说,心理困难与心理障碍是心理治疗的对象。那么,什么是心理困难与心理障碍呢?

（1）精神问题　从精神不佳到精神崩溃,均为心理治疗的对象。有精神疾患的人,其人格和精神失去了统一协调的效能,与现实不能正常接触,容易发生幻觉、妄想等症状,并且其思考、情感、行为亦有明显障碍,无法正确地面对日常生活。一个人患有严重的精神疾病时,其主要治疗方法在于使用药物,但对其施予安慰、支持、限制等心理辅导治疗也是必不可少的。

（2）神经症　这种情况的来访者并没有精神崩溃的现象,来访者与现实环境的接触状态尚好,只是在心理上或情绪上有困扰与不适,觉得需要进行心理治疗来解除自己的痛苦。心理上有无法言表的症结引起烦恼、忧郁、害怕或者有不易解决和处理的内心问题,或总是面对不良的人际关系等,均属此类。这类情绪不适或心理困扰的人,药物治疗虽然有时能有所帮助,但心理治疗则要有效得多。

（3）"纯粹"心理问题　这可能与躯体的某些病变有关。在现实生活中,有些人往往具有复杂的内心矛盾,生活工作中常面对自己不易处理的问题。例如,有的男子对自己没有信心,上夜班时,心里总担心在家的妻子会做出什么不规矩的事来,以致整个身心都不舒服,常常"无病呻吟",意欲天天守在家里陪着妻子。这种情况,并不是安慰或劝说就可以改善的,而是需要仔细剖析心理的症结,研究潜意识的动机,只有得出了真实的结论才能彻底医治。这类心理症结也是心理治疗的适合对象。

（4）虽有某种心理问题,但来访者并没有明显的自觉不适,而在行为或性格上却存在一定的缺陷而影响了他去适应一般的生活,如有的儿童一不高兴就逃学。另外,也有人有明显的性格上的缺陷,总是按部就班,如不按照自己定的死板规律吃饭、睡觉、娱乐就无法生活,相反,有的人事事都缺乏信心,害怕失败,从而导致他什么事都不敢做,什么也做不成。这些行为和心理上的缺陷虽非朝夕就能改变的,但依靠心理治疗,却是可以慢慢矫正、治疗的。

（三）心理治疗的原则

（1）接受性原则　对所有求治的心理"来访者",不论心理疾患的轻重、年龄的大小、地位的高低、初诊、再诊都应一视同仁,诚心接待,耐心倾听,热心疏导,全心诊治。在完成来

·心理与精神护理·

访者的病史收集、必要的体格检查和心理测定,并明确论断后,即可对其进行心理治疗。施治者应持理解、关心态度,认真听取来访者的诉说,以了解其发展经过,听取来访者的意见、想法和心理感受。

(2)支持性原则　在充分了解来访者心理疾病的来龙去脉和对其心理病因进行科学分析之后,施治者通过言语与非言语的信息交流,给予来访者精神上的支持和鼓励,使其建立起治愈的信心。对来访者所患的心理疾病或心理障碍,从医学科学的角度上给予解释,说明和指出正确的解决方式,在心理上给来访者鼓励和支持。要反复强调来访者所患疾病的可逆性(功能性质)和可治性(一定会治愈)。反复地支持和鼓励,可防止来访者发生消极言行,大大调动来访者的心理防卫机能和主观能动性,对强烈焦虑不安者,可使其情绪变得平稳安定,以利于康复。在使用支持疗法时应注意:支持必须有科学依据,不能信口开河,支持时的语调要坚持慎重、亲切可信、充满信心,充分发挥语言的情感交流和情绪感染作用,使来访者感受到一种强大的心理支持力。

(3)保证性原则　通过有的放矢、对症下"药"、精心医治,以解释来访者的心理症结及痛苦,促进其人格健康发展。在心理治疗过程中,应逐步对来访者的身心症状、不良心理、社会因素和性格等心理缺陷的病理机制加以说明、解释和保证,同时,辅以药物等其他身心综合防治措施,促使疾病向良性转化。在实施保证性原则的过程中,仍应经常听取来访者的意见、感受和治疗后的反应,充分运用心理治疗的人际沟通和心理相容原理,在心理上给予保证,逐步解决来访者的具体心理问题,正确引导和处理心理矛盾,以进一步提高治疗效果。

上述三个原则是一个相互联系、相互影响的有机整体,但接受性原则必须放在首位。治疗过程中心理气氛要融洽,务必让来访者把话讲清,一次不行,可进行多次,应要求来访者高度合作,并注意保密原则,尊重来访者的人格,取得来访者的高度信任,因为信任是心理治疗得以成功的基础。同时,还应注意心理治疗的主观能动性原则。因为仅仅有施治者的保证,而不注意引导来访者对自己的疾病进行正确的认知,不充分调动自我调治的主观能动性,是不可能取得良好的心理治疗效果的。

(四)心理治疗的目标

一般而言,有效的心理治疗应达到下列目标。

(1)解除来访者的症状　精神与身体不适或心理问题都会妨碍来访者对社会的适应,并因此而造成心理上的痛苦,所以心理治疗的主要目的是解除来访者在心理或精神上的痛苦,或帮助解决来访者自己无法解决的心理冲突。例如,用心理治疗方法(系统脱敏疗法、满灌疗法、厌恶疗法等)矫正来访者的恐惧、焦虑心理等。

(2)提供心理支持　在急性和慢性应激状态下,来访者因应付不了或忍受不了有危机的环境,从而产生心理疾病或障碍。心理治疗可以帮助他们增加对环境的耐受性,降低易感性,提高心理承受力,增加应付环境和适应环境的能力,使之能自如地顺应和适应社会环境。这方面的心理治疗技术有危机干预、应激应付、应激免疫训练等。

(3)重塑人格系统　这一点尤其被认知治疗、精神分析等所强调,它认为人类的心理疾病和心理障碍是其人格不成熟所致。所以,只有重塑人格系统,才能从根本上改变来访者的病态心理和不良行为方式。治疗的内容包括帮助来访者理解自己、分析自己的情绪冲突的原因,获得内省能力,以了解意识和潜意识的内容。其治疗方法可分为两大类:一类为指导性的,一类为表达性的。前者是针对来访者存在的心理问题,由施治者进行劝告、建议、指导、解释。后者为非指导性的,在心理治疗过程中,来访者处于主导和中心地位,施治者以倾听为主,居被动地位,但仍应努力营造良好的气氛,使来访者在讲述自己的心理问题的过程中完成自我理解,达到自己解决自己问题的目的。总之,无论采取哪种方法,施治者期望达到的仍是重塑来访者成熟的人格。

二、常用的心理治疗方法

心理治疗的方法有很多种,但大体可以归纳为以下三大理论领域:精神动力论、人性论、行为主义。

(一)精神分析疗法

精神分析疗法(psychoanalysis therapy)又叫心理分析疗法、分析性心理治疗,是心理治疗中最主要的一种治疗方法。它是奥地利精神科医生弗洛伊德在 19 世纪末创立的。精神分析疗法实施精神分析的技术,主要由自由联想、解释、释梦和移情四个部分组成,在治疗过程中会遇到阻抗。这一疗法的适应证是心因性神经症。

精神分析一般通过以下三种途径显示其效果。①精神宣泄:来访者能自由表达被压抑的情绪,或对早年经验的再体验。如果让来访者重新在心理上体验过去的挫折,并把潜意识压抑的感情宣泄出来,来访者就有了认识它、克服它的可能性。②自省:通过分析,让来访者了解自己内心冲突、焦虑的根源,于是就有了自省的可能性。经过自省,把症状的无意识隐意和动机揭露出来,使来访者意识到症状的真正隐意而达到领悟,并要求从理智上、感情上都能接受。③反复剖析:由于来访者的症状已成为其心理活动的组成部分。因此,即使来访者领悟病症的隐意,但在行为中仍会出现反复。心理治疗是个漫长的过程,要求治疗者和来访者都要有耐心,不断分析、理解、更正、体验,才能逐步从根源上改变来访者的思维逻辑方式。

1. 自由联想(free association) 弗洛伊德认为,浮现在脑海中的任何东西都不是无缘无故的,都是具有一定因果关系的,借此可挖掘出潜意识中的症结。自由联想就是让来访者自由诉说心中想到的任何东西,鼓励来访者尽量回忆童年时期所遭受的精神创伤。精神分析学说认为,通过自由联想,来访者潜意识的大门不知不觉地打开了,潜意识的心理冲突可以被带入到意识领域,心理治疗者从中找出来访者潜意识之中的矛盾冲突,并通过分析促进来访者领悟心理障碍的"症结",从而达到治疗的目的。自由联想是精神分析的基本手段。

2. 梦的分析(dream analysis) 弗洛伊德在他的著作《梦的解析》中认为"梦乃是做梦者潜意识冲突欲望的象征,做梦的人为了避免被人家察觉,所以用象征性的方式以避免焦虑的产生","分析者对梦的内容加以分析,以期发现这些象征的真谛"。所以发掘潜意识中心理资料的另一技术就是要求来访者在会谈时也谈谈他做的梦,并把梦中不同内容自由地加以联想,以便治疗者能理解梦的外显内容(又称显梦,即梦的表面故事)和潜在内容(又称隐梦,即故事的象征意义)。

3. 阻抗(resistance) 阻抗是自由联想过程中来访者在谈到某些关键问题时所表现出来的自由联想困难。其表现多种多样,如正在叙述过程中突然沉默,或转移话题等。阻抗的表现是意识的,但根源却是潜意识中本能地阻止被压抑的心理冲突重新进入意识的倾向。当自由联想接近这种潜意识的心理症结时,潜意识的阻抗就自然发生作用,阻止它被真实地表达出来。精神分析理论认为,当来访者出现阻抗时,往往正是来访者心理症结所在。因此,心理治疗者的任务就是不断地辨认并帮助来访者克服各种形式的阻抗,将压抑在潜意识的情感发泄出来。

4. 移情(transference)　移情是来访者在沉入对往事的回忆中,将童年期对他人的情感转移到治疗者身上。移情有正移情和负移情,正移情是来访者将积极的情感转移到治疗者身上,负移情是来访者将消极的情感转移到治疗者身上。借助移情把来访者早年形成的病理情结加以重现,重新"经历"往日的情感,进而帮助他解决这些心理冲突。

5. 解释(interpretation)　在治疗过程中,治疗者的中心工作就是向来访者解释他所说的话中潜意识含义,帮助来访者克服抗拒,而使被压抑的心理资料得以源源不断地通过自由联想和梦的分析暴露出来。解释是逐步深入的,根据每次会谈的内容,用来访者所说过的话做依据,用来访者能理解的语言告诉来访者,他的心理症结所在。解释的程度随着长期的会谈和对来访者心理的全面了解而逐步加深和完善,而来访者也通过长期的会谈在意识中逐渐培养起对人对事成熟的心理反应和处理态度。

（二）行为疗法

行为疗法又称行为矫正疗法,是在行为主义心理学理论基础上,发展起来的一个心理治疗派别。行为疗法一般有四大基本步骤:行为观测、行为分析、行为治疗和设计评估方案。

（1）行为观测（准备阶段）　在实施行为治疗的过程中,一个基础的内容就是要对目标行为进行观测,包括观察、测量、记录等。行为观测贯穿于行为治疗的整个过程,存在两个方面的作用:一方面,观测获得的信息,为了解和把握目标行为提供客观、真实的全貌,是进行行为分析和评价的重要依据;另一方面,有助于治疗方法的选择、治疗方案的制定以及治疗效果的了解。

（2）行为分析（诊断阶段）　在这一阶段,治疗者一般要做的工作如下:确定问题行为是否适合行为治疗;对问题行为进行具体分析,包括对问题行为的初步分析;对问题行为前提和后果的分析;对来访者动机和预期的分析。

（3）行为治疗（实施阶段）　在这一阶段,治疗者要做的工作如下:与来访者共同制定治疗计划;选择合适的治疗技术与方法;实施治疗计划。

（4）疗效评估（结束阶段）　评估方案的设计有下列三种:A-B设计（又称前后设计）:A表示治疗前的观察记录,B表示治疗后的行为记录;A-B-A-B设计（又称反向设计）;多种基础设计。

行为治疗的具体方法主要有以下几种。

1. 系统脱敏法　沃乐普曾这样描述这种方法:脱敏方法就是将引发焦虑的刺激序列中最弱的一项以想象的方式呈示给深度放松的来访者,多次反复,直到不再引发焦虑为止。然后,呈示序列中的第二个项目。如此下去,直到最后即使最强的引发焦虑的刺激也不能够引发来访者丝毫的焦虑。

系统脱敏法包括三个步骤:学会放松、建立焦虑事件层级、实施脱敏。在实施脱敏过程中,每次脱敏的时间不能过长,一般为30 min。每次脱敏的事件也不能过多,最多不超过4个。治疗时,不能操之过急,一定要确认一个事件已经不再产生紧张才能进行下一事件的脱敏。同时,为巩固疗效,还需来访者做一些家庭作业。

放松训练即让来访者学会使身体上的肌肉按照固定的顺序、先紧张后放松的过程进行放松训练。通常从头部开始,逐步放松。施治者可应用催眠法对来访者进行放松,也可用录音让来访者自己练习放松。

建立焦虑事件层级要设计出一个科学、合理的焦虑事件层级表,治疗者必须全面采集来访者的病史资料。焦虑程度为零的事件称作控制事件,通常以"在林中漫步""听轻音乐"等作为控制事件,常在来访者出现紧张或不适时引用,以帮助放松。

实施脱敏系统脱敏可分为两种:一是想象系统脱敏法,二是现实系统脱敏法。想象系统脱敏法是治疗者向来访者口头描述其焦虑层级的某一事件,让来访者进入想象中的情境并体验焦虑。同时配合全身放松,逐级抑制由弱到强的不同层级的焦虑,直到最后完全消除焦虑。现实系统脱敏法是让来访者直接接触或进入导致焦虑的现实刺激或情境,体验焦虑,反复多次以后,让来访者逐渐适应该情境,不再害怕,然后再将来访者引入下一焦虑层级的现实情境。如此逐级反复进行,直到每一层级的焦虑被消除为止。

2. 厌恶疗法 厌恶疗法是从经典条件反射原理发展出来的一种治疗方法。其做法是在来访者出现问题行为时,施加某种厌恶性的或惩罚性的刺激,使来访者产生一种厌恶的生理或心理反应,如疼痛、恶心、呕吐等。如此反复实施,就可使问题行为与厌恶反应建立起条件反射。当来访者试图进行这种问题行为时,厌恶体验即可产生。为避免厌恶体验,来访者不得不终止或放弃问题行为。使用厌恶疗法需要注意的事项:靶症状必须单一、具体;厌恶刺激物的选择必须合适;厌恶刺激的实施必须适时。

3. 满灌疗法 满灌疗法也称暴露疗法,它与系统脱敏疗法正好相反。满灌疗法不需要进行任何放松训练,而一下子呈现最强烈的恐怖、焦虑刺激(冲击)或一下子呈现大量的恐怖、焦虑刺激(满灌、泛滥),以迅速校正患者对恐怖、焦虑刺激的错误认识,并消除由这种刺激引发的习惯性恐怖、焦虑反应,故也称为冲击疗法或泛滥疗法。运用此疗法时应充分考虑来访者的身体承受能力,以防意外发生。

4. 自信训练法 自信训练法主要用于改善人们在社交方面所存在的一些不适行为以及相伴随的焦虑反应。自信训练的目的是使来访者在社交场合能够充分自信地表达自我并感受到满足,以取代先前那种面对他人所表现出的无能的、充满恐惧的反应。自信训练由角色扮演、模仿、强化与指导四个要素组成。一般包括以下三个步骤:第一,找出来访者在哪些情境下,对表现自信行为是困难的;第二,通过角色扮演、模仿和有指导的训练,使来访者在模拟的情境中表现出自信行为;第三,与来访者一起讨论,在实际生活中表现自信行为将会遇到什么问题,并提出解决的方法。

(三)人本主义心理疗法

人本主义心理疗法也称询者中心疗法,由美国心理学家罗杰斯于 20 世纪 40 年代创立。询者中心疗法指以平等伙伴的身份去理解来访者的问题与情绪,为其提供一种无所顾忌地自由表达和宣泄的机会,并帮助其体验自我价值,实现人格成长。罗杰斯说:"个人中心疗法学派主要是一种存在观点,寻找适当的态度和行为的表达,而这些态度和行为乃是能够创造出促成成长的气氛。它是一种重要的生活哲学,而不是一种简单的技术或方法。"

治疗者应具备三种态度:真诚一致,即治疗者所表达的内容与他自己内在的体验是一致的,不说言不由衷的话,不摆专家的架子和说教者的姿态,而是坦诚交流。无条件的积极关注,即积极的非批判性的接纳态度,但不可与赞赏混淆。同理心,即能够准确地感受到当事人所体验的情感和个人意义。

人本主义心理疗法的技术要点如下。第一,促进当事人发生变化的方向从缺乏信任、封闭和畏惧人际关系,转变为对别人更具开放性和愿意探索改变的可能性。第二,完全投入与互动。治疗者如何评价或诊断当事人并不重要,当事人如何评价自己才是最重要的。促使当事人完全地投入治疗历程才是最重要的治疗过程,就是治疗者与当事人共同参与的探险是双方显露人性,一起追求成长经验的过程。第三,兼容的实务方法。本疗法不排斥任何其他治疗学派,心理治疗者可以综合运用多种不同的方法来进行实务工作,而只要你始终遵守治疗的核心条件即可。

人本主义疗法一般要经历七个阶段或过程。第一阶段:来访者对个人的经验持僵化、刻板和疏远的态度。第二阶段:可以畅谈自我以外的话题。第三阶段:流畅地表达客观的自我。第四阶段:自由地表达个人过去的情感。第五阶段:自由地表达当时自己的感受,但有所迟疑。第六阶段:完全接受过去那些被阻碍和否认的情感。第七阶段:不需要心理治疗师的帮助即可自由表达自己。

(四)理性情绪心理疗法

理性情绪心理疗法(RET)又称为认知疗法,是指帮助来访者以理性思维代替非理性思维,以减少或消除后者给情绪、行为带来的不良影响的一种心理治疗方法。由美国临床心理学家 A.艾利斯(Albert Ellis)于 20 世纪 50 年代创立。

该理论认为,环境中的各种刺激事件是否引起人的情绪和行为后果,关键取决于个体对这些刺激事件的认知评价和信念系统(Belief),即构成一个 A-B-C 的反应链,其中 B 这个主体因素才是如何反应和怎样反应的真正原因,故该理论亦被称为 ABC 理论。从 ABC 理论来看,有神经症和行为障碍的人并不是比其他人经受了更特别的经历或刺激,而是他(她)们常用一些与现实不协调的非理性的认识和信念来分析和看待事物,从而陷于"自我"的情绪障碍中。

非理性认知和信念的特征:要求的绝对化,即要求事物和行为十全十美。以偏概全,做错一件事就以为自己一事无成,别人一件事没做好,就认为他一无是处。总认为某事件的发生会导致糟透了的结果,并对此无能为力,从而陷入焦虑或抑郁、悲观、绝望的痛苦情绪体验之中。

常见的不合理信念:一个人应该获得周围所有人的赞许。一个人的价值取决于他所取得的成就。坏人应该受到严厉的谴责和惩罚。如果事情非己所愿,那将是可怕的事情。不愉快的事情总是由外在环境因素所致,也是无法控制和改变的。人生中每个问题都应有唯一正确的答案。人应该非常警惕危机事件的发生。

认知疗法的治疗目标:接受不确定性,学习变通性,正视现实,学会合理思维,学会宽容,敢于尝试。

认知疗法治疗技术的要点和步骤。

第一,诊断分析阶段:找出情绪与行为不适的具体表现(C),找出相对应的诱发事件(A),找出连接 A 与 C 之间的不合理信念(B)。

第二,领悟阶段:通过个别晤谈或集体辅导班,帮助当事人领悟到自己的情绪和行为障碍的根本原因并不在于环境,而是在于自己的认识和信念与众不同(或与现实不协调),并找出这些非理性的信念,如思维与情绪的关系。第一种思维:他不正眼瞧我,因为他瞧不起我。情绪表现:愤怒、敌意、悲哀。第二种思维:他不正眼瞧我,因为我让别人讨厌。情绪表现:自卑、焦虑、紧张。第三种思维:他不正眼瞧我,因为他害怕我。情绪表现:自豪、自信、与我无关。

第三,信念改造阶段(修通):治疗者主要采用解释和辩论的方法来动摇和改变来访者非理性的信念,使来访者理屈词穷,不能为自己的非理性信念自圆其说,认识到他的非理性信念是不合乎逻辑的,是与现实不协调的。

第四,情绪转变与行为训练:主张兼收并蓄各种心理治疗手段,可用正确反应示范、系统脱敏、自信心训练、放松训练,帮助来访者改变原先适应不良的焦虑、抑郁、恐怖等消极情绪带来的行为障碍。让当事人体验到自己掌握命运的能力,提高自信心。举例:思维与行为的关系。第一种思维:如果我先与他打招呼,他会认为我在讨好他。行为:故意显得清高,无所谓。第二种思维:如果我先与他打招呼,他会认为我怕他。行为:故意显得趾高气扬,不可欺负。第三种思维:如果我先与他打招呼,他会认为我是一个宽宏大量的人。行为:感觉很好,心宽自信。

第五,理性再教育阶段:进一步帮助来访者分清什么是理性的信念,什么是非理性的信念,并用理性的信念取代非理性的信念。使来访者学会理性的思维方式,学会与环境相适应的情绪和行为反应模式,从根本上清除病因。

(五)生物反馈疗法

生物反馈疗法是借助现代电子仪器(如皮肤电反馈仪、皮肤温度反馈仪、肌电图反馈仪等装置)将人体内脏的生理功能状态(如心率、血压、肌电、脑电、胃肠蠕动等)予以描记,并转换为数据、图像或声、光等信号予以反馈,让来访者据此有意识地进行反复训练和学习,以调节和控制内脏功能及其他身体功能,从而达到治病的目的。

目前,临床治疗中常用的生物反馈疗法如下。①肌电生物反馈:主要用于治疗焦虑症、恐惧症、神经衰弱、偏头痛、紧张性头痛、失眠症等。②脑电生物反馈:常用于治疗失眠症,亦用于训练癫痫来访者。③脉搏血压反馈:主要用于治疗高血压、心动过速或过缓以及心律不齐。④皮肤电反馈:多用于治疗高血压、恐惧症、焦虑症及与精神紧张相关的一些心身疾病。⑤皮肤温度反馈:多用于治疗偏头痛、雷诺氏病或伴有手足发凉的血管性障碍等。

生物反馈疗法的具体步骤如下:第一步,向来访者说明生物反馈疗法的原理,使来访者明白通过生物反馈疗法训练可以调节自己的生理变化;第二步,安装电极、打开仪器、测量来访者的基本数据;第三步,训练来访者收缩和放松肌肉,让他体会寻找相应的感觉,并注意这些感觉与反馈仪上指标变化的微妙关系;第四步,进行全身放松训练。

(六)认知行为疗法

认知行为疗法在采取行为治疗技术的同时,突出了人的思维、想象、自我言语等认知因素在不良行为中的决定作用。在治疗时,只要治疗者帮助来访者排除、纠正了这些非理性的信念、思维,来访者就能够达到改变外部行为的目的。

行为技能训练通常由以下四步构成:第一,由治疗者给来访者示范如何完成某一行为,一边做一边大声对自己讲话(认知示范);第二,来访者按照治疗者的示范,也一边做一边大声地指导自己(外显的自我引导);第三,来访者在完成某一行为的过程中,小声地自己指导自己(外显的自我引导);第四,来访者在完成这一行为时能够用内部的自我言语进行指导(内隐的自我指导)。认知行为疗法的具体方法如下。

1. 行为塑造法　行为塑造法是通过连续不断的逐一强化的更为接近目标的行为训练(又称趋近行为训练),而同时消退先前行为的训练来形成某种新行为的一种行为矫正方法。它的适用面非常广,可用于下面问题的矫治:恐惧症及其他神经症、厌食症、贪食症、自闭症、某些性机能障碍以及精神分裂症的康复等。

行为塑造法的一般步骤:第一,界定目标行为;第二,确定初始行为;第三,设定塑造序列;第四,选定强化刺激物;第五,实施辨别强化。

2. 代币奖励法　代币奖励法是用对来访者感兴趣的或有价值的代币来强化来访者的适应性行为,而使不良行为逐渐消退的一种行为矫正方法。用作奖励的代币指的是可以在某一范围内兑换物品、服务或权利的票证、筹码、记分卡和粘贴纸等。来访者只要表现出预期的良好行为,就可按规定得到相应的代币。持有代币的来访者可在规定的时间和地点按特定的兑换规则,去换取某种物品、活动或优惠待遇。

施行代币奖励法,一般做法如下:第一,确定目标行为;第二,选定所使用的代币;第三,确定支持代币的强化物;第四,制定行为评分标准和等级;第五,建立代币兑换规则、时间及地点。

3. 行为消退法　行为消退法是通过停止对某种行为的强化从而使该行为逐渐消失的一种行为矫正方法。实施行为消退法的具体步骤:第一,收集相关资料,识别不良行为的特定强化物;第二,实施消退,并增加良好的替代行为;第三,促进替代行为的泛化和维持。

(七)森田疗法

森田疗法是诸多心理治疗技术中唯一由东方人创立的疗法。这种疗法对于强迫症状、社交恐惧、疑病症、神经过敏等都有不错的效果。他的原则是,对于症状要"顺其自然",对于人生要"为所当为"。坚持实行这些要诀,人就能使自己的注意力离开以自我为中心的惯性运动而投入到有意义的生活和工作中,摆脱症状的纠缠。

小　结

本章的主要内容是心理评估、心理咨询、心理治疗。心理评估是客观、准确地了解人的心理特质的科学方法。对评估出有心理健康问题的人群,根据心理问题的程度和临床表现,采取相应的心理咨询或心理治疗。同时,熟悉心理评估的常用方法、选择合适的心理测量工具,有助于临床护士在护理患者的过程中为患者制定有效的心理护理措施。

心理咨询指专业人员在建立良好咨访关系的基础上,运用心理学的理论和技术,通过和来访者交谈、讨论、启发和教育等方式,从心理上帮助来访者解决各种心理问题,由于心理问题极为复杂,因此心理咨询有其特定程序和专业技术。心理治疗是在良好的治疗关系基础上,由经过专业训练的治疗者运用心理治疗的有关理论和技术,对来访者进行帮助的过程,以消除或缓解来访者的问题或障碍,心理治疗的方法有精神分析疗法、行为疗法、人本主义疗法、理性情绪疗法、认知行为疗法等。

能力检测

一、单选题

【A₁型题】

1. 关于调查法,以下哪项不恰当?(   )

A. 调查法是借助于各种问卷、调查表和晤谈等方式了解被评估者的心理特征的评估方法

B. 调查法获得的是间接资料

C. 调查法不受时间、空间限制

D. 调查法结果不易受被调查者主观因素的影响

E. 以上均不对

2. 使用方便,得到的材料比较真实而客观,适宜儿童和精神障碍者的心理评估方法为(   )。

A. 调查法   B. 观察法   C. 会谈法

D. 心理测验法   E. 以上均不对

3. 评估者根据预先设定好的结构和程序,按照同样的措词和顺序向每一个被评估者询问同样的问题,指的是(   )。

A. 自然观察法   B. 控制观察法   C. 结构会谈法

D. 自由式会谈法   E. 以上均不对

4. 因为心理评估是通过外显行为对个体内在心理特点进行提示,因此,心理评估具有(   )。

A. 主观性   B. 直接性   C. 间接性   D. 抽象性   E. 以上均不对

5. 心理测量的主要形式为(   )。

A. 调查   B. 观察   C. 会谈   D. 量表   E. 以上均不对

6. 世界上第一个标准化的人格问卷是(   )。

A. 个人资料调查表   B. 陆军甲种、乙种测验   C. 斯坦福-比奈量表

D. 比奈-西蒙量表   E. 以上均不对

7. 心理治疗的关键是帮助患者自己改变自己,这是心理治疗的何种体现?(   )

A. 自主性   B. 学习性   C. 习得性   D. 熏陶性   E. 以上均不对

8. 弗洛伊德认为,完成"检验现实、适应环境、区分主观与客观的界线、控制情感及本能活动,以及对体验进行综合判断"功能的是(   )。

A. 本我   B. 自我   C. 超我   D. 原我   E. 以上均不对

9. 弗洛伊德认为,是在后天教育中形成的,具有自我控制与道德监察功能的是(   )。

A. 本我   B. 自我   C. 超我   D. 原我   E. 以上均不对

10. 认知领悟疗法属于(   )。

A. 精神分析疗法   B. 行为主义疗法   C. 人本主义疗法

D. 森田疗法   E. 以上均不对

11. 催眠疗法的心理基础是(   )。

A. 自由联想 　　　　　B. 行为改变作用 　　　　C. 暗示作用

D. 社会缩影理论 　　　　E. 以上均不对

12. 心理咨询基本过程中的初始阶段是（　　）。

A. 分析认识阶段 　　　　B. 问题探索阶段 　　　　C. 治疗行动阶段

D. 计划阶段 　　　　　E. 以上均不对

13. 在心理治疗过程中，不能替患者作任何选择，这体现了心理治疗的（　　）。

A. 保密原则 　　　　　B. 灵活的原则 　　　　　C. 回避的原则

D. "中立"的原则 　　　　E. 以上均不对

14. 以下哪种来访者不适合接受心理咨询？（　　）

A. 焦虑者 　　　　　　B. 遭受心理挫折的人 　　　C. 行为适应不良

D. 偏执性人格素质 　　　E. 以上均不对

15. 弗洛伊德主要采用（　　）来治疗心理障碍。

A. 催眠 　　　B. 自由联想 　　C. 导泻 　　　D. 催吐 　　　E. 以上均不对

16. 认知治疗的一般步骤为（　　）步。

A. 1 　　　B. 2 　　　C. 3 　　　D. 4 　　　E. 5

17. 主张对于症状要"顺其自然"、对于人生要"为所当为"的疗法是（　　）疗法。

A. 精神分析 　　B. 森田 　　　C. 行为 　　　D. 认知 　　　E. 以上均不对

18. 在心理咨询过程中，想了解来访者更多的信息，应采用（　　）技术。

A. 询问 　　　B. 反应 　　　C. 重复 　　　D. 面质 　　　E. 以上均不对

参考答案

一、单选题

1. D 　2. B 　3. C 　4. C 　5. D 　6. A 　7. A 　8. B 　9. C 　10. A 　11. C 　12. B

13. D 　14. D 　15. B 　16. D 　17. B 　18. A

参考文献

1. 刘志超. 医学心理学[M]. 北京：人民卫生出版社，2003.

2. 秦爱军，盛秋鹏. 医学心理学[M]. 北京：高等教育出版社，2005.

3. 詹泽群，曾美华. 护理心理学[M]. 南昌：江西科学技术出版社，2007.

4. 陆斐. 心理学基础[M]. 北京：人民卫生出版社，2002.

5. 鲍淑兰. 心理与精神护理[M]. 北京：北京出版社，2012.

（晏　勃　邓香兰）

第五章 神经症和人格障碍患者的护理

学习目标

1. 掌握：神经症、癔症和人格障碍的概念、类型。
2. 熟悉：神经症、癔症和人格障碍的临床表现；神经症和癔症的护理目标与护理措施。
3. 了解：神经症和癔症的治疗。

第一节 神经症患者的护理

一、神经症的概念

由于各国学者理解神经症病因学观点不一致，多年来对神经症的命名、概念、分类等争议较多。

《中国精神障碍分类与诊断标准(第三版)》(《CCMD-Ⅲ》)中神经症的描述性定义："神经症是一组主要表现为焦虑、抑郁、恐惧、强迫、疑病症状，或神经衰弱症状的精神障碍。本障碍有一定人格基础，起病常受心理社会因素的影响。症状没有可证实的器质性病变作基础，与患者的现实处境不相称，但患者对存在的症状感到痛苦和无能为力，自知力完整或基本完整，病程多迁延。各种神经症性症状或其组合可见于感染、中毒、内脏、内分泌、代谢和脑器质性疾病，称为神经症样综合征。"

综合有关研究，神经症的概念可定义为，神经症又名神经官能症，或称精神神经症，是一组以焦虑、抑郁、恐惧、强迫、疑病症状群或神经衰弱症状群为主要临床表现的非精神病性精神障碍。神经症的任何一组症状群所表现出来的症状可相互穿插，同时存在，但有主次之分。

二、神经症的分类及共同点

在《国际疾病分类(第十版)》和《美国精神疾病诊断与统计手册(第四版)》这两个最具权威性的分类系统中删除了神经症。我国学者仍认为神经症是客观存在的临床实体，因此在我国的《中国精神疾病分类方案与诊断标准(第二版)》、《中国精神障碍分类与诊断标准

(第三版)》中仍然保留了神经症的分类诊断标准。从目前的临床实践来看是非常实用的。因为现实意义的精神疾病诊断仍停留在现象学的基础上,所以,我国的精神疾病分类体系中,仍保留了神经症这一疾病单元是符合当前临床需要的可操作的诊断标准。2001 年 4 月出版的《中国精神障碍分类与诊断标准(第三版)》(《CCMD-Ⅲ》)将神经症分为六个亚型:①恐惧症;②焦虑症;③强迫症;④躯体形式障碍;⑤神经衰弱;⑥其他有待分类的神经症或躯体形式障碍。

神经症患者病前多有一定的易患素质和个性特征;疾病的发生与发展在很大程度上受社会、心理因素的影响;症状以主观体验为主,找不到足以证实的器质性病变作为依据,具有相对完整的人格,与现实环境保持一致。患者的主观感觉与检查结果不相称;患者对存在的症状感到痛苦、焦虑和无可奈何,能保持完整的自知力,有积极求治的愿望和要求。病程大多持续迁延、反复。因此,其共同点可概括如下。

(1)起病常与身体素质和心理社会因素有关;

(2)存在一定的人格基础,常常自感难以控制本应可以控制的意识或行为;

(3)症状没有相应的器质性基础;

(4)社会功能相对完好,一般意识清楚,与现实接触良好,人格完整,无严重的行为紊乱;

(5)症状以主观体验为主,患者的主观感觉与检查结果不相称,患者对存在症状感到痛苦、焦虑和无可奈何,有积极求治的愿望;

(6)一般没有明显或较长的精神症状。

神经症是常见病,患病率相当高。WHO 根据各国和调查资料推算:人口中的 5%~8%有神经症或人格障碍,是重性精神病的 5 倍。西方国家的患病率为 10%~20%,我国为1.3%~2.2%。

三、神经症的病因学特点

神经症的发病原因非常复杂,是生物、心理和社会协同作用的结果。精神因素在发病过程中起重要作用,它会造成兴奋与抑制过程的失调,而神经组织的病理形态学方面没有发现明显的改变。神经官能症是由心理因素引起的,基本上都是主观感觉方面的不良,没有相应的器质性损害。表现:当事人一般社会适应能力正常或基本正常;有良好的自知力,对自己的不适有充分的感受,一般能主动求治。神经症在病因学方面表现为如下特点。

(1)与心理社会因素有关 许多研究表明,社会心理应激因素与神经症的发病有关。一方面可能是个体对应激反应的承受能力较差,容易产生心理矛盾和冲突,遇到麻烦事情更易产生对生活的"不满",具有神经症易感性;另一方面可能是神经症患者在病前较他人遭受过更多的生活应激事件,如婚姻问题、两性关系问题、人际关系、经济困难或工作等方面的问题的严峻挑战。

(2)主观感觉多样,无器质性病变基础 各种神经症的症状均可见于内科、妇科多种躯体疾病中,尤其在疾病的早期和恢复期最为常见,所以对神经症的诊断不可掉以轻心,必须在排除躯体疾病后,检查没有发现病理基础的前提下,才能诊断为神经症。故目前可以认为,神经症症状的产生必须是"功能性的",然而,神经症病理学的发现还有待于今后医学科研水平的提高和发展。

（3）无精神病性症状，自知力完整，求治迫切　神经症患者一般不出现精神病性症状，极少数患者可能出现牵连观念、疑病观念、幻听等症状，多数患者持续时间短暂，且与心理因素有一定联系，绝非主要临床表现。多数神经症患者即使在疾病的发作期也保持较好的自知力，他们的现实检验能力通常不受损害。患者不仅能识别自身的精神状态是否正常，同时也能判断自身体验中哪些属于病态，患者往往夸大自己的病态体验和痛苦，有摆脱疾病的求治欲望。但也有些神经症患者，社会功能受损，自知力不全，如严重的疑病症患者、某些慢性的强迫症患者等。

（4）社会功能相对完好　神经症患者即使在疾病发作期，生活也能自理，甚至能勉强坚持工作或学习。他们的言行通常都保持在社会规范所允许的范围以内，但大多神经症患者与发病前相比，其社会功能只能是相对完好：他们的工作、学习效率和适应能力均有不同程度的降低，如果患者本人不说，同事、邻居也不认为患者有病。部分严重的神经症患者也会出现较为严重的社会功能障碍。

四、神经症的临床表现及疾病特点

神经症发作时可表现为脑力和体力不足、头痛、失眠，或表现为莫名的广泛性的焦虑或紧张感、厌世、意志消沉，也可能失去自信，并被疑虑所困扰，全神贯注于一些小病症，或者反复出现明知不合理而又无法摆脱的观念、意向和行为，或者对某种特定事物或境遇怀有强烈的恐惧等。患者对疾病状态有良好的自知力，常主动要求诊治，并能适应社会生活，与外界环境保持良好的接触。

神经症是一种精神障碍，主要表现为持久的心理冲突，患者觉察到或体验到这种冲突并因此而深感痛苦，但没有任何可证实的器质性病理基础。神经症具有以下五个特点。

（1）意识的心理冲突　神经症患者意识到他处于一种无法自拔的自相矛盾的心理状态。通俗地讲就是自己总是跟自己过不去，自己折磨自己，患者知道这种心理是不正常的或病态的，但是他却不能解脱。

（2）精神痛苦　神经症是一种痛苦的精神障碍，喜欢诉苦是神经症患者普通而突出的表现之一。

（3）持久性　神经症是一种持久性的精神障碍，不同于各种短暂的精神障碍。

（4）妨碍患者的心理功能或社会功能　神经症性心理冲突中的两个对立面互相强化，形成恶性循环，日益严重地妨碍着患者的心理功能或社会功能。

（5）没有任何躯体疾病作基础　患者的主诉虽然有很多躯体症状，但却没有相应的躯体疾病与之相联系。

五、神经症的诊断

神经症在诊断上应注意鉴别神经官能症和因其他疾病引起的神经症症状群。因此，对神经症患者必须进行仔细的体格检查，同时要注意：某些躯体疾病在早期，其阳性体征是不易检查出来的。因此神经症的诊断至少要符合两个条件：一是经过仔细检查没有发现相应的可以解释其症状的躯体疾病；二是精神因素在其发病及病情变化上有很大的影响。

许友新1993年诊断神经症的标准如下。

1. 病程　不到3个月为短程，1分；3个月到1年为中程，2分；1年以上为长程，3分。

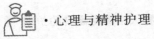

2. 精神痛苦程度 痛苦程度轻者患者自己可以主动设法摆脱,1分;痛苦程度中等者患者自己摆脱不了,须靠别人的帮助或处境的改变才能摆脱,2分;痛苦程度重度的患者几乎无法摆脱,3分。

3. 社会功能 能照常工作学习或者工作学习以及人际交往只有轻微妨碍,1分;中度社会功能受损害者,工作学习或人际交往效率显著下降,必须减轻工作量或改变工作方式或只能做一部分工作,避免某些社交场合,2分;重度社会功能受损者完全不能工作、学习,必须休病假或退学,或某些必要的社会交往完全回避,3分。

如果总分为3分,可以认为诊断神经症不成立。如果总分大于6分,神经症的诊断可以成立。4～5分为可疑病例。

六、神经症的治疗

神经症属于心因性疾病,应以精神治疗为主,辅以药物及其他物理治疗。患者应该在医生的指导下,进行循序渐进的对症治疗,消除病因,增强体质,促进康复。一般来说,药物治疗对于控制神经症的症状是有效的,如前所述,神经症的发生与心理-社会应激因素、个性特征有密切关系,病程常波动迁延。可因心理应激事件而反复发作。因此,成功的心理治疗可能更显重要:不但可以缓解症状,还有可能根治。

1. 心理治疗 不同的心理学派对神经症发病机制创立了不同的学说,因而心理治疗的方法也就多种多样。临床实践证明,心理治疗必须因人而异。心理治疗不但可以缓解症状、加快治愈过程,而且能让患者学会或增强对生活应激事件的应对和处理能力,这也是药物治疗所不及的。此外,治疗者的处世态度、人生哲学、信念理想等对患者都会产生较大影响。因此,要求治疗者必须是心理健康、富有同情心、责任感强、积极向上、社会知识丰富并具有一定专业知识的医生。

2. 药物治疗 治疗神经症的药物种类较多,如抗焦虑药、抗抑郁药以及促进大脑代谢药等。药物治疗是对症治疗,可针对患者的症状选用。药物治疗的优点是控制症状、起效较快,尤其是早期与心理治疗合用,有助于缓解症状,提高患者对治疗的信心,并促进心理治疗的效果和患者的遵医行为。

西医药物治疗主要为镇静安神,常选地西泮、安定、硝西泮、水合氯醛、苯巴比妥等,按医嘱睡前服用以帮助睡眠平稳、充分休息。

中医博大精深,可根据患者的病情辨证施治。常用方剂如下:①阴虚肝旺:杞菊地黄丸、朱砂安神丸等;②心肾不交:六味地黄丸、补心丹、养心汤等;③心脾两虚:归脾汤、桂枝龙骨牡蛎汤等;④肾阴虚:六味地黄丸、参麦六味丸等;⑤肾阳虚:金匮肾气丸右归饮、参茸地黄丸等。

应该注意的是,用药前一定要向患者说明所用药物的起效时间,并婉转地告诉患者在治疗过程中可能出现的常见副作用,使其有一定的心理准备,以增强患者对医生的信任和对治疗的依从性。

七、神经症患者的护理

(一) 护理评估

除了评估神经症患者的躯体状况外,应重点评估患者的心理、社会功能,以及家庭与环境等方面。

1. 躯体功能　神经症患者常常有许多心因性的躯体形式障碍,这主要是心理痛苦在躯体上的表现,没有器质性的改变。在评估患者的睡眠、营养、水和电解质平衡、食欲、躯体各器官功能时,对患者的躯体不适主诉要分清是器质性的还是功能性的,以便做出正确的处理。

2. 心理功能　作为一种精神障碍,神经症妨碍患者的心理功能。心理功能的评估主要评估患者的精神症状。

（1）有无意识的心理冲突　患者觉察到他处于一种无力自拔的自相矛盾的心理状态,其典型体验是患者感到不能控制他自认为应该加以控制的心理活动,如焦虑、持续的紧张心情、恐惧、缠人的烦恼、易激怒、自认为毫无意义的胡思乱想、强迫观念等。

（2）精神痛苦　神经症是一种痛苦的精神障碍,没有精神痛苦就根本不是神经症。

（3）其他　包括记忆力及注意力是否下降等,同时也要注意评估患者的个性特点、应激方式。神经症患者常具有消极的情绪体验,往往忽视一个事件的积极部分。对自己所处的环境及人际关系有一种强烈的不安全感。

评估的方式可采用心理测试。

3. 社会功能　作为一种精神障碍,神经症对患者的社会功能有影响。由于神经症患者认知方式消极、敏感,总是以一种挑剔的目光评价周围的人与事,以致待人、对事常常感到不满,影响人际关系,带来应激事件。因此对神经症患者社会功能方面的评估主要是评估其人际交往能力有否受损。神经症患者对疾病有自知力,因此患者常主动求医或求助于心理治疗者或心理咨询者,大多可保持正常的外在行为,如生活自理能力等。

4. 家庭与环境　评估患者的家庭、幼年时的生活环境、父母的教养方式以及与患者成人后的行为模式间的关系;了解患者直系亲属心理、生理健康状况;了解患者的婚姻、子女、生活环境等情况;了解患者的社会支持系统等资源。

（二）护理诊断

①焦虑;②恐惧;③疼痛或身体不适;④睡眠紊乱;⑤行为障碍;⑥社交受损;⑦极度敏感;⑧营养障碍;⑨自尊低下。

（三）护理措施

1. 护理目标

（1）患者能宣泄自己的情绪,患者的紧张、焦虑、抑郁等负性情绪减轻或消失。

（2）患者对自身的个性特点、思维方式、情感体验状况有较客观的认识,因而能领悟到心理社会因素与疾病的关系。

（3）睡眠改善。

（4）躯体的不适感减轻或消失。

（5）能应用有效的心理应付方式应对应激源。

（6）营养不良状况得到改善。

2. 护理措施

1）躯体功能方面

（1）睡眠障碍　提供安静的环境,如空气新鲜的病房、温度适宜、周边环境安静等。找出诱发睡眠障碍的因素,做到尽量避免。教会患者促进入睡的方法,如用温水泡脚、依次计数等。

(2)躯体不适或疼痛　可参考内科护理学,在患者感到不适时,给予安慰关怀。

(3)食欲减退、体重下降　其原因可能是心理因素引起自主神经功能紊乱所致。因此护士要对患者进行解释,使患者有正确的认识。鼓励患者进食,并指导患者选择易消化、富营养和可口的食物。另外,对便秘患者应指导他的饮食品种、养成良好的排便习惯。

2)心理功能方面

(1)建立良好的护患关系　接触患者时一定要从尊重、信任、同情、关心和理解的态度出发,与患者建立信赖、协调的护患关系。

(2)鼓励患者表达、宣泄自己的情绪和不愉快的感受。这有利于患者释放蓄积的不良情绪的能量。

(3)帮助患者发现自己的优点和长处,接纳自己,摆脱太在乎别人评价的困境。提高自信心,消除不安全感。

(4)与患者共同探讨如何提高对生活事件或应激源所造成的精神刺激的抵抗能力及心理活动耐受力。

(5)通过与患者的交谈和沟通,共同找出患者对生活事件的不良认知,改变患者歪曲、不合理、消极的信念或思想。随着对不良认知正确合理的再认识,并进行有效的调整,可使患者的心理障碍逐步好转,适应不良行为,情感障碍随之得到改善。

(6)帮助患者学会放松。授予放松技术,如参与反馈治疗,静坐、慢跑等。

(7)经常告知患者他的进步,对患者的每一次、每一点进步与成功都要加以鼓励与赞扬,使患者增强自信心,减轻无助无望感,更积极地配合治疗。

(8)遵医嘱给药,督促患者完成药物治疗计划,让患者明白药物的治疗作用,注意观察药物疗效和不良反应。

(9)健康教育指导:指导患者认识到个体特点与疾病的关系,提高患者对健康与疾病知识的认识,掌握有效的应对方式,从容面对生活中可能发生的任何事件;指导家属了解疾病知识,配合治疗护理,并做好患者出院后家庭治疗护理,防止复发。

3)社会功能方面

(1)协助患者获得、利用社会支持　护理人员应帮助患者认清现有的人际资源,获取来自社会方面的精神和物质上的援助,使患者的需求获得更多的满足机会。家庭是患者的主要社会支持系统,护理人员应分析患者可能的家庭困扰,确认正向的人际关系,协助患者及家庭维持正常的角色行为。

(2)帮助患者改善自理能力　神经症患者可能因躯体不适、情绪抑郁等而忽视个人卫生,或因仪式动作、强迫行为导致生活自理能力下降。护士应耐心帮助、改善和协助患者做好个人卫生,如做好沐浴、更衣、头发、皮肤等的护理。护士对患者的每一个进步要及时肯定、表扬,让患者感受到护士随时都在关注他。

(四)护理评价

执行护理措施后,根据患者的反应,将其与护理目标进行比较,衡量目标是否达到,护理措施是否恰当,然后制定新的护理计划和措施。

第二节 癔症患者的护理

一、癔症的概念及流行病学特点

（一）癔症的概念

癔症又称歇斯底里（Hysteria）。Hysteria 的命名，起源于古希腊的 Hipporates，并认为此病是女性特有的（Hysteria 按字面译为"子宫病"），这种错误的认识，在西欧直至 19 世纪才被 Charcot、Bernheim、Freua 等人所纠正。图 5-1 为癔症发作病例。

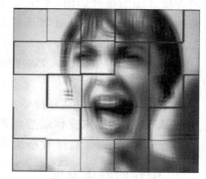

图 5-1 癔症发作

癔症的定义，大致可归纳为两种假说，以及这两种假说的结合。一种以 Krae-pelin 为代表，认为癔症是一种"原始反应"，即"内、外环境的变化引起的一定受纳的过程"。另一种以 Bonhoef-fer 的观点为代表，认为癔症是一种"确定了的意志活动"，是一种"有目的"的反应。我国多本精神病学教科书对癔症未作明确的定义，多采取折中的办法：引证、从病因学描述，或干脆以"癔症性综合征"、"自由阐述"等作为结果。

（二）癔症的流行病学特点

癔症多发病于 16～30 岁之间，女多于男。我国 1982 年精神疾病流行病学调查显示：癔症在 15～59 岁人口中患病率为 0.355%，其中农村患病率占 0.500%。

二、癔症的发病原因

癔症的发病原因极为复杂，其中，精神紧张、恐惧是引发癔症的重要因素。童年期的创伤性经历，如遭受精神虐待，躯体或性的摧残，是成年后发生转换性和分离性癔症的重要原因之一。精神因素是否引起癔症，或引发何种类型癔症与患者的生理心理素质有关。情绪不稳定、易接受暗示、常自我催眠、文化水平低、迷信观念重、青春期或更年期的女性，较一般人更易发生癔症。

表演型人格特征的人在受到挫折、出现心理冲突或接受暗示后容易产生癔症。这类性格的人有以下几个特点。

（1）情感代替理智　癔症性格的人有高度的情感性，情绪反应强烈而不稳定，容易从一种情感转移为另一种情感，他们为人处世往往感情用事，整个精神活动均易受情感的影响而趋向于极端。如对某人有好感时，觉得他十全十美，是世界上少有的好人，但当遇到一点小事时就立刻认为这人一无是处，是最大的恶棍，这就是癔症者的"情感逻辑"。其判断推理完全从当时的情感出发，情感有了变化，其判断推理也随之而改变。

（2）暗示性强　他们的情感和行为极易受别人的言语和行为的暗示影响，尤其是当他对某人印象良好时，则该人的意见都会不加分析地盲目接受下来。他们的自我暗示也很强烈,甚至各种身体不适感也可作为自我暗示的基础。

(3) 自我中心和好幻想　他们好夸耀自己,显示自己,乐于成为大家注意的中心,喜欢得到别人的赞扬。他们富于生动的幻想,特别是当情感反应强烈时,想象和现实常易混淆,甚至有时连他们自己也弄不清楚到底是想象还是事实,因而造成他在说谎的印象。

但这类人格特征并非发生癔症的必要条件。有一些不属于这类人格的人在强烈的精神因素影响下,同样可以发生癔症。

精神因素和暗示作用是癔症发病的主要原因。惊恐、被侮辱、委屈、不如意以及亲人的远离等较强烈的精神创伤,往往是癔症第一次发病的诱因。以后的发病不一定都有很强烈的精神因素:与精神创伤有联系的事件可引起发病,在与第一次起病相类似的情景下产生联想也可以引起突然发病。

有些患者可因躯体因素,如疼痛、发热、不适、劳累等,引起精神紧张和恐惧或精神不愉快而发病。

暗示有致病作用。具有特殊意义的谈话、表情和传说,以及看见其他患者发病均可成为病因,即通过自身体验和联想而产生疑虑,深信自己会发病而发病,这是自我暗示的作用。患者易受暗示,是癔症性格所致。

三、癔症的临床表现

癔症的临床表现极为复杂,可类似于多种疾病的症状,几乎具有医学临床各科的所有疾病的症状表现。有人说"癔症的症状包括整个医学的内容"。法国的夏克称癔症患者为"伟大的模仿者",也有人称癔症患者是"不好的演员,各种角色都可扮演"、"调皮孩子,恶作剧"等。这都说明癔症的表现千奇百怪,无奇不有,谁也无法完全描述癔症的全部症状。

《中国精神疾病分类(第三版)(修订版)》将癔症的临床表现分为两个类型。①分离症状:表现为精神症状(为主)。②转换症状:表现为躯体的功能障碍。在同一患者身上往往仅有一两种症状出现,且每次发作多为同样症状的重复。

癔症是由明显的精神因素,如生活事件、内心冲突或情绪激动、暗示或自我暗示所导致的精神障碍。多数起病于 35 岁前,发病急骤,主要表现为无器质性基础的感觉、运动障碍或意识状态改变。具体有如下几种表现。

1. 癔症性精神障碍(又称分离型障碍)

(1) 情感爆发　患者在受精神刺激后突然出现以尽情发泄为特征的临床症状。号啕痛哭,又吵又闹,以极其夸张的姿态向人诉说所受的委屈和不快,甚至捶胸顿足,以头撞墙,或在地上打滚,但意识障碍不明显,发作持续时间与周围环境有关。情感爆发是癔症患者最常见的精神症状。

(2) 意识障碍　表现为意识朦胧状态或昏睡,患者突然昏倒,呼之不应,推之不动;癔症性朦胧状态,兴奋激动,情感丰富或有幻觉、错觉;癔症性神游症,患者表现为离家出走,到处游荡;癔症性梦行症,睡中起床,开门外出或做一些动作之后又入睡;癔症性假性痴呆,表情幼稚,答非所问,或答案近似而不正确。

(3) 癔症性精神病　患者表现为情绪激昂,言语零乱,短暂幻觉、妄想,盲目奔跑或伤人毁物,一般历时 3～5 天即愈。

(4) 癔症性神鬼附体　常见于农村妇女,发作时意识范围狭窄,以死去多年的亲人或邻居的口气说话,或自称是某某神仙的化身,或称进入阴曹地府,说一些"阴间"的事情,与迷信、宗教或文化落后有关。

案例引导

某男,29岁,因突然外出漫游,醒后不能回忆入院。

患者父母为其选好女友并写信催其回家见面成亲,但因施工紧张,领导未能准假。当再次向领导请假未准时,患者即觉愤怒、委屈,当即将家信撕毁,对班长讲:"有人害我,老哥帮帮我。"第二天患者给班长下跪说:"不借钱给我做路费,可能见不到父母面",因当日是阴历年初三,当地风俗认为这天讲不吉利话不好,故班长打了患者一个耳光。当晚11时,发现患者失踪。10天后在火车站发现患者,患者当时满面污垢、衣服破烂、双下肢肿胀,不能认识同乡好友,带其回家后也不与亲人打招呼,情感反应平淡。两天后患者突然清醒,对自己在家中感到莫名其妙,对离开单位前及出走情况不能回忆。

诊断:分离性漫游症(癔症性漫游)。

癔症性漫游症(hysterical fugue)是分离性癔症的一种特殊形式,常在急剧的精神刺激作用下发病,患者几乎总是从不顺心的住所出走,到外地旅行,旅行地点可能是以往熟悉和有情感意义的地方,此时患者意识范围缩小,但日常的基本生活(如饮食起居)能力和简单的社交接触(如购票、乘车、问路等)依然保持,他人看不出其言行外表有明显异常,历时几十分钟到几天,清醒之后对病中经过不能回忆或仅能片断回忆。

2. 癔症性躯体障碍(又称转换型癔症)

(1)感觉障碍 感觉障碍包括感觉缺失、感觉过敏、感觉异常、视觉障碍、听觉障碍、心因性疼痛等。感觉缺失,患者对强烈的刺激只能轻微感觉,甚至完全没有感知,其特征是不按解剖部位分布,不能用神经病理学的知识加以解释;感觉过敏,患者对局部的触摸特别敏感,非常轻微的触摸即感到疼痛异常;感觉异常,患者感到咽喉部有异物或梗阻,好似球形物体在上下移动,但咽喉部检查却无异常发现;视觉障碍,常见者为突然失明,也有弱视、视野向心性缩小,但眼底检查正常,双瞳孔对光反射良好,患者什么也看不见,但行走时可避开障碍物;听觉障碍,在强烈的精神因素影响下,突然双耳失去听力,但来自背后的声音可引起瞬间反应,睡眠中可被叫醒,客观检查无阳性发现;心因性疼痛,在受到精神刺激后出现剧烈头痛、背痛或躯体其他部位的疼痛,但客观检查未发现相应的器质性病变。

(2)运动障碍 运动障碍包括抽搐发作、瘫痪、失音等。①抽搐发作:常因心理因素引起,发作时常突然倒地,全身僵直,角弓反张,四肢不规则抽动,呼吸急促,呼之不应,有时扯头发、撕衣服等,表情痛苦;一次发作可达10~20 min甚至1 h,随周围人的暗示而变化,发作可一日多次。②瘫痪:以单瘫或截瘫多见,有时可出现四肢瘫,起病较急,瘫痪程度可轻可重;轻者可活动但无力,重者完全不能活动;客观检查不符合神经损害特点,瘫痪肢体一般无肌肉萎缩,反射正常,无病理反射;少数治疗不当,瘫痪时间过久可见废用性萎缩。③失音:患者保持不语,常用手势或书写表达自己的意见;客观检查,大脑、唇、舌、腭或声带均无器质性损害。

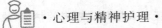

（3）躯体化障碍　以胃肠道症状为主，也可表现为泌尿系统或心血管系统症状。患者可出现腹部不适、反胃、腹胀、厌食、呕吐等症状，也可表现为尿频、尿急等症状，或表现为心动过速、气急等症状。

📝 **知识链接**

"鬼神附体"是一种较为常见的癔症发作形式，偶尔也见于精神分裂及其他精神障碍。此种情况多见于好感情用事、富于幻想或具有迷信思想的人，农村妇女尤为多见。首先，患者有相信鬼神存在的思想基础，有易于接受暗示性的性格特点，在强烈的精神刺激后，在自我意识障碍的情况下，经过自我暗示（如疑心鬼神会附体），或环境或他人的言语暗示，患者自称某某神仙、某某死者灵魂的化身。此时患者常以这些附体者的口吻、身份讲话，声调也变得特殊，讲话内容与患者当时的内心体验有关。历时可数分钟或数小时，经暗示治疗后，患者可迅速恢复其自身身份，发作过后可部分回忆发作经过。

"老牛大憋气"是癔症的一种表现形式，占农村中癔症患者的半数，占住院癔症患者的1/5。此症多见于易激动、感情用事、自以为是的女青年，一旦违背了自己的愿望，达不到自己的目的或争吵失利时会感到委屈而发病。表现为在有人注意的地点和场合突然倒在地上、沙发上或有依靠处，以求得同情，同时四肢无规律地乱动或呈四肢僵直不动，嘴里喊叫、骂人或做怪样，并伴屏气或深叹气、吸气。虽问之不答，但并无意识障碍和呼吸停止，患者听得见，能看到周围人的反应和举动，其发作也随之波动。发作时无大、小便失禁及咬破舌头等现象，身体极少有外伤。发作时间为半小时至数小时，多在白天、安全及人多的地方发病，不会因发病而致伤或致命。发作后行为正常，对病中情况可完全或片断回忆，过后患者常说："当时脑子是清楚的，就是自己控制不住自己"。

四、癔症的诊断要点

癔症的诊断要点如下。

（1）发病者多为16～40岁的青壮年，多见于年轻女性。

（2）起病急，常有强烈的精神因素或痛苦的情感体验等诱因。

（3）具有精神症状、运动障碍、感觉障碍及自主神经功能障碍等临床症状多，体征少的特征。

（4）发病者大多受精神因素刺激或暗示起病。

（5）体格检查和化验检查常无异常发现。

（6）有癔症特有性格，如高度情感性、暗示性，丰富的幻想，以自我为中心等。

🧪 **案例引导**

患者，女，19岁，未婚，某酒店职员。因发作性撕衣服、喊叫，毁物九个月就诊。

患者1999年职高毕业后从四川召入北京某酒店。在岗前培训时因与人打架，被领导批评受刺激后出现一次发作性叫喊、毁物,历时约1h后自行缓解。2000年上岗后,整天想家,心情不快,并感到别人瞧不起她,时有发作性撕衣服、怪叫,或与别人争吵,砸玻璃,有时独自坐在地上哭泣。历时长则可达1~2天,短则1~2h,一般1个月发作1~2次,近1周发作频繁,一周内发作2~3次。发作时从无摔伤、舌咬破或尿失禁,清醒后能回忆发作经过。有时对自己的表现感到悔恨。发作间歇期能遵守酒店的各项规章制度,工作积极,常主动做好事。发病后从未治疗过。

病前无发热、头痛、呕吐,病程中从无抽搐发作,每次发病前均有心情不快因素。病后进食减少,大小便正常。

患者幼年常受父母打骂。平时个性内向,倔强。

体格检查及神经系统检查未见异常。

精神检查:意识清晰,衣着整洁,年貌相符,生活能自理。情绪较低沉,无明显的焦虑、抑郁情绪,情感表达与思维内容基本协调。无妄想、幻觉。自知力存在。

实验室检查无异常,心电图、脑电图、胸透无异常。

诊断分析:患者发作性撕衣、毁物、哭叫,每次发作前都有一定的心理因素。发作后多数能回忆。无继发性外伤、尿失禁、舌咬伤史。每次发作时间较长,有时数小时,有时1~2天。加上个性内向倔强,从小家庭环境不良,造成性格上的缺陷及情绪上的压抑。工作后原指望换个环境,没想到酒店管理较严,思家心切,每当受挫折,或心情不快时易导致疾病发作。这实际上是一种发泄机制。

诊断:癔症。

五、癔症的治疗措施及预后

癔症常在精神因素作用下急性起病,病程可随临床征象的不同而有差异。情感爆发、意识障碍、抽搐发作,一般于短期内即可消失,但常常有再发倾向。出现内脏机能失调,以及运动、感觉症状时则历时较久,且于好转后也可再发。病程的长短和能否再发还取决于病后是否正确处理。不当的处理或接受不良暗示,尤其是医务人员的不当言语,常可增加疾病的顽固性而使病程延长。因此,及时治疗包括心理治疗、暗示治疗及药物治疗。恰当的处理可以较快地使症状消失,而且可使疗效获得巩固而避免再发。

癔症的预后一般是良好的,少数患者若病程很长,或经常反复发作,则治疗比较困难,具有明显癔症性格特征者治疗也较困难,且易再发。表现为瘫痪或内脏功能障碍的极个别癔病患者,若得不到及时恰当的治疗,病程迁延,可严重影响工作和生活能力,可因合并症而影响寿命。

癔症的治疗既容易也困难,关键是医务人员应满腔热情地关心患者,帮助他们寻找发病的原因,引导患者正确地对待疾病,树立战胜疾病的信心,疾病的治愈是医生与患者共同努力的结果。癔症的治疗以心理治疗为主,辅以药物等治疗。

1. 心理治疗

(1)解释性心理治疗　让患者及其家属知道,癔症是一种功能性疾病,是完全可以治愈的。消除患者及其家属的种种疑虑,稳定患者的情绪,使患者及其家属对癔症有正确的认识,并积极配合医生进行治疗。引导患者认识病因及病因与治疗的关系,应给予患者尽情疏泄的机会,给予适当的安慰或鼓励。患者本身也应加强自我锻炼,用理性的态度处理所面临的一切,而不要感情用事,用积极主动的姿态去克服性格方面的缺陷。

(2)暗示治疗 暗示治疗是消除癔症症状,尤其是癔症性躯体障碍的有效方法。在施行暗示治疗时,应注意以下问题。一方面,治疗环境要安静,以消除环境对患者的各种不良影响。一切无关人员均要离开治疗现场,避免由于家属或周围人的惊慌,或过分关注而使症状加重,给治疗带来困难。另一方面,医生在认真详细地询问病史以后,在接触患者并做全面检查的过程中,态度应热情沉着、自信,要对治疗充满信心,建立良好的医患关系,使患者信任医生。实践证明,患者对医生信赖的程度往往是决定暗示治疗成败的关键。在言语暗示的同时,应针对症状采取相应的措施,如吸入氧气,针刺,给予注射用水或维生素 C 针剂肌内注射,静脉推注钙剂及电兴奋治疗。

(3)催眠疗法 利用催眠时大脑生理功能的改变,通过言语,施以暗示,从而达到消除癔症症状的目的。

2.药物治疗 癔症发作时,若患者意识障碍较深,不易接受暗示治疗,可用氯丙嗪或合用盐酸异丙嗪 25～50 mg,或安定 10～20 mg,肌内注射,使患者深睡,不少患者醒后症状即消失。

3.物理治疗 中药、电针或针刺等治疗可收到较好的疗效,在治疗时如能加以言语暗示,则效果更佳。痉挛发作、朦胧状态、昏睡状态、木僵状态的患者,可针刺人中、合谷、内关等穴位,均用较强刺激或通电加强刺激。对瘫痪、挛缩、呃逆、呕吐等症状,以直流感应电兴奋治疗或针刺治疗。对失音、耳聋症等,也可用电刺激、电兴奋治疗。

六、癔症患者的护理

(一)护理评估

(1)症状的评估 了解癔症发作的症状特点,临床表现。评估患者在癔症发作时的症状特点、类型、症状的频度、症状的严重程度。

(2)患者人格特点的评估 许多学者认为,在一定的精神因素影响下,有癔症性格特征的人较无癔症性格特征的人容易发生癔症。因此,要了解什么样的人格特征是"癔症性格",有哪些表现。按"护理程序"的方法、步骤、评估住院期间患者的性格特点,了解其人际关系的情况、处事作风、情绪反应类型、对刺激的应对方式及适应能力、易受暗示的程度、情感反应的特点等。

(3)患者心理社会因素的评估 心理社会因素往往是癔症发作的诱发因素,不容忽视。因此,应对患者在发病前的不良刺激和刺激程度与疾病发生的相互关系进行认真的评估,分析刺激是来自生活事件,还是来自患者自身的内心冲突,还是源于人格方面的易感素质等。

(二)护理目标

(1)癔症发作期间,患者在监护下无伤人及自伤行为发生。

(2)出现癔症性瘫痪时,患者在护理下不出现肌肉萎缩及便秘、压疮等并发症。

(3)在接受了健康教育指导后,患者能客观地评价自身性格缺陷,或者患者有完善人格的愿望和行动。

（4）患者家属可以清楚地复述本病的特点、症状、护理要点等。

（5）患者在监护下不出现"漫游症"。

（三）护理要点

（1）遇到癔症发作时，保持镇定的情绪，维护好患者及周围环境的安静，以免对患者心理造成不良的影响。

（2）心理护理是主要的护理措施之一：可采用心理支持疗法，以调动患者的积极性，激发其对生活的热情，坚定患者战胜疾病的信心。

（3）健康教育是重要的护理内容，其目的在于帮助患者获得较完善的人格，增强精神免疫力。

（4）对急症发作时的躯体护理不容掉以轻心：要防止各种并发症的发生，做好各种症状的对症护理。

（四）护理诊断及相应的护理措施

1. 有暴力行为的危险（对自己和他人） 与发作时意识活动范围狭窄有关。癔症发作时，患者情感爆发，可表现为哭闹、撕扯衣物、头发，抓、咬别人等伤害自己和他人的行为。

护理措施如下。

（1）避免用过激的言词刺激患者，或过分地关注患者，否则患者可能会做出更加夸张的行为，造成自伤或伤人的后果。讲话时既要有威慑力让患者听从，又不对患者心理构成恶性刺激。

（2）患者发作时，尽可能地维持好患者周围的环境，使之安静，避免嘈杂，减少过多人的围观，以减轻患者发作的程度，也有利于治疗、护理的顺利进行。

（3）对住院患者要严格控制探视，尤其是要限制可能会对患者构成不良刺激的有关人员的探视。

（4）对出现极度兴奋、躁动、强烈情绪反应的患者要严密监护，必要时可请示医生应用适量的镇静药。

2. 有受伤的危险 与漫游时意识障碍有关。癔症发作时，有的患者可表现为漫游症：突然出走，期间伴有不同程度的意识障碍。这时若缺少必要的专人看护或有不安全的环境因素，患者可能会受到不同程度的伤害。

护理措施如下。

（1）癔症多以门诊治疗为主。让患者及时到门诊治疗及院外护理很重要。

（2）无论在院外，还是对住院的患者，最好能做到有专人看护，不让患者独居一室。晚上房门要上锁。住院患者要限定其活动范围。

（3）不在患者居住的房间内放置危险物品，以减少安全隐患。

（4）为患者佩戴可以表明身份的证件，以便走失后能找回并防止发生意外。

3. 有废用综合征的危险 与癔症性瘫痪有关。有的癔症患者可以出现功能性癔症性瘫痪症状。这种症状虽无任何神经系统的阳性体征，但若长时间得不到有效治疗或伴有躯体诱因时，仍可严重地影响患者的正常活动。患者长期卧床可导致躯体功能退化，有的可出现躯体并发症。

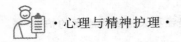

护理措施：

（1）患者出现"癔瘫"时，要为患者讲清这种病症的性质，以减轻患者的恐惧、焦虑情绪。告诉患者只要配合治疗是完全可以治愈的，以坚定患者战胜疾病的信心，取得患者的合作。

（2）帮助患者定期训练肢体的功能活动。鼓励患者下床走动，防止肌肉萎缩。

（3）每日做皮肤受压部位的按摩护理，防止压疮的发生。

（4）为患者提供高纤维素类食物。每日做腹部按摩。给患者多饮水，防止便秘。若已发生便秘，要及时交班、观察、遵医嘱使用缓泻剂或灌肠，以防肠梗阻。每晚为患者冲洗会阴，防止尿路感染。保证房间的湿度，定时通风、消毒，协助患者随季节的变化增减衣服，以防感冒。

4．知识缺乏

（1）患者的知识缺乏，主要表现为心理卫生知识的不足。缺乏心理保健常识。遇到外界不良刺激时缺乏心理承受能力并且不会使用良好有效的心理预防机制做自我保护，性格不健全。

（2）患者亲人的知识缺乏，表现为对本病知识不了解，不能为患者提供有效的帮助，并且还经常会说出不恰当的语言或做出不适当行为而起到不良的暗示作用，而加重患者的病情。

护理措施：

以健康教育为主要内容。要帮助患者充分认识自己，认识自身性格上的弱点以及这些弱点与疾病的关系。教会患者完善性格的方法，使其懂得如何处理紧张的人际关系，调整不良的情绪，增强心理承受能力。指导患者用理智而不是用情感处理一些麻烦的问题。此外，要有针对性地帮助患者家属了解有关癔症的常识，使患者能从中获得更有效的帮助。

（五）护理评价

执行护理措施后，根据患者的反应，将其与护理目标进行比较，衡量目标是否达到，护理措施是否恰当，然后制定新的护理计划和措施。

第三节　人格障碍患者的护理

一、人格障碍的概念

人格障碍是指人格的结构和人格特征明显偏离正常为特点的一种精神障碍。患者表现为社会适应不良，明显影响人际关系和职业功能，患者自己感到痛苦。人格障碍多在少年或儿童时期开始形成，到青春期定型，常一直持续生命的整个过程。反映个人生活风格和人际关系的异常行为模式，它是在某种不健全的先天素质特点的基础上，加上后天不良社会文化环境因素的影响，造成人格畸形发展或人格结构的破坏。当一个人具有某种人格障碍时，常和社会生活发生冲突。

二、人格障碍的特征

（1）对外来压力不能适应和应变　人格障碍患者不能正确地认识和处理生活中的压

力,他们要么焦虑、紧张,要么恐惧、忧虑,要么固执己见。

(2)在工作和爱情方面无能 由于人格障碍患者对人、对事在观念上的与众不同,以及行为上的古怪孤僻,他们很难与其他人建立持久的真正感情,最终在爱情和工作等方面始终存在着很大的障碍。

(3)易与他人发生争吵 在不稳定的人际交往中,人格障碍患者总有敌对和剧变的特征,他们缺乏客观地看待自己的能力,常惹人讨厌。

(4)能在感情方面攫住他人 人格障碍患者身上有一种奇特的能力,他们为了某种目的,可以消除与别人的界线,在短时间内与别人建立难以置信的感情关系,这种感情甚至可以与情侣之间的感情相比拟,但持续时间不会太长,因为他们不能与人们建立真正的深厚友谊和感情。

三、常见的人格障碍患者的临床表现

1. 偏执性人格障碍 偏执性人格障碍者以极度的敏感和多疑为特点,男性多于女性。患者认为周围的人或现象都对自己别有用心,无端地猜疑,总是被"忠诚"和"信任"缠绕着,特别是对亲人或朋友,认为别人在伤害、欺骗、剥削自己,经常怀疑、嫉妒、考验、侦察配偶的行踪,甚至将配偶和家庭成员告上法庭。对周围的人和发生的事极度敏感,经常将别人说的话看成是对自己的进攻,从而具有高度的警惕和极强的自我防卫心理。外表显得严肃认真,孤单阴沉,死板,缺乏幽默感;内心常满怀委屈和怨恨,有强烈的敌意和报复心,心胸狭隘,固执好辩,过于自尊及自信;行动上鬼鬼祟祟,遮遮掩掩,拐弯抹角,一生处于紧张不安的状态。

2. 反社会性人格障碍 反社会性人格障碍者的主要特征是对抗社会,有的有犯罪行为,男性多于女性。患者易冲动,办事常没有目标,经常对别人有暴力行为。做了坏事从没有内疚感,缺乏道德,以自我为中心。缺乏爱心,冷酷无情,爱说谎话,不诚实。性生活不掺有感情,令配偶反感。表面上显得很有魅力,似乎智商很高,而实际上人际关系往往不好,交往迟钝。社会活动层次低下,经常是从小染上吸毒恶习。诊断是基于患者的履历,而不是精神状态的检查。偶尔1～2次酗酒、偷盗、强奸、好斗等行为不能构成反社会性人格障碍。

3. 分裂样人格障碍 以观念、行为和外貌装饰的奇特、情感冷漠及人际关系明显缺陷为特点。男性略多于女性。表现如下:①性格明显内向,回避社交,离群独处,我行我素而自得其乐;②缺乏热情和温柔体贴,缺乏幽默感;③常不修边幅、服饰奇特、行为怪异;④言语结构松散、离题,表达意思不清楚;⑤爱幻想或有奇异信念。

4. 强迫性人格障碍 以过分的谨小慎微、严格要求与完美主义及内心的不安全感为特征。男性患病率为女性的2倍,约70%的强迫症患者病前有强迫性人格障碍。这种人以十全十美的高标准要求自己,总是对自身的工作和生活难以满意,因而感到紧张、焦虑和苦恼。

5. 表演性(癔症性)人格障碍 以过分的感情用事或夸张言行吸引他人的注意为特点。这种人人格不成熟,情绪不稳定,暗示性、依赖性强。

6. 冲动性人格障碍 以情感爆发,伴明显行为冲动为特征,男性明显多于女性。其表现如下:①情绪不稳,易激惹,易与他人发生争执和冲突,冲动后对自己的行为懊悔;②人际

关系极端化(要么与人关系极好,要么极坏);③情感爆发时,对他人可有暴力攻击,可有自杀、自伤行为。

7. 焦虑性人格障碍 以一贯感到紧张、提心吊胆、不安全及自卑为特征,总是需要被人喜欢和接纳,对拒绝和批评过分敏感,因习惯性地夸大日常处境中的潜在危险而有回避某些活动的倾向。

四、常见的人格障碍患者的护理措施

1. 偏执性人格障碍患者的护理措施

(1)护士的感觉 护士感到难以接近患者,并且在患者感到自己高于一切时,护士会心烦意乱。患者的言行可引起护士与患者之间产生对抗。当护士感觉被患者污辱时,便说明患者需要护士的帮助。

(2)建立治疗性信任关系 建立满意的护患治疗关系是消除患者多疑的第一步。护士要向患者表达医护人员非常理解他们的感受,并认真听取患者带有多疑情感的陈述,在患者用语言进行攻击或企图找借口来掩盖自己多疑的感受时,切忌直接反驳,以表示护士尊重患者,显示出护士随时都是可依赖的人。即使当患者使你恼怒时,也要以和蔼友善的态度对待患者,当患者感到能跟你愉快相处时,患者的多疑也就减少了。

(3)指导患者以一种自己和他人都满意的方式参与日常活动 护士应首先帮助患者找出并表达影响社交的因素和感受,然后再纠正受损的社交技术。护士在与患者进行交流时,要清楚、简单地说明问题,以减少患者的误解。在患者能信任他人之前,先同他(她)所信任的人进行交往。应鼓励患者参与集体活动,但要避免竞争。

2. 反社会性人格障碍患者的护理措施

(1)护士的感觉和反应 最初,患者给护士的印象可能是很可爱的或充满智慧的,但经过一段时间后,当患者抵制或蔑视护士的帮助时,他们马上就会觉得备受挫折而愤怒。护士应始终调整心态,尽管患者的行为是不可接受的,但护士应使患者感到自己始终是在接受和护理他们。

(2)针对操纵的护理 针对患者操纵行为的护理措施是建立明确、现实的限制,约束他们的异常行为:①建立现实可行的限制;②使患者意识到限制的必要性,清楚、温和、坚定地告诉患者不限制的后果;③限制应由全体工作人员共同建立,应由全体工作人员始终一致地执行。

(3)针对冲动的护理 护理人员要帮助患者探究诱发冲动的因素,讨论这些行为给自己及他人带来的危害及痛苦,或用其他方式代替冲动。在与患者谈论如何在社交活动中避免冲动和扰乱别人时,应向患者解释患者的行为会给别人带来什么样的反应和影响,使他们意识到自己的行为是不正常的。

(4)针对进攻的护理 护理人员首先应与患者一起找出诱发进攻的因素,即察觉坏的兆头,鼓励患者用语言表达感受,发泄受挫感,而非采用进攻行为。还要帮助患者提高解决问题的技巧以应对挫折和紧张的心理。当患者无法调节自己愤怒的心情时,护士应清楚、明确、严肃地向患者讲明攻击他人将造成的后果,以及时制止患者的攻击行为,并让他们知道应对自己的行为负责。在这个时候对患者讲"良心"是无用的。必要时,可根据医嘱用镇静药物控制患者的进攻行为。

（5）针对分离的护理　护理人员应帮助患者与他人建立互相信任的关系,使患者认识到交流的意义,提高患者的交流技能,从而增强患者的自信心。

小　结

神经症与癔症的症状复杂多样,有的病因尚未明确,所以护理工作十分关键。护理人员应熟悉神经症与癔症患者的症状,从各个方面去了解患者,正确地判断患者的病情严重程度和治疗的效果,得出准确的护理诊断,及时做好护理评价,为解决患者的痛苦实施护理措施,为患者做好整体护理。

人格障碍是指人格的结构和人格特征明显偏离正常为特点的一种精神障碍。学习常见的人格障碍患者的临床表现及治疗护理措施,有助于帮助患者控制和改善他们的行为,使他们融入到正常的社会生活中。

能力检测

一、单选题

【A_1／A_2型题】

1. 某患者,突然觉得恐惧、胸闷、心慌和心快要跳出嘴来了,觉得呼吸困难,马上就要面临可怕的死亡,手脚发抖,头也晕得厉害。初诊为急性焦虑发作(又称惊恐发作)。此病一般每次发作持续(　　)。

A. 30 min 左右　　　B. 1 h 左右　　　C. 2 h 左右

D. 3 h 左右　　　E. 10 min 左右

2. 某患者诊断为焦虑症,治疗时最常用的药物是(　　)。

A. 安定类　　B. 氯丙嗪　　C. 多虑平　　D. 阿米替林　　E. 奋乃静

3. 某患者,在超市购物,突然坐地,号啕痛哭,又吵又闹,以极其夸张的姿态向人诉说所受的委屈和不快,并捶胸顿足,初诊为癔症。该患者常见的感觉障碍是(　　)。

A. 耳聋　　　B. 失明　　　C. 失音

D. 局部感觉缺失或过敏　　E. 以上都对

4. 某癔症患者,在回答问题时,答案近似又不准确,或者理解问题不恰当,称为(　　)。

A. 虚构　　B. 假性痴呆　C. 童样痴呆　D. 真性痴呆　E. 错构

5. 某患者经常担心甚至相信自己患有严重的躯体疾病,但经多次全面检查,均证明无躯体病变,该患者的主要症状为(　　)。

A. 焦虑　　B. 抑郁　　C. 疑病　　D. 易疲劳　　E. 强迫行为

6. 生物反馈治疗适用于(　　)。

A. 抑郁症　　　B. 神经症　　　C. 精神分裂症

D. 躁狂症　　　E. 精神发育不全

7. 某患者不明原因地出现担心新婚的丈夫在上、下班途中会被人抢劫或出车祸,担心身体健壮不到 50 岁的父母会突然死亡,整日忧心忡忡、紧张、焦虑、坐立不安、心跳、心慌,根据相关标准,此类疾病的病程必须(　　)。

A. 大于 1 周　　　　　B. 大于 2 周　　　　　C. 大于 3 周

D. 大于 4 周　　　　　E. 大于 6 月

8. 恐惧与焦虑的区别在于（　　）。

A. 有无惊恐发作　　　　B. 有无特定环境　　　　C. 有无精神焦虑

D. 有无躯体焦虑　　　　E. 有无焦虑情绪

9. 某患者自述鬼神附体，常见在下列哪种疾病中？（　　）

A. 抑郁症　　B. 癔症　　C. 焦虑症　　D. 恐惧症　　E. 以上都不对

10. 神经性疼痛，以什么部位最为常见？（　　）

A. 头颈部　　B. 腰背部　　C. 胸部　　D. 四肢　　E. 上腹部

11. 在神经症的症状中，不包括（　　）。

A. 情绪症状　　　　　B. 感觉过敏　　　　　C. 妄想

D. 躯体不适症状　　　E. 精神易兴奋

12. 以下哪种疾病可以出现意识障碍？（　　）

A. 神经衰弱　　B. 强迫症　　C. 疑病症　　D. 癔症　　E. 焦虑症

13. 广泛性焦虑症的病期要求是（　　）。

A. 至少 6 个月　　　　B. 至少 3 个月　　　　C. 至少 1 个月

D. 至少 10 个月　　　　E. 至少 1 年

14. 关于惊恐障碍的叙述，以下哪项不对？（　　）

A. 通常起病急剧，终止也迅速

B. 每次一般历时 5～20 min，很少超过 1 h

C. 诊断要求 1 个月内至少有 3 次发作或首发后继发的焦虑持续 1 个月

D. 症状不是继发于其他躯体或精神疾病

E. 发作期间大多意识清楚

15. 恐惧症中最常见的症状是（　　）。

A. 场所恐惧症　　　　B. 社交恐惧症　　　　C. 单一恐惧症

D. 强迫性恐惧症　　　E. 以上均不对

16. 关于癔症的叙述，下列不正确的是（　　）。

A. 癔症又称歇斯底里

B. 一般有相应的器质性病变基础

C. 近年来把癔症划出神经症的意见占大多数

D. 一般认为癔症的预后较好

E. 起病常与心理应激反应有关

17. 下列哪项不属于所有人格障碍患者的共同特征？（　　）

A. 总是触犯法律，缺乏良心　　　　B. 工作和爱情方面无能

C. 对压力不能适应和调节　　　　D. 容易引起争吵

E. 能在感情方面攫住他人，但不持久

【A₃型题】

（18～20 题共用题干）来访者李某，初步确定为神经症，来访者叙述自己经常有一些想法，明知没有必要，却经常出现在脑海里，有时刚做完一件事情，却会反复地问自己"我刚刚

做了这件事吗?"

18. 李某最可能患了下列哪种疾病?(　　　)

A. 神经衰弱　　B. 强迫症　　　C. 疑病症　　　D. 癔症　　　E. 焦虑症

19. 目前对该类疾病最有效的药物是(　　　)。

A. 阿米替林　　B. 丙米嗪　　　C. 多虑平　　　D. 氯丙米嗪　　E. 麦普替林

20. 该病与恐惧症的区别在于(　　　)。

A. 出现焦虑反应　　　　　　B. 明知不对难以控制　　　　C. 是否回避

D. 有无精神因素　　　　　　E. 有无自主神经症状

二、多项选择题

1. 焦虑可见于(　　　)。

A. 焦虑症　　　　　　　　　B. 抑郁症　　　　　　　　　C. 精神分裂症

D. 强迫症　　　　　　　　　E. 恐惧症

2. 广泛性焦虑的诊断标准,以下各条中正确的有哪些?(　　　)

A. 以持续的原发性焦虑症状为主

B. 必须符合症状标准至少已 3 个月

C. 患者社会功能受损,患者因难以忍受又无法解脱而感到痛苦

D. 必须符合症状标准至少已 6 个月

E. 必须排除躯体疾病的继发性焦虑,排除药物性焦虑反应,以及强迫症、恐惧症、疑病症、神经衰弱、躁狂症、抑郁症,或精神分裂症等伴发的焦虑

3. 神经衰弱主要的常见症状,以下各项中正确的有哪些?(　　　)

A. 食欲减退　　　　　　　　B. 易兴奋　　　　　　　　　C. 易疲劳

D. 躯体不适症状　　　　　　E. 易激惹

4. 下列关于癔症诊断的叙述中,正确的说法有哪些?(　　　)

A. 有癔症性人格基础　　　　B. 由心因诱发

C. 可接受暗示　　　　　　　D. 一般都需通过治疗使症状完全消除才可确诊

E. 一般都在几周或几个月后趋于缓解

5. 转换性障碍的患者最常见的最主要的主诉是(　　　)。

A. 痉挛　　　　　　　　　　B. 麻痹　　　　　　　　　　C. 喉头堵塞感

D. 鬼神附体　　　　　　　　E. 肚子里有人说话

6. 躯体化障碍的患者最常见、最主要的主诉是(　　　)。

A. 抑郁或恶劣心境　　　　　B. 腹痛　　　　　　　　　　C. 胸痛

D. 恐惧　　　　　　　　　　E. 强迫行为

7. 神经症与器质性精神障碍的鉴别要点是(　　　)。

A. 神经症的症状不是由于生物源性的病因所致

B. 神经症不具备脑器质性精神障碍的某些症状

C. 神经症一般没有幻觉、妄想等精神病性症状

D. 神经症患者有自知力

E. 神经症患者的病程呈波动性

8. 以下哪些心理治疗方法可用于癔症患者的治疗?(　　　)

A. 暗示治疗　　　　　　B. 催眠治疗　　　　　　C. 行为疗法

D. 解释性心理治疗　　　E. 物理治疗

9. 癔症性精神障碍的表现形式包括(　　)。

A. 意识障碍　　　　　　B. 情感爆发　　　　　　C. 癔症性痴呆

D. 癔症性遗忘　　　　　E. 癔症性精神病

10. 神经症的共同特征为(　　)。

A. 起病常与心理社会因素有关

B. 主要表现为脑功能失调症状、情绪症状、疑病症状、强迫症状及多种躯体不适等

C. 有一定的自知力,社会功能相对完好,但病程大多迁延不愈

D. 无相应的器质性病变基础

E. 病前多有相应的心理素质和人格基础

三、案例讨论

赵某,女,20岁,大学二年级学生,身体健康,无躯体不适,由同学陪同来心理咨询。同学说,赵某刚进校时,成绩挺好,一年级期末考试她在班上是第三名。上二年级后,有时觉察她老是不合群,躲着同学,当时常与他人吵闹,说同窗同学吐痰、咳嗽是特意针对她的,是居心凌辱她,当时她就不上课了,好几门课都不及格,后来就休学了,半年后回校,同学觉察她和他人吵架较多,建议她来心理咨询,赵某很不情愿,但在同学陪同下,赵某还是勉强前来咨询。

1. 试分析赵某的主要症状是什么? 可诊断为什么疾病?

2. 可采用什么方法进行治疗?

参考答案

一、单选题

1. A　2. A　3. E　4. B　5. C　6. B　7. E　8. B　9. B　10. A　11. C　12. D　13. A　14. E　15. A　16. B　17. A　18. B　19. D　20. C

二、多选题

1. ABCDE　2. ACDE　3. BCDE　4. ABCE　5. ABC　6. ABC　7. ABC　8. ABD　9. ABCDE　10. ABCDE

三、案例讨论

1. 强迫观念、强迫联想。强迫症。

2. 行为、认知疗法。

(赖　青　李　娜　邓香兰)

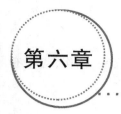

第六章 精神障碍的病因、分类与症状学

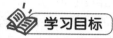 学习目标

1. 掌握：精神障碍、精神症状的定义。

2. 了解：精神障碍发生的相关因素及精神疾病的诊断分类系统。

3. 熟悉：常见精神症状的名称，各类症状的定义及临床特点；精神障碍常见的综合征及其临床意义。

4. 能运用所学的知识，正确判断精神活动的异常。

精神障碍（mental disorder）又称为精神疾病（mental disease），是指在生物、心理、社会因素作用下，人体出现的精神活动失调，它可表现为具有诊断意义的认知、情绪情感、意志行为等精神活动异常，可伴有痛苦体验和（或）功能损害。精神活动失调常影响个体的正常生活、工作、学习与人际交往等，需要用医学方法进行干预。

知识链接

关于精神障碍的定义，美国精神病学会制定的《精神障碍诊断和统计手册》第四版（《DSM-Ⅳ》）是这样描述的：精神障碍是指个体发生的具有诊断意义的行为或心理症状群或症状类型，伴有当前的痛苦烦恼（例如，令人痛苦的症状）或功能不良（即在某一个或一个以上重要方面的功能缺损），或较多伴有明显的发生死亡、痛苦、功能不良或丧失自由的风险，而且这种症状群或症状类型不是对某事件的可期望、文化背景所认可的心理反应，例如对所爱者死亡的心理反应。

第一节　精神障碍的病因学

现代神经科学证明，脑是产生精神活动的器官，人类所有的精神活动均由大脑调控；正常的大脑功能产生正常的精神活动，异常的大脑功能与结构可能导致异常的精神活动与行为表现。精神活动是脑的高级运动形式，具有其独特性；脑与精神活动产生的运动发展规律迄今未明。对精神障碍的病因进行探索研究已经历了半个多世纪，由于认识的局限性和方法学问题，对许多精神障碍的确切病因研究仍无重大进展和突破。不过，从古代认为精

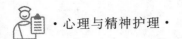

神障碍是鬼魔附体或灵魂出窍,到现代认为精神障碍不是单一的致病因素所致,而是生物、心理、社会因素相互作用的结果来看,人类无疑向前进了一大步。

一、生物学因素

影响精神健康和精神疾病的生物学因素大致包括遗传、感染、躯体疾病、创伤、营养不良、毒物等。

(一)遗传因素

许多精神障碍具有遗传性,是基因将疾病的易感性一代传给一代的。目前认为,绝大多数精神障碍属多基因遗传病,多个基因的相互作用增加疾病的危险性,但每一单个基因都仅起微弱的致病作用,所以,与单基因遗传不同的是,遗传者表现的只是一种患病倾向或患病素质,在某种后天因素(环境因素)影响下发病。这种多基因遗传所致的患病倾向(易患性)称为遗传度(heritability)。遗传度越高,遗传因素在患病中的作用则越大。了解遗传度最有效的办法是孪生子研究,通过比较单卵孪生子与双卵孪生子的同病率(同种精神障碍的患病率),即可计算出遗传度,如果疾病与遗传有关,那么单卵孪生子的同病率应高于双卵孪生子。遗传度高于 60%则认为有遗传倾向。Rao 等(1981)报道精神分裂症的遗传度为 70%,因此精神分裂症有显著的遗传性。

人们对多种精神障碍的家族聚集性进行了研究,结果表明,与遗传因素有肯定关系的精神障碍有精神分裂症、情感性精神障碍、神经性厌食症、惊恐障碍、儿童多动症、儿童孤独症等。国内外许多学者对精神障碍患者进行过家系调查,发现精神障碍患者近亲的患病率比一般居民高,且血缘关系越近,患病率越高。如 Kallmann(1946)对 953 名精神分裂症患者的调查发现,其一级亲属(父母、子女以及同胞兄弟姐妹)精神障碍的患病率比一般居民高 10~15 倍,当父母双方均为精神障碍时,其子女的预期患病率为 38.7%~68.1%,比一般居民高 80~100 倍。有关孪生子的研究发现,精神分裂症单卵孪生的同病率是双卵孪生的 4~6 倍。寄养子研究发现,精神分裂症母亲所生子女从小寄养出去,生活于正常家庭环境中,成年后仍有较高的患病率。又如,儿童多动症患者双亲患病率为 20%,一级亲属患病率为 10.9%,二级亲属(叔、伯、姑、舅、姨、祖父母、外祖父母)患病率为 4.5%,单卵孪生子同病率为 51%~64%,双卵孪生子同病率为 33%,寄养子研究发现其血缘亲属中患病率高于寄养亲属的患病率。这些资料均提示遗传因素在精神障碍发生中起重要作用。

(二)器质性因素

脑的器质性疾病和各种躯体疾病都可导致精神障碍。脑的器质性疾病包括颅内感染(脑炎、脑膜炎、脑脓肿、脑性疟疾、脑囊虫病等)、颅脑外伤、脑血管病变、颅内肿瘤、脑退行性病变、神经梅毒、癫痫等。脑以外的躯体疾病,如各种急、慢性躯体感染,内脏器官疾病(肺炎、肺性脑病、肝性脑病、尿毒症等),内分泌障碍,营养代谢疾病,结缔组织和血液系统疾病等。各种毒素作用,机体缺氧,能量供应不足,水、电解质、酸碱平衡失调,脏器功能衰竭、神经递质改变等均可影响脑功能或使脑发生器质性病变,从而导致精神障碍。

(三)理化因素

外伤、缺氧、高温、辐射等因素直接或间接损害脑的结构或功能,可导致短暂的或迟发而持久的精神障碍。饥饿、过度疲劳、睡眠缺乏等所致机体功能削弱状态,可促使精神障碍的发生。精神活性物质(如烟酒、镇静药、催眠药、中枢神经系统兴奋剂、阿片类物质等)、有毒物质(如农药、重金属、有毒气体等)均可影响中枢神经系统而导致意识和精神障碍。其中,摄取毒品(成瘾性很强并在社会上禁止使用的化学物质)如海洛因、可卡因、大麻、苯丙胺等导致的精神障碍已成了一个世界性的问题,患病率不断攀升。从公共卫生角度出发,吸烟、酗酒所造成的健康影响也不容忽视。

(四) 其他生物学因素

1. 性别 有些精神疾病男女性别比例有明显差异,如:酒瘾、注意缺陷与多动障碍、某些人格障碍(反社会型、冲动型、强迫型)好发于男性;抑郁症、焦虑症、神经性厌食症、癔症等女性发病率高。性别与精神疾病的关系其机制并不清楚,可能与性激素、社会心理因素都有关。

2. 年龄 不同的年龄可发生不同的精神障碍,如:儿童青少年期常见的精神障碍是精神发育迟滞、儿童孤独症、儿童多动症、品行与行为障碍;青春期易发生神经衰弱、恐惧症、精神分裂症等,中年期易发生抑郁症、焦虑症等,老年期则多发生阿尔茨海默病,血管性痴呆等。有些精神障碍在不同年龄发病率也不同,如有调查资料显示,神经症的总患病率为2.2%,以40~44岁年龄段患病率最高,但初发年龄最多为20~29岁年龄段。

3. 体型 体型学说认为,情感性精神障碍多见于矮胖型,精神分裂症多见于瘦长型,癫痫多见于匀称型。

二、心理因素

(一) 个性因素

现代心理学一般认为,个性就是个体在物质活动和交往活动中形成的具有社会意义的稳定的心理特征系统,是由先天的禀赋素质和后天环境因素共同作用下形成的。个性心理特征是个体在其心理活动中经常地、稳定地表现出来的特征,包括能力、气质和性格,其中,性格是个性的核心,是一种相对稳定的与社会关系最密切的人格特征,主要体现在对自己、对别人、对事物的态度和所采取的言行上。如有的人豁达开朗、乐于助人、英勇刚强,有的人抑郁寡欢、自私自利、懦弱胆小。

精神障碍的发生与个性心理特征密切相关,不同性格特征的个体易患不同的精神疾病。如具有强迫性格的人,做事犹豫不决,按部就班,求全完美,事后反复检查,穷思竭虑,对己过于克制,过分关注,易焦虑、紧张、苦恼,遇上心理压力就易患强迫症。具有表演型性格的人,以自我为中心,好表现自己,矫揉造作,表情丰富夸张,情绪多变,易受暗示,对别人要求多,不大考虑别人的利益,当遭受精神刺激时易患癔症。具有分裂样性格的人,表现为孤僻少友,生活缺少动力,缺少热情或情感冷淡,不仅自己难以体验到快乐,对他人亦缺少关心,行为怪癖,喜欢做白日梦,缺少进取心等,其精神分裂症的发病率高。

(二) 精神应激因素

精神应激通常是指生活中某些事件引起个体精神紧张和感到难于应付而造成的心理压力。任何个体都不可避免地会遇到各种各样的生活事件,这些生活事件常常是导致个体产生应激反应的应激源。应激源来自恋爱婚姻及家庭问题、职业(学业)问题、社会环境因素和个人特殊境遇四个方面。其中恋爱婚姻及家庭问题、学校与工作场所中的人际关系是应激反应的主要来源,如失恋、夫妻感情不和、经济困难、子女不服管教、辍学、离休退职、人际关系紧张等这些慢性持久的精神刺激,常可促发神经症、心因性精神障碍或诱发器质性与功能性精神障碍,如精神分裂症、情感性精神障碍等。所谓的"天灾人祸",如地震、火灾、洪水、空难、战争等,个人的特殊境遇如亲人突然死亡、经济破产、被强奸、被抢劫、患不治之症等,这些强烈而急剧的应激事件可直接致病,导致癔症发作或与急性应激有关的精神障碍,如急性应激障碍和创伤后应激障碍。

三、社会文化因素

社会是人类存在和发展的必要条件,人的一生与社会有着千丝万缕的联系。自然环境(如大气污染、噪音、生存空间过小等)、社会环境(如社会动荡、社会大变革、人际关系紧张等)、家庭环境(如父母早亡、父母离异、经济条件差、夫妻感情不和等)、移民(尤其是移民到另一个国家)等,均可能增加精神压力,诱发精神疾病。不同的民族文化,社会风俗、宗教信仰也都可能影响人的精神活动而诱发疾病或使发生的精神疾病刻上文化的烙印,如某些精神障碍只见于某些特定的民族、文化或地域之中。精神障碍的表现受社会各阶层的特征(如社会地位、职业的稳定性、受教育程度等)的影响明显,如:来自农村的精神分裂症患者,妄想与幻觉的内容较简单、贫乏,常与迷信等内容有关;来自城市的患者,妄想与幻觉的内容常与电波、电子、卫星等现代生活的内容有关。精神活性物质所致精神障碍与社会因素的关系更为密切,如制毒、贩毒、吸毒已成为当今的一大社会问题,酒瘾与"酒文化"有关等。

迄今为止,除器质性精神障碍、心因性精神障碍、少数遗传性疾病(如 Down 综合征)导致的精神障碍病因较为确定外,绝大多数精神障碍,包括常见的精神分裂症、情感性精神障碍等疾病的病因至今仍不明了,现在比较一致的观点认为,生物学因素是基础,心理、社会因素是致病的条件,它们共同作用导致精神障碍的发生。但在不同的精神疾病中,生物学因素和心理社会因素所起作用的程度不相同。

第二节　精神障碍的分类

医学各科对疾病的诊断与分类遵循的基本原则是按病因、病理改变进行。但实践工作中,绝大多数精神障碍的病因病机、病理改变尚不清楚,无法贯彻病因学分类的原则,只能根据精神症状和已拟定的诊断标准进行分门别类。而精神障碍的各种诊断标准主要依靠精神症状间的组合、病程的演变、病情的严重程度等特点来制定。由于大多数精神障碍缺乏可用科学仪器检测而获得支持诊断的生物学指标,且诊断过程易受其他因素(如病史采取的方法,对症状认识的水平等)影响,诊断的一致性较差。因此,精神障碍分类与诊断标准的制定意义重大。

目前,国际上影响最大且为许多国家所采用的精神障碍分类系统有世界卫生组织《国际疾病分类(第十版)》(《ICD-10》)中的第五章和美国精神病学会的《精神障碍诊断和统计手册(第四版)》(《DSM-Ⅳ》)。按照《ICD-10》的方法,结合国内实际情况,我国自制了一套精神疾病分类与诊断标准,现行的是 2001 年出版的《中国精神疾病分类与诊断标准(第三版)》(《CCMD-3》)。

一、国际精神障碍分类系统

世界卫生组织（WHO）公布的《疾病和有关健康问题的国际统计分类》（International Statistical Classification of Diseases and Related Health Problems，ICD），简称《国际疾病分类》，包括各科疾病。1992 年出版的《ICD-10》中的第五章，是关于精神与行为障碍的分类，为欧亚多数国家所采用。

《ICD-10》第 5 章主要分类类别如下。

F00～F09	器质性（包括症状性）精神障碍
F10～F19	使用精神活性物质引起的精神和行为障碍
F20～F29	精神分裂症、分裂型障碍和妄想性障碍
F30～F39	心境（情感性）障碍
F40～F49	神经症性、应激相关的以及躯体形式的障碍
F50～F59	与生理紊乱和躯体因素有关的行为综合征
F60～F69	成人的人格和行为障碍
F70～F79	精神发育迟滞
F80～F89	心理发育障碍
F90～F98	通常起病于童年与青少年期的行为和情绪障碍
F99	待分类的精神障碍

二、美国精神障碍分类系统

美国精神病学会（APA）制定的《精神障碍诊断与统计手册》（Diagnostic and Statistical Manual of Mental Disorders，DSM），1994 年出版了《DSM-Ⅳ》。《DSM-Ⅳ》将精神障碍分为十七大类。

1. 通常在儿童和少年期首次诊断的障碍
2. 谵妄、痴呆、遗忘及其他认知障碍
3. 由躯体情况引起并未在他处提及的精神障碍
4. 与成瘾物质有关的障碍
5. 精神分裂症及其他精神病性障碍
6. 心境障碍
7. 焦虑障碍（包括应激障碍）
8. 躯体形式障碍
9. 扮演障碍
10. 解离障碍
11. 性及性身份障碍
12. 进食障碍
13. 睡眠障碍
14. 未在他处分类的冲动控制障碍
15. 适应障碍
16. 人格障碍

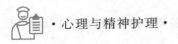

17. 可能成为临床注意焦点的其他情况

三、中国精神障碍分类系统

《中国精神疾病分类与诊断标准(第三版)》(Chinese classification and diagnostic criteria of mental disorders, CCMD)(《CCMD-3》)将精神障碍分为十大类。

0. 器质性精神障碍(包括症状性精神障碍)
1. 精神活性物质或非成瘾物质所致精神障碍
2. 精神分裂症和其他精神病性障碍
3. 心境障碍(情感性精神障碍)
4. 癔症、应激相关障碍、神经症
5. 心理因素相关生理障碍
6. 人格障碍、习惯与冲动控制障碍,性心理障碍
7. 精神发育迟滞与童年和少年期心理发育障碍
8. 童年和少年期的多动障碍、品行障碍、情绪障碍
9. 其他精神障碍和心理卫生情况

第三节　精神障碍的症状学

精神疾病是以精神活动(认知、情感、意志、行为等)异常为主要临床表现的一类疾病,其异常的精神活动通过人的外显行为如谈话、书写、表情、动作行为等表现出来,称之为精神症状。研究精神症状及其产生机制的科学称为精神障碍的症状学。精神症状是诊断精神障碍的依据,精神障碍的症状学是精神医学的重要基础,只有深刻了解每一个精神症状的表现形式才能正确地区别不同的精神症状。准确分析和辨认各种精神症状是精神卫生护士必须掌握的一项基本知识和技能。

每一精神症状均有其明确的定义,并具有以下特点。①客观性:症状的出现与消失不受患者意识的控制。②顽固性:症状一旦出现,难以通过转移令其消失。③不协调性:症状的表现形式和内容与周围客观环境不相称。④痛苦性:症状的出现多伴随痛苦或不愉快的体验。⑤损害性:症状会给患者带来不同程度的社会功能损害。

一般来说,精神症状并不是每时每刻都存在的,而且有些症状表现极为隐蔽,与患者短暂接触、观察、交谈,难以发现。只有与患者密切接触,建立良好的护患关系,仔细观察,反复检查,才可能发现患者的精神症状。为了判定某一种精神活动是否异常,一般应从如下三个方面进行对比分析:①纵向比较,即与其过去一贯表现相比较,精神状态的改变是否明显;②横向比较,即与大多数正常人的精神状态相比较,差别是否明显,持续时间是否超出了一般限度;③应注意结合当事人的心理背景和当时的处境进行具体分析和判断。

精神检查的方法主要是交谈和观察。在检查时应注意以下几点:①是否存在精神症状及哪些精神症状;②了解症状的强度、持续时间的长短及严重程度;③分析各症状之间的关系,重视各症状之间的鉴别;④学会分析和探讨各种症状发生的可能诱因或原因及影响因素;⑤关注患者对症状的感受,以及在症状支配下所表现出的情感和行为的变化。

人的正常精神活动按心理学分为感知、思维、情感及意志行为等心理过程。为了便于

对精神症状的描述,以下按精神活动的各个心理过程分别叙述。但须指出的是,人的心理活动是一个整体,各种心理过程密切配合、协同活动,因此,精神症状之间存在着既相互联系又相互制约的关系。

一、感知觉障碍

感觉是客观事物的个别属性在人脑中的反映,如物体的形状、大小、颜色、气味、冷热、硬度、重量等。感觉是外界环境的客观刺激作用于人体的感觉器官传到大脑而引起的最简单的心理活动,是人类认识客观世界的基础。知觉是人脑对客观事物整体属性的反映,即客观事物各种不同属性反映到脑中形成的整体印象,如人物、场景等。简单地说,知觉可以被理解为对某客观事物各种感觉的综合,它与感觉一样是认识的初级阶段,是对客观事物外部表现及表面联系的反映。

（一）感觉障碍

1. 感觉过敏 对外界一般强度的刺激的感受性增高,感觉阈值下降称为感觉过敏,其表现为不能耐受"强光、噪音、高温、强烈气味"等。如对柔和的灯光感到特别刺眼,对普通的脚步声感觉特别刺耳,对轻声细语感到震耳欲聋,听到轻轻的关门声有如枪炮声等,甚至当衣服或床单接触到身体时也难以忍受。内部感觉过敏者则表现为不能耐受正常心搏或胃肠蠕动等感觉,有多种躯体不适感。多见于神经症、更年期综合征等。例如,有一"神经衰弱"患者,因不能忍受蚊鸣般细小声音的干扰而长期失眠,近 5 年来挖地三尺筑地窖而卧。

2. 感觉减退 对外界一般强度的刺激的感受性降低,感觉阈值增高,患者对强烈的声音、剧烈的疼痛或刺鼻的气味,只有轻微的感觉;严重时对外界刺激不产生任何感觉(称为感觉消失或感觉缺失)。例如,开水烫伤不觉得痛等。见于意识障碍、抑郁状态、木僵状态、癔症。癔症患者可突然发生失明、失聪、皮肤的感觉缺失,属于转换性症状,其临床表现与生理功能及相应的神经解剖部位不符。

3. 感觉倒错 对外界刺激可产生与正常情况下不同性质的或完全相反的异常感觉。如用棉签轻触皮肤时,患者产生疼痛或麻木感;手捧冰块感到灼热烫手。多见于癔症。

4. 内感性不适(体感异常) 躯体内部产生各种不舒适的或难以忍受的异样感觉。如患者感觉到内脏器官被牵拉、挤压、游走、腐烂等,但不能明确指出不适的具体部位,其性质也难以描述。多见于精神分裂症、神经症、抑郁状态和躯体化障碍。例如,一男性患者,两年前集体食物中毒,经治疗其他人很快康复,而他一直认为毒素在体内没有完全清除,经常有肠胃胀气、血脉不通、肠粘连、内脏疼痛、血液漫溢的感觉,这些感觉若有若无,游离不定,令人难受,遍求名医不得治。

（二）知觉障碍

1. 错觉 对客观存在的具体事物的整体属性的错误感知。也就是说,有客观事物作用于感觉器官,但对此客观事物产生了歪曲的知觉。正常人在光线暗淡、环境嘈杂、恐惧、紧张和期待等情况下可产生错觉,如将张三看成李四,将"修锁"听成"派出所",把地上的一条绳索看成一条蛇等,但这些认识一经验证即可纠正和消除。"杯弓蛇影"、"草木皆兵"、"风声鹤唳"也是错觉。病理性错觉常在意识障碍时出现,多带有恐怖色彩,以错视和错听

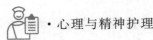

为主。多见于器质性精神障碍(如感染、中毒等)的谵妄状态,如谵妄的患者把护士手中的注射器看成杀人的凶器匕首,把正在静脉滴注的输液管看成了一条爬行的蛇,把墙上的污迹看成了向他扑来的猛兽等,患者常因此而出现逃跑、躲藏或攻击行为。病理性错觉也见于功能性精神障碍,如精神分裂症,其错觉多与幻觉同时出现。

2. 幻觉　无客观事物作用于感觉器官时出现的知觉体验,是一种虚幻的知觉。如在四周无人的情况下,患者却"听到"有人在说话,或"看见"有仙女下凡。正常人在半睡半醒状态、长期睡眠剥夺、过分期待等心理状态下可以产生幻觉。病理性幻觉多见于脑器质性精神病如颞叶病变、谵妄状态,也常见于精神分裂症、情感性精神障碍。幻觉是感知觉障碍中最常见而且重要的精神症状。

幻觉几乎涉及所有感觉器官,如幻听、幻视、幻嗅、幻味、幻触、内脏幻觉、前庭幻觉以及本体感受器的运动性幻觉等。

1) 幻听　最常见,患者可听到客观环境中根本不存在的各种各样的声音,如雷声、流水声、鸟叫声、磨刀声、音乐声、讲话声等。非言语性幻听属原始性幻听,多见于脑器质性精神障碍。临床上最常见的是言语性幻听,患者可听到一人或多人讲话的声音,以人数不等的陌生声音较多,有些患者听到亲友、同事或其他熟人的声音。内容通常与患者有关,如对患者的赞扬、命令、指责、诽谤、讽刺或辱骂,因此患者常为之喜悦、苦恼或发怒、反击。有时"声音"把患者作为第三者,内容是几个人议论患者并且意见有分歧相互争论。有时幻听的内容还可以是患者心中所想的事情。幻听常影响思维、情感和行为,如侧耳倾听,自言自语、自笑,甚至与幻听对话,破口大骂,也可能出现拒食、自伤、自杀、毁物、伤人的行为。幻听多见于精神分裂症,精神活性物质所致精神障碍(如酒精中毒性幻觉症、苯丙胺依赖)、脑外伤性精神障碍、重性抑郁患者等,其中评论性幻听、议论性幻听和命令性幻听为诊断精神分裂症的重要症状。

(1) 评论性幻听　患者无论在做什么事情,总是听到很多人在议论他(她),对他(她)的行为评头论足。例如,一女性患者,入院后常对护士讲空气中有人在不断地传播她的流言蜚语,说她是个坏女人、心肠不好、作风不正派。当她出门买菜时,听到有声音讲"你们看,这个女人又去找野男人了";在家炒菜加油、盐、酱、醋时,又听到另一声音讲"真坏真坏,居然在菜中放'白粉'(海洛因)",等等。甚至还有两个以上的声音在一旁对她的一举一动进行追踪评论,"实况转播",如"她坐在屋里,她在看电视,她要进厕所了"等。

(2) 命令性幻听　患者听到声音用命令的口吻不准他(她)做这做那或者让他(她)去干对患者不利的违背患者意愿的事情,患者犹豫时,声音还可能催促和威胁,最终迫使患者完全或部分遵从。例如,一男性患者,26岁,一个多月来频繁听见一个自称是"仙女"的陌生女声音命令他:"杀了你老婆,然后和我结婚!"他和妻子感情很好,不愿遵从声音指令,遂向"仙女"辩解和求情,招致愈加严厉的命令和斥责:"还不动手?我亲自动手时就杀你全家老小。"他最终只好用刀背将妻子砍伤以便向"仙女"有个交代。

(3) 争论性幻听　患者听到一些声音在耳边争论不休,使患者无所适从。争论的问题可与患者有关,也可与患者无关。例如,一中年男性患者,听到有两个自称"国安局"的男子,其中之一对患者的村支书说"他(指患者)是间谍,是美国中央情报局派来的"。村支书说"不可能,你们搞错了","国安局"的另一人说"绝对没错,铁证如山",一女村民说"你们有我们了解他?他都能当间谍,我们全村的人都是间谍","国安局"的人又说"无论如何,现在要把他带走",村支书说"不行,我不会把人交给你们的",很多村民都说"我们都不同意把人带走",患者也极力申辩自己不是间谍。

(4)思维鸣响 又称思维回响,是一种内容上比较特殊的言语性幻听,患者凭空听到陌生的声音将自己的思想或内心活动讲述出来,如他想到"是吃饭的时间了",声音就说"该吃饭了"。有的患者凭空听到声音逐字逐句地复述他正在看书的内容。若患者在思考问题时体验到自己的思想同时变成了言语声,自己和他人均能听到,称为思维化声。思维鸣响、思维化声是精神分裂症的特征性症状之一,两者的区别在于:前者体验到声音来自外界,后者体验到声音来自脑内或心灵。也有少数学者认为它是一种特殊的思维障碍(主观体验的思维障碍)。

2)幻视 常见,患者可看到客观环境中根本不存在的一些人、事、物或景象,如颜色、光线、鲜花、人物、动物、场景等,内容可十分单调也可非常丰富、复杂。在意识障碍时,幻视多为生动鲜明的形象,具有恐怖色彩,并常影响患者的情绪和行为,多见于躯体疾病伴发精神障碍的谵妄状态,而且此类患者的幻视比幻听更多见。如看到妖魔鬼怪、凶猛的野兽、血腥的场面、战争的场景等。例如,某高热患者突然双目凝视,露出惊恐之色,高呼:"有鬼,有鬼,我怕,我怕。"并抱住枕头不放,问患者哪儿有鬼,患者声称:"有好多孤魂野鬼,飘忽不定,都伸出魔爪,成群结队地向我扑来了……。"在意识清晰时出现的幻视见于精神分裂症。例如:一位精神病患者说:"看到自己家的房顶上有一闪光的十字架及一具可怕的骷髅头,十字架发出的光在我家中扫来扫去,他们在找死亡女神和希望女神……。"

3)幻嗅 较常见,患者闻到客观环境中根本不存在的一些难闻的气味,如化学物品烧焦的气味、浓烈的农药味、刺鼻的药物味、食物变质腐败的气味、尸体腐烂的气味以及体内产生的特殊气味等,往往引起患者产生不愉快的情绪体验,常与其他幻觉和妄想结合在一起。若患者坚信他所闻到的气味是坏人故意放的,患者的被害妄想就会增强,可表现为拒食、捏鼻动作或逃离现场,见于精神分裂症。单一出现的幻嗅,需考虑颞叶器质性损害或颞叶癫痫。例如,某精神分裂症患者,由其父陪同入诊室,患者突然神色较紧张地说:"爸,我闻到了毒气味。"停顿了一下又说:"唔,这房间有毒气。"于是很快逃出诊室。

4)幻味 较少见,患者尝到饮食中有某种特殊的令人不愉快的怪味道,如苦味、药味、血腥味,因而拒食。常继发被害妄想,主要见于精神分裂症。例如,某住院患者,吃饭时,只吃了几口,就将饭菜倒掉了,问其何故,患者说"饭中有农药味"。护士当即又盛来饭菜并陪同患者吃同一碗饭,患者仍吃出了农药味。

5)幻触 较常见,也称皮肤与黏膜幻觉。患者感到皮肤或黏膜上有某种异常的感觉。如虫爬感、针刺感、电击感、被抚摸感等,如患者称:"总觉得有人在拧自己的手,摸自己的脸。"可见于精神分裂症或器质性精神障碍。性接触感(性幻触)多发生在女性,患者感到阴道内有男性生殖器抽动摩擦的感觉,此症状仅见于精神分裂症。例如,某女性患者,22岁,告发同办公室的一位男同事多次强奸她。精神病司法鉴定时她描述:多次独处时,下体产生被强奸的性交感并出现性高潮感,当时并没有看见强奸她的人,遂认为是男同事在用高科技的手段达到强奸目的。但妇科检查患者仍为处女。

6)内脏幻觉 较常见,患者感到躯体内部某一固定部位或某一内脏器官有异常的知觉体验,即产生于身体内部固定位置的特殊幻觉,患者能明确描述其性质和部位。如感到肠扭转、肝破裂、心脏穿孔、腹腔内有虫爬行等,多见于精神分裂症、抑郁症及疑病症。例

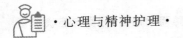

如,某男性患者,35岁,精神分裂症,患者近两个月来总感到左侧肺部有两只苍蝇在细支气管内飞上飞下,感到很不舒服,但无咳嗽及胸痛感。

幻觉按其体验的来源可分为真性幻觉和假性幻觉。值得强调的是,无论是真性幻觉还是假性幻觉,都是虚幻的知觉,但患者确信自己听到了或看到了,对此坚信不疑,只不过患者叙述的形象特征前者较后者让人感觉更真切一些而已。真性幻觉与假性幻觉的区别见表 6-1。

表 6-1 真性幻觉与假性幻觉的区别

真 性 幻 觉	假 性 幻 觉
幻觉形象生动、鲜明,如同外界客观事物一样	幻觉形象不清晰、不生动、不真实和不完整
幻觉形象存在于外部的客观空间(如病房、走廊)	幻觉形象位于患者的主观空间(脑内、体内)
幻觉形象是通过患者的感觉器官而获得的,是亲眼所见、亲耳所闻的	幻觉形象不是通过患者的感觉器官获得的,不需要用眼或耳就能看到或听到

幻觉可伴随客观现实刺激而同时出现,即正常知觉与幻觉同时并存。如患者在听到脚步声(真实存在)的同时听到议论患者的声音(幻觉),听到广播声音(真实存在)的同时看到播音员的人像站在面前(幻觉)等。按幻觉产生的条件,幻觉可分为如下两种。①功能性幻觉:某种感觉器官处于功能活动状态时出现涉及该器官的幻觉。临床表现为,患者在听到一个真实声音(正常知觉)的同时出现一个幻听,二者同时产生同时消失,且互不融合。功能性幻听的内容一般机械而重复。多见于精神分裂症或心因性精神障碍等。例如,一患者向医生诉说:"每当有人经过时,就听到别人的脚步中发出一个陌生的声音在骂他'流氓,流氓,流氓……',节奏和脚步声一致,脚步声消失,骂声也消失。"②反射性幻觉:当某一感觉器官处于功能活动状态时,出现涉及另一感觉器官的幻觉。如听到敲门声的同时看到一个手持利剑的人,看到铁丝就有触电的幻觉体验,全身麻木、刺痛难忍等。见于精神分裂症。

（三）感知觉综合障碍

感知觉综合障碍又称非幻觉性知觉障碍,是指患者对具体存在的客观事物的整体感知是正确的,但对该事物的个别属性如大小、形状、颜色、距离、空间位置等的感知却是错误的(与该事物不相符合)。例如,一位患者,指着刚进病房的护士笑得前俯后仰,问其因何而笑,患者答道:"你看张护士的眼睛,一只鸡蛋那么大,一只绿豆那么小。"其实,这位护士确实是张护士,张护士五官端正、浓眉大眼。患者对客观事物的整体属性(张护士)的感知觉并无障碍,而是对个别属性(眼睛的大小)的感知觉出现了障碍。感知觉综合障碍是各种感觉整合成为知觉的功能发生障碍造成的。它是一种整合作用的歪曲以及知觉机能水平的降低。多见于器质性精神障碍如中毒、颅内感染、癫痫,也见于精神分裂症。

常见的感知觉综合障碍有如下几种。

1. 空间感知觉综合障碍 包括视物变形症、空间知觉障碍、非真实感。多见于癫痫和精神分裂症。

（1）视物变形症 患者感觉到外界事物(人或物体)的大小、体积、形状等发生了变化。看到客观事物的形象比实物增大,称为视物显大症,如患者将一块小石头看成巨石。看到客观事物的形象比实物缩小,称为视物显小症,如一成年男性患者感到自己睡的床只有童床大小,认为容纳不下自己的身体而坐着睡觉。看到客观事物的形象与实物形状、颜色等不同,统称为视物变形症,如看到周围人的脸面变形、房子倾斜、台桌柜椅形状改变等。

（2）空间知觉障碍 患者感到周围事物的距离（长短、远近）发生了改变,如患者自感一伸手就可触到房顶,5 m宽的小河认为只有一线之隔,候车时汽车已驶进站台,而患者仍感觉汽车离自己很远。

（3）非真实感 患者感到周围事物和环境发生了变化,模糊不清,缺乏真实感。视物如隔一层帷幔,像是一个舞台布景,周围的房屋、树木等像是纸板糊成的,似"水中月"、"镜中花",毫无生机,周围人如同没有生命的木偶、油画中的肖像等。对此患者具有自知力。见于抑郁症、神经症和精神分裂症。

2. 时间感知觉综合障碍 患者对时间的快慢出现不正确的知觉体验。如感到时间在飞逝,似乎身处于"时空隧道"之中,外界事物在异乎寻常地"速变",瞬息之间完全两样,或者感到时间凝固了,岁月不再流逝,外界事物停滞不前。多见于颞叶癫痫、情感性精神障碍、精神分裂症。

3. 运动感知觉综合障碍 患者感到周围的一切似乎都是静止不动的,或者感到运动的物体是静止的,静止的物体却正在运动。如感到眼前房屋一幢幢迎面而来,或看到正在奔驰的汽车停在路上。有的患者可产生腾空飞行的感觉或床正在往下沉没的感觉。此类患者往往同时伴有空间和时间感知综合障碍,常见于精神分裂症、中毒性精神障碍或颅脑损伤所致的精神障碍。

4. 体形感知觉综合障碍 患者感到自己的整个身躯或个别部分发生了改变。如个子变高,鼻子拉长,四肢变粗变短或者整个人变成了头小躯干粗短双腿细长的怪样等。有的患者经常照镜子,对着镜子发笑或修饰,称为窥镜症,如一患者感到面部不平,天天照镜子,用小刀削平所谓"隆起处"而留下累累瘢痕。有的患者还感到自己为两个同样的身体连在一起,并一同行走或休息,称为双重自体。多见于某些神经系统疾病、癫痫、躯体疾病所致的精神障碍、脑器质性精神障碍或精神分裂症。

二、思维障碍

思维是人类认识活动的最高形式,是事物内在的本质联系在人脑中的反映。思维是通过大脑对感觉器官所直接感知的客观事物的信息资料进行存储、筛选、分析、比较、综合、抽象、概括、推理、判断等,反映事物的本质和事物间规律性联系的认识活动,是人脑对现实的概括和间接反映。思维的概括性是建立事物之间的联系,把有相同性质的事物抽取出来,对其加以概括,并得出认识。如根据事物的共性使用数量来概括事物:2只老虎,5只山羊,7只猴子等。思维的间接性是通过其他表征来推断事物的能力,把本无直接关系的现象联系在一起,发现规律,揭露事物的本质。例如,患者就诊时,医生通过患者描述的症状、体格检查以及辅助检查的结果,就可以得知患者所患的疾病及病情的严重程度。

正常人的思维有以下几个特征:①目的性,思维指向一定的目的,解决某一问题;②具体性,思维产生于感知觉,具有与客观事物相符合的具体内容;③实际性,具有切实可行性和实际的效用;④实践性,能通过客观实践予以检验或验证;⑤逻辑性,思维过程符合思维逻辑规律,有一定的道理。

思维是通过语言和文字来表达的,没有语言这个工具,思维是不可能发生与存在的。思维障碍也基本上体现在语言和文字的异常表现上。检查思维有无障碍主要通过和患者

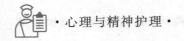

的谈话来发现,有时也要收集患者的书面材料,并听取患者对其行为的解释。

思维障碍临床表现多种多样,一般可分为思维形式和思维内容两方面的障碍。思维形式障碍主要包括联想障碍和逻辑障碍:前者即思维过程的障碍,主要表现为联想速度与联想途径的变化;后者是概念的运用、判断、推理方面的逻辑紊乱。思维内容的障碍是指思维表达的内容明显违反客观现实。思维障碍的具体分类见图 6-1。

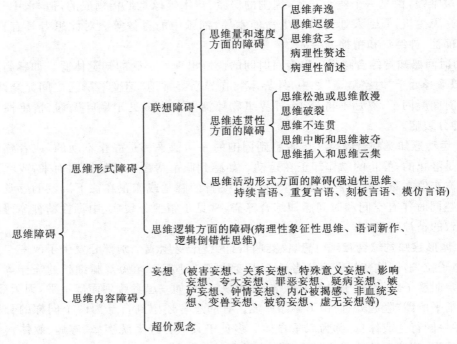

图 6-1　思维障碍分类

（一）思维形式障碍

1. 联想障碍　联想是事物之间联系和关系的反应,是因一事物而想起与之有关事物的思想活动。由于某人、某事或某物而想起其他相关的人、事、物,由某一概念而引出其他相关的概念,这就是联想。联想障碍即思维过程的障碍,是思维形式障碍的主要表现形式。常见的症状如下。

（1）思维奔逸　又称观念飘忽,是指联想速度非常快、新的概念不断涌现,内容十分丰富。表现为语量增多,语速加快,说话滔滔不绝,似"洪水开闸,奔涌而出",即使如此,有时患者还感觉"语速远跟不上思维的速度",以致言语衔接不连贯。严重者除了短暂睡眠外几乎一刻不停地讲话,直到声音嘶哑还不停地用手比画。患者时而古今中外,时而天南地北,内容丰富生动,与周围现实相关而不荒谬,但内容往往不深刻,给人以信口开河之感。话题常随周围环境的变化而改变（随境转移）,也可按某些词汇的音韵进行联想（音联）或以字、词、句的意思进行联想（意联,可同义词之间的类似联想或反义词之间的对比联想）而转换话题,而使一个主题未完又转入另一话题。患者常自述脑子反应快,特别灵活好使,"像机器加了润滑油一样",思维敏捷,口若悬河,出口成章,下笔千言,一挥即就。常见于躁狂症,亦可见于精神分裂症和器质性精神障碍（如下丘脑病变）。例如,一男性患者,30 岁,临床诊断为躁狂症。医生几乎无法打断他的话,问他姓什么,他答:"姓王,大王的王,王子的王,王子爱上了灰姑娘,十八的姑娘一朵花,我们的祖国是花园,花园的花朵真鲜艳,儿童是祖国的花朵,教师是辛勤的园丁,钉子精神就是愿意挤善于钻,占山为王,打虎上山",此时,进来一位老医生,患者马上站起让座,说"你好,请坐,尊老爱幼是应该的,夕阳无限好,只是近黄昏,昏头昏脑,婚姻是爱情的坟墓,医生你结婚了吧,我猜你老婆一定很漂亮,就像你的这条领带一样,是她送的还是情人送的?(伸手摸医生的领带),咦?外面什么声音,我去看看……"

(2)思维迟缓　即联想抑制,是指思维联想困难,联想速度减慢、数量减少。患者表现为言语缓慢、语量减少,语声甚低,反应迟缓。患者自觉脑子变笨,反应慢,思考问题困难,"脑袋像生了锈一样,不灵了"。但患者智力与判断理解能力正常。多见于抑郁症。

(3)思维贫乏　或称联想贫乏,指联想数量减少,内容空虚,概念与词汇贫乏。患者体验到"脑子空空的,没什么可想,没什么可说"。表现为沉默少语,谈话言语空洞单调或词穷句短,回答简单。缺少主动言语,对一般询问往往无明确应答性反应,或仅简单地答以"是","不知道""没什么"。严重的患者也可能什么问题都回答不知道,且患者对此漠然处之。思维贫乏在外表上与思维迟缓相似,但两者有本质的不同。思维贫乏见于精神分裂症单纯型或晚期阶段的精神衰退、脑器质性精神障碍及精神发育迟滞。

(4)病理性赘述　其联想过程停滞于繁杂的枝节问题上,抓不住主要环节,不厌其烦地做不必要的过分详尽的细节描述。其特点是患者无法按医生的要求做简明扼要的回答,固执地按自己的思维方式赘述下去,给人一种讲话啰啰嗦嗦、拖泥带水之感。患者过分拘泥于细节,力求精确和包罗无遗,虽然最终仍能回到正题,但大大延缓了到达目标的时间。这通常表明患者的抽象概括和理解能力的下降,多见于脑器质性精神障碍如癫痫性精神障碍、阿尔茨海默病等。例如,医生问一老年患者"你今天的药吃了没有?"患者答:"前天上午,也就是周一上午,你给我加了一种药,要我一天吃3次,昨天我吃3次。今天我七点起床,先上厕所,后洗口、洗脸、梳头,然后提着暖水瓶到楼下去打开水,顺便到食堂吃早餐,那里的人很多,排了好长的队,我买了一碗稀饭、两个馒头、一点咸菜。吃完饭提着暖水瓶回来,上楼梯的时候碰到了护士长,问我昨天睡得怎样,我说很好。回到病房,我把开水倒到茶杯里,待水凉后,我把那两种药都服了。"

(5)病理性简述　与病理性赘述恰好相反,陈述过于简略,这并非是患者不愿意答复问题,而是可利用的概念减少了,往往反映出患者思维的抑制或贫乏。患者答话时内容大致切题,但单调空洞,常泰然回答"不知道"。此种思维障碍中,联想的环节是零星散在、失去连续性的。例如,某患者,问到他离婚的事时,只是说:"我已离婚了。"问他为什么离婚的,他答"她走了",再问她为什么要走,他答"走了,孩子",再问为什么,他答"不知道"。

(6)思维松弛或思维散漫　思维活动缺乏目的性、连贯性及一定的逻辑关系,联想松弛,内容散漫,缺乏主题,令人费解。患者口头叙述或书写文章时语句通顺,但缺乏中心思想、段落大意。与人交谈时东拉西扯,一个问题与另外一个问题之间缺乏联系,以致别人弄不懂他要表达的意思和阐述的观点。对问话的回答不中肯,也不切题,说的话对不上焦点,有答非所问之感。谈了半天,听者不知所云,让人感到与之沟通十分困难。多见于精神分裂症。例如,某男性患者,42岁,当问到家里有几口人时,答道:"我的家人,我有一个儿子,今年17岁,在上中学,成绩不错。今年的天气很怪,变化无常,4月份还下雪。物价涨得飞快,青菜都几元钱一斤,人民的生活负担不断加重,老百姓的生活开支逐年增加……。"当提醒患者问的是家里有几口人时,患者说:"我知道,我在回答你的问题,中国是一个大国,全国有13亿人口……。"

(7)思维破裂　又称破裂性思维,是指思维联想过程断裂,概念之间缺乏内在联系,思维活动的连贯性和逻辑性明显缺乏。患者在意识清晰的情况下,前言不搭后语,"胡言乱语"。表现为患者言语或书写内容有结构完整的句子,但各句含意互不相关,变成语句堆积,使听者不知所云。严重时,言语支离破碎,个别词句之间也缺乏联系,成了"语词杂拌"。多见于精神分裂症青春型。例如,某女性患者,25岁,就诊时,医生问:"你在哪里工作?"患者答:"科学是生产力,嫦娥住在月球上,男孩喜欢女孩,当官的死了,战斗不能停止……。"医生问:"你病了多久?"患者答:"问题都不能解决,我又不是坏人,池塘里养了鱼,房子太贵,计算机病毒是谁发明的?"

(8)思维不连贯　患者在意识障碍的背景下出现言语缺乏思维联想内容和结构上的连贯性和逻辑性,不仅句子间没有联系,而且言语中的细微语法结构也出现混乱,词组或词之间没有联系,形成互不相关的词的堆砌,即"语词杂拌"。多见于脑器质性精神障碍和躯体疾病所致的精神障碍。例如一高热患者,自言自语道:"我是吴锋(患者姓名),鸡在叫,人生,身体健康,神仙,等等我……。"

(9)思维中断思维被夺　又称思维阻滞,是指在既无意识障碍,又无外界干扰时,思维过程突然受阻,出现中断,表现为言语在明显不应该停顿的地方突然停顿,即患者话说到一半,突然中断,停顿片刻,再开口时已经换了别的内容,此时经人提醒也无法再回忆起刚才的思路而重续旧话。这种思维中断并不受患者意愿的支配。例如,某患者正在叙述"邻居家里娶了位新媳妇,既漂亮又贤惠,有一次,我们几个朋友",话说至此,突然停顿(都在等着听下文呢),过了片刻,又开口说"今天天气真冷,该添加一件衣服了"(换了新的话题)。若患者当时有思维突然被某种力量"吸走"、"抽走"的自觉体验,则称为思维被夺。思维中断、思维被夺多见于精神分裂症。

(10)思维插入和思维云集　思维插入又称思维被强加,是指患者在思考过程中或休息时突然感到有某种不是属于自己的思想,被别人强行塞入他的脑中,不受其意志支配,即脑子里插入了别人的某种思想。思维云集又称强制性思维,是指患者体验到大量杂乱多变、毫无现实意义的思潮强制性地涌现于脑内,不受其意志支配。"这些乱七八糟想法的出现,犹如夏天天空中的云彩一样,突然乌云密布,突然又烟消云散。"两症状往往突然出现,迅速消失。多见于精神分裂症,也可见于脑器质性精神障碍。思维插入与思维云集的区别在于,思维插入的患者还有属于自己的受患者意愿支配的思维活动。而思维云集时,患者认为他的思维活动已经完全不受自己意愿的支配,已经没有属于自己的思维活动了。例如,有一天,某精神分裂症患者告诉我们:"我正在看书,脑子中突然闪现'把隔壁的人赶跑'的想法,这不是我的本意,这是别人的意思,是别人强塞给我的,我不知他是谁(思维插入)。"又一次该患者说:"刚才我的脑子突然乱了,不能控制了。我不该说的说了,不该骂的骂了,不该哭的哭了,不该笑的笑了,这些都是别人强加给我的,支配我的,我哭笑都不受自己支配(思维云集)。"

(11)强迫性思维　又称强迫观念,是指某一概念或相同内容的思维在患者脑中反复出现,患者明知思维的内容没有现实意义,是不必要的或荒谬的,并力求摆脱但又无能为力,为此而十分苦恼。强迫性思维可表现为脑中反复想某些词或句子(强迫性思想)、反复呈现经历过的事情(强迫性回忆)、反复思索无意义的问题(强迫性穷思竭虑)、脑中总是出现一些对立的思想(强迫性对立思维)、反复体验到一种强烈的内在冲动(强迫性意向)、总是怀疑自己的行动是否正确(强迫性怀疑)等。多见于强迫症,也见于精神分裂症。强迫性思维常伴有强迫动作,它与强制性思维不同:前者清楚地意识到是自己的思想,反复出现,内容重复;后者体验到思维是别人强塞给自己的,是一种异己体验。例如,某患者反复思考"讲话讲多了是否会死人?"(强迫性思维),为此反复求诊,但任何医生的作答都不能令其持久接受,患者自知思考这个问题没有必要,但总是控制不住自己整天地想,否则就很难受。也有不少学者认为,强迫性思维应归于思维内容障碍。

(12)持续言语 患者单调地重复某一概念,或对于某些不同的问题,总是用第一次回答的话来回答,思维联想在某一概念上原地徘徊、停滞不前。如询问患者年龄,答"42 岁",问其地址,答"42 岁",又问其职业,仍答"42 岁",以后又提出几个其他方面的问题但患者仍以"42 岁"回答。见于癫痫性精神障碍或其他脑器质性精神障碍。

(13)重复语言 患者常重复他所说的一句话的最末几个字或词,思维联想暂时黏滞于此,不能随环境的改变而改变话题,患者能意识到这样是不必要的,但却难以克服,无法改变思维内容。如"今天的天气真好,真好,真好……"。多见于脑器质性疾病及癫痫伴发的精神障碍。

(14)刻板言语 患者机械而刻板地持续重复一些与当前情景无关的毫无意义的词或句子。如患者长时间地念叨"吃饭了没有?吃饭了没有?吃饭了没有?……"常与刻板动作同时出现,常见于精神分裂症紧张型、脑器质性精神障碍。

(15)模仿言语 患者刻板地模仿周围其他人的言语,周围人说什么,患者就跟着说什么。如护士问"你叫什么名字?"患者也说"你叫什么名字?"护士又问"你今年多大?"患者跟着说"你今年多大?"护士说"你请坐!"患者也说"你请坐!"模仿言语与模仿动作同时出现,常见于精神分裂症紧张型。

2. 思维逻辑障碍 正常人的概念形成,对事物的判断、推理、论证等思维活动,都遵循着一定的逻辑性,即前提正确、与客观相符、按一定的规律进行。思维逻辑障碍是指概念的运用、判断、推理方面的逻辑紊乱,表现为偷换概念、混淆是非、前提矛盾、因果倒错、违反逻辑等。精神疾病患者的逻辑结构障碍主要表现在三个方面:失去了每种概念的界限、混淆了概念的具体含义与抽象含义、在语言表达中出现语法结构的紊乱。常见的症状如下。

(1)病理性象征性思维 象征是用具体的事物表示某种特殊意义,以一种形式代表一种抽象事物。象征性思维是思维的高级阶段,正常人常以物征事,选择一些人们熟知的"象征物"来表达一种特定的意蕴。如用鸽子、橄榄枝象征和平,红色、喜鹊象征吉祥,用玫瑰花、鸳鸯象征爱情等,这些都是以传统习惯和社会习俗为基础、已约定俗成、尽人皆知的,就像在十字路口遇见红灯应该停车一样,而且不会把象征的东西当成现实的东西。病理性象征性思维是指患者以无关的具体概念代替某一抽象概念或将抽象的事物具体化,用一些普通的概念、词句或动作来表示某些特殊的不经患者本人解释别人无法理解的含意。如患者抱住电脑象征热爱知识,反穿衣服象征表里如一,把鞋子放到屋顶上象征站得高看得远,裤腿一边高一边低象征人有高贵卑贱之分等。病理性象征性思维的病理性质并非在于其具体动作和行为本身,也不在于它所要表达的象征意义,而在于行为和象征意义之间的逻辑联系不合常理、荒谬离奇。该症状几乎只见于精神分裂症。例如，某精神分裂症患者，男，34岁，经常双臂舞动，有时双手抱头，有时双手捧腹，走路一定要走左边，问其原由患者不予解答。病情好转后患者回忆，双臂摆动代表发挥群众的积极性，双手捧腹代表保护人民群众，双手抱头代表拥护党中央，走路走左边代表自己是"左派"。

（2）语词新作　患者自创一些符号、图形、文字并赋予其特殊意义，或对常用普通的词语、符号赋予全新的离奇的概念。常表现为概念的融合、浓缩、无关概念的拼凑，其特定含义不经患者解释别人根本不明白。如患者用"犭市"表示狼心狗肺，用"％"代表离婚，"兰男"表示美男子，"日忧"表示心情忧愁与害怕。多见于精神分裂症。例如，一位老太太，17年来执著地书写着别人看不懂的"天书"。每天都会书写七八个小时，若一天不写，老人就会出现失明、头痛等症状。更加奇怪的是，书写或者朗读自己的作品时，老人突然就会痛哭流涕。"天书"中有许多古文字演变的影子，还有许多古怪的符号和字典中查不到的文字，这些只有老人自己看得懂，别人见到都一头雾水。比如"天书"中有一个字，上半部是手，下半部是心，老人说"这个字读作手心，是书桌的意思"。又如，"天书"中有的地方男女两个字贴在一起，有的地方男女两个字离得很开，老人说前者是结婚的意思，后者是离婚的意思，等等。这位老太太被诊断为精神分裂症。

（3）逻辑倒错性思维　主要特点为推理缺乏逻辑性，既无前提也无根据，或因果倒置，推理离奇古怪，不可理解。如患者认为"吃了猪肝自己会变成猪"，"吃饭时米会感到痛苦"，"吃肉就是吃自己的尸体"，"因为电脑感染了病毒，所以我要死了"等等。患者违反逻辑法则进行推理，或在推理过程中偷换概念。患者在交谈中常常坚持自己不合逻辑的思维概念，并振振有词地解释自己似是而非的推理和判断过程。常见于精神分裂症和偏执狂。例如，一女性患者，26岁，患精神分裂症。患者大专毕业后长期休息在家，和母亲两人相依为命，相处较好。半年来认为母亲对自己态度生硬，家中的事也不告诉自己。患者说："我认为同性相吸，异性相斥，由于2010年转换到2011年地球的磁力发生了改变，这种磁力影响了我妈妈，使妈妈对我的态度发生了改变，妈妈现在疏远我了。"

值得提出的是，前述的思维松弛、思维破裂以及思维不连贯等也存在着一定程度的思维逻辑障碍。由于思维破裂的患者在意识清晰的情况下，思维过程明显地缺乏逻辑性，故有些教材把思维破裂归于思维逻辑障碍中。

（二）思维内容障碍

思维内容障碍是指思维内容荒诞，明显地违背客观现实。包括妄想和超价观念，其中妄想是思维障碍中最常见、最重要的症状。

1. 妄想　妄想是在精神病态中产生的，缺乏事实根据但患者自己坚信不疑的某种错误推理和判断，即一种病理性的歪曲信念。妄想具有下列特征。①歪曲事实：妄想的内容与事实不符，没有客观现实基础。②信念坚定：患者对病态的信念坚信不疑，不能通过摆事实讲道理而被说服、纠正。③涉及自我：妄想内容均涉及患者本人，总是与个人利害有关，如"我伟大"，"我有罪"，"有人要加害于我"，"那是暗示我的"等。④个人独特：妄想不具有群体性，只是患者本人单独具有。⑤时代烙印：妄想内容因文化背景和个人经历而有所差异，但常有浓厚的时代色彩。如美国患者不会说自己是玉皇大帝，20世纪50年代没有涉及互联网的妄想，"文革"期间的患者常自称自己是"红卫兵"而没人自称自己是"总经理"。

妄想按其发生过程及与其他心理活动的关系可分为原发性妄想和继发性妄想。①原发性妄想是突然发生的,内容不可理解的,与既往经历、当前处境无关的,也不是来源于其他异常心理活动的病态信念,包括突发妄想、妄想知觉、妄想心境或妄想气氛。突发妄想,即患者突然在脑海中出现大量的没有前因,没有推理,也无法解释的妄想。例如,某患者突然声称家里所有的人都对她施加压力,存心将其置于死地,凭空而来的这些错误的病理性信念,使家人感到莫明其妙。妄想知觉,即患者突然对正常知觉体验赋以妄想性意义。例如,某女性患者,24 岁,某日在家宴上当母亲端上一盘鱼时,突然感到男朋友已与母亲发生不正当关系,并很快坚信这种想法,而且进一步从母亲和男朋友的言谈举止中发现了支持这种想法的"证据"。妄想心境或妄想气氛,即患者感到他所熟悉的环境突然变得使他迷惑不解,而且对他具有特殊意义或不祥预兆,但很快即发展为妄想。如某患者从外地出差回京后,突然感到火车站的一切都和自己有关,周围的人都在注视自己,人们的一言一行都意味着对自己不利,于是,坚信自己即将被害。原发性妄想是精神分裂症的特征性症状,对诊断精神分裂症具有重要价值。②继发性妄想是发生在其他病理心理基础上的妄想,或在某些妄想基础上产生的另一种妄想。见于多种精神疾病,其诊断意义远低于原发性妄想。常在各种幻觉、内感性不适、情感障碍、意识障碍、记忆障碍、智力障碍、人格障碍等精神因素影响下产生。如抑郁症的自罪妄想,躁狂症的夸大妄想,丢失东西后产生的被窃妄想,疑病妄想患者产生的被害妄想等,均属于继发性妄想。作为基础的这些病理心理因素消失,这种妄想观念也就随之而消失。若联系到上述心理活动的基础,则妄想的产生是可以理解的。

妄想按其结构可将其分为系统性妄想和非系统性妄想。①系统性妄想是指围绕某一妄想内容逐渐发展,其内容前后相互联系、结构严谨、逻辑性较强的妄想。妄想内容中有一个基本的主题妄想,由此派生形成其他妄想内容,妄想的发展按一定的逻辑规律进行,内容不怪诞离奇,但不符合患者的真实情况。多见于偏执性精神病、反应性精神病类偏执狂等。②非系统性妄想是指妄想缺乏系统性,其结构松弛、范围广而多变,内容荒谬且漏洞很多,甚少推理。见于精神分裂症等。

临床上通常按妄想内容分类,常可分为如下几种。

(1)被害妄想 最常见的一种妄想。患者毫无根据地坚信自己遭到某人、某些人或某些集团对自己的跟踪、监视、诽谤、打击、劫财、破坏等迫害活动。如"在我吃的饭菜里下了毒","想用电触死我","诬陷我是杀人犯"等等。患者往往处于恐惧状态。受妄想的支配,患者可出现拒食、逃跑、控告或采取自卫、自伤、伤人等行为。主要见于精神分裂症和偏执性精神病。例如,一男性患者,38 岁,近 1 个月来觉得上下班的路上有好几个人装扮为便衣警察跟踪自己,说"我乘公交车他们就跟着上车,我换乘地铁,他们也乘地铁,我提前下车,他们也下车……甚至在我家楼下彻夜蹲点监控我",并认为这些人在自己的办公室和家中装有微型摄像机监视自己的行动,说:"他们怀疑我是特务,盗窃国家机密,吓得我不敢外出。"后来该患者逐渐发展到认为家人也被这些人收买,帮着监视他,想害死他。他每日将门窗紧闭,手握菜刀不让人进房,也不吃家里的饭菜,说饭菜有毒。在家人强制下送入医院。

(2)关系妄想 又称牵连观念。患者坚信周围环境的各种变化和一些本来与他无关的事物,都与他有关联。常认为别人的言行举止,周围的花草树木都跟他有关,如陌生人不经意的举动或秋风扫落叶都是对他的暗示,电视、广播、报纸、杂志也是针对他的,其视频、图画、文章和消息都是别有用心的或者影射他的。关系妄想多见于精神分裂症。常与被害妄想伴随出现,二者的区别实际上只是内容是否对患者自身安全构成威胁。例如,某患者,女,22岁,近半年来自感痛苦,不愿与人接触,也不愿去上班,说:"单位的同事经常在一起议论我,有的人看到我就咳嗽,提醒其他人提防我;有的人当着我的面吐痰,就是看不起我,故意贬低我;有的人看到我就冷笑,说我没修养,认为我素质差;有的人当着我的面关门,想将我拒之于门外,说我不受欢迎;还有的人指桑骂槐,讲我这人是垃圾,看到我进办公室,故意扫地,赶我出门。"

(3)特殊意义妄想 又称释义性妄想(也是一种象征性思维),患者认为周围环境中人的言行举动、日常的事物不仅与自己有关系,而且还有特殊含义。此妄想可视为关系妄想的发展形式,它是在关系妄想的基础上产生的。如某患者看到天空中有一只鸽子飞过,就号啕大哭,说他有大灾大难,妻子也太狠心了(释义为"夫妻本是同林鸟,大难临头各自飞")。某患者坚决不住514号房间,并勃然大怒说"我不想死"(释义为"514,即我要死")。某女性患者听见别人唱《红梅赞》就暴跳如雷,指责别人不要用死亡来威胁她(释义为"江姐受尽酷刑,宁死不屈")(注:江姐是著名的革命烈士江竹筠的爱称,在监狱中遭到敌人的毒刑拷打,后被敌人杀害并毁尸灭迹。《红梅赞》是歌剧《江姐》中的一曲主旋律,用以表达江姐思想感情)。患者常将其遇到的某种境遇或客观现象,在带有一定倾向和情感的情况下,病态地考究、揣度其弦外之音,并从病态思维出发,对此作出片面的解释、演绎推断,将其歪曲地与本人联系在一起,常见于精神分裂症。例如,某男性患者回家后见妻子在逗小孩玩,边滚煮熟的鸡蛋,边说"滚蛋,滚蛋",患者听到后内心十分不悦,但其妻并不知晓,尔后,妻子又将一个削好皮的梨分给患者一半,患者当即大怒,痛斥:"想和我离婚,没有那么容易。"

(4)影响妄想 又称物理影响妄想、被控制感或被控制妄想。患者觉得自己的思想、情感、意志行为及身体受到外界某种力量的干扰、控制、操纵,而使之不能自主。控制患者的外力可以是现代先进技术、高科技产品或特殊的仪器设备,如电波、超声波、激光、电脑、卫星、机器人、宇宙飞船等。受此干扰控制,患者常有许多不舒服的感觉。此症状是精神分裂症的特征性症状之一。例如,某高校学生控告校方:"学校在我的大脑中植入了芯片,通过这个芯片对我实行'全控制',把我变成了一个机器人,我只能按他们的指令行事。近半个月来,我的头上似有紧箍咒,不能思考问题;睡在床上不能翻身也不能起床;吃饭、说话、走路也不听自己指挥;上课时只能保持挺胸收腹坐姿一动不动,全身肌肉僵硬难熬;还不允许我上厕所大小便;不让我上图书馆看书。只有当他们把控制开关关掉时,我才是一个自由人。"

(5)夸大妄想 患者无中生有地坚信自己是伟人,拥有非凡的才智、至高无上的权利和地位、无与伦比的美貌、巨额的财富和大量的发明创造,或是名人的后裔等。患者自称自己是"联合国总统"、"陆海空三军司令"、"世界首富"、"诺贝尔奖获得者"等。可见于躁狂症、精神分裂症及某些脑器质性精神障碍(如麻痹性痴呆)。例如,一患者,中学生,17岁,自称自己是科学家,某日问护士:"你想不想遨游太空?"护士说:"想呀!"患者说:"我最近发明了一种新型的宇宙飞船,只有火柴盒那么大;我可以把人变得蚂蚁那么小,每个飞船可以装载2000多人;只要我按一下开关,宇宙飞船就升空了,只要我再按一下开关,宇宙飞船就返回了地面。你看,我现在正在向太空发送无线电波……"又如,某患者声称自己是宇宙之神,说:"世上的女人都是我老婆,太阳、月亮、星星都听我的命令,我能背着10座高山奔跑,我一口能将大海的水喝光。"

（6）罪恶妄想　又称自罪妄想。患者毫无根据地坚信自己犯了严重错误、不可宽恕的罪恶，应受严厉的惩罚，认为自己罪大恶极、死有余辜，以致坐以待毙、拒食自杀，或采取某些方式赎罪。患者多将微小的过错视为罪恶，如患者因幼年时抢过小朋友的玩具，认定自己犯有抢劫罪，因年轻时相过亲，认定自己乱搞男女关系，因不慎踩死过一只小鸡，认定自己是杀人犯等。主要见于抑郁症，也可见于精神分裂症。例如，某患者坚信由于自己贪污、受贿、玩忽职守等行为，给单位造成了不可挽回的经济损失，犯下了不可饶恕的罪行，对不起国家、同事及家人，因而一个月来多次到公安局投案自首，要求劳动改造以赎罪行。住院后，同事来探望他时，患者跪地叩头，自称"我有罪"，"我贪污"，"我该劳改"，"我该枪毙"，同事劝慰他说："我们都知道你是个好人，你没罪。"患者却哭着说"我把公家的东西拿回家，单位效益不好是我的错，我孩子因为我是贪污犯在同学面前抬不起头，老书记因我屡教不改而得病身亡。这些都怪我，我是个罪人，你们让我去死吧。"说着说着，就要以头撞墙。

（7）疑病妄想　患者毫无根据地坚信自己患了某种严重躯体疾病或不治之症，因而到处求医，即使通过一系列详细检查和多次反复的医学验证都不能纠正。如认为脑内长有肿瘤，全身各部分均被癌细胞侵犯，肠子断了，四肢全瘫等。患者同时常有幻触或内脏感知觉障碍。严重时患者自诉"我的内脏腐烂了"、"脑子变空了"、"心脏停止了跳动"、"血液停滞了"。这称为虚无妄想。显而易见，这些都很荒谬，但无论如何患者坚信这是事实，患者感受到真真切切的痛苦。有的患者坚信自己已经病入膏肓，只有坐以待毙。怀疑自己的胃肠都腐烂了的患者可能拒食，怀疑自己的脑袋内装的都是水的患者会躺在床上，头部一动不动，致使生活不能自理。多见于精神分裂症，重型抑郁、更年期及老年期精神障碍。例如，一位老人坚信自己得了心肌梗死，并到全市各大医院反复检查，结果都证明他根本没有此病，但是患者不相信，认为这是医生在故意隐瞒病情、意在安慰他。他不惜花费巨资到处求医问病，要求使用最先进的检查手段，使用最昂贵的治疗方法。

（8）嫉妒妄想　患者无中生有地坚信自己的配偶或恋人对自己不忠实，另有外遇，从而对配偶或恋人的行为加以跟踪、监视和检查，想方设法寻找所谓的证据。如患者跟踪监视配偶或恋人的日常活动、截留拆阅别人写给配偶的信件，检查配偶的衣服、提包、手机等日常生活用品。嫉妒妄想与日常生活中对配偶缺乏信任的主要区别在于，前者的思维十分荒谬且涉及对象范围广泛，有的患者认为配偶和周围几乎所有异性都有不正当关系，其列举的"证明事实"显然不是事实，但患者却坚信不疑，有时对"第三者"采取报复行为。嫉妒妄想可见于精神分裂症、慢性酒精中毒、更年期精神障碍等。例如，某女性患者，28 岁，结婚 2 年，丈夫比她大 1 岁。近半年来患者坚信丈夫有外遇，患者认为丈夫和丈夫单位里的同事有染，经常在丈夫上班时打电话"查岗"，有时到丈夫单位进行窗外观察，发现"疑点"即回家质问丈夫，要他交代，甚至暴力拷问。患者母亲劝告患者不要多疑，患者就怀疑母亲和丈夫有"暧昧"关系。有一次，患者同丈夫一起逛超市时，丈夫单位的一位女同事正好带着自己 12 岁的女儿也在超市购物，同事碰面彼此招呼，患者认为丈夫和这位女同事"眉来眼去"，肯定有不正当关系，并认定他们今天是来此约会的，这个小女孩就是他们俩的私生女。当即对母女俩拳打脚踢，对丈夫吼叫道："我要跟你拼命，你在外面乱搞还不承认，你和这个贱女人的私生女都这么大了，今天终于让我抓住了，铁证如山。"第二天，患者还不肯善罢甘休，又跑到丈夫单位找其领导诉说，要求单位领导开除这两个人。

（9）钟情妄想　俗称"花痴"，患者毫无根据地坚信自己被某异性所爱，即使遭到对方严词拒绝或粗暴对待仍毫不置疑,反而认为对方是在考验自己对爱情的忠诚,继续纠缠对方。患者喜欢的对象多数是比自己地位高的名人,患者坚信对方钟情于自己,故采取相应的行为去追求对方,喜欢向他人"炫耀"自己想象出来的虚幻情感。主要见于精神分裂症。例如,某女性患者,26 岁,研究生,未婚。在一次学术交流会上,患者结识了外校的一位年轻男教师,并就有关学术问题进行了讨论。患者认为这位男教师知识渊博,见解独到,特别是对她极为热情,解答问题仔细,可能是对她有好感,共同进餐时总是面带微笑,跟她干杯,劝她多吃菜,这无疑是爱上了她。会后,患者即主动打电话联系对方,写信表示自己爱慕之心,却意外地得知男教师已经有了心上人,正在筹备婚事。但患者不相信这个事实,坚信男教师只爱她。她专程跑到男教师所在学校,邀请他吃饭、跳舞,帮他洗衣、做饭、打扫卫生,遭到严词拒绝却仍不死心,对同事宣称她和男教师是恋人,逢人便讲男教师怎么爱慕她、追求她及他们惊天动地的恋爱史,找领导给他们证婚,威逼男教师的结婚对象。因为其言行已对男教师的生活和工作造成重大影响,且她所述恋爱之事乃子虚乌有。万般无奈之下,校方通知其父母将她送入了医院。

(10) 内心被揭露感 又称被洞悉感或思维被揭露感、思维被播散、读心症。患者认为其内心的想法或者患者本人及其与家人之间的隐私,未经语言文字表达就被别人知道了,但是通过什么方式被人知道的则不一定能描述清楚。患者常为"大脑不能保密",自己毫无隐私可言而苦恼,该症状对精神分裂症的诊断具有重要价值。有的患者认为"有人通过监视器把我的想法窃走了","有人在我身上安装了特殊的发射装置",或患者认为"自己的思想是通过广播播散出去的"(思维被广播)等;但多数患者说不出其想法被人知道的原因,常说"为什么我想的事情别人都知道?"患者感到"自己想什么事,在别人的言行举止中就有反应",或"想到什么事,耳边马上就听到别人的声音在说自己所想的事"(称为读心症)。如"我想上街,出门就看到一辆出租车停在马路边等我,我在家想看综艺节目,一打开电视机调到中央 3 台就已经开始在播放……"。问患者问题时,患者总是回答"你们不是都知道了吗? 还问我干什么?""你这不是明知故问?""你们不要再问我,我的事你们都知道,对我来说没有秘密。"

被洞悉感的产生,常见的有两种情况。①原发的被洞悉感:患者"本能地"、"直觉地"或者"莫名其妙地"感到自己的思想已人尽皆知。有些患者甚至感到全世界乃至整个宇宙都知道他的想法。此种形式的被洞悉感实际属于原发性妄想,对精神分裂症具有较高的诊断价值。②继发的被洞悉感:患者是在其他精神症状的基础上做出的病态的推理和判断。继发于幻听(评论性幻听)或妄想(关系妄想或特殊意义妄想)等。患者感到周围人都在议论自己的事情或周围人的言谈举止都在暗示自己,其内容都与自己没有说出来的事情和想法有关,遂认为别人都知道了自己的思想。例如,一位新婚女性,看见别人掏耳朵,认为这是暗示她在蜜月里曾经给丈夫掏过耳朵,讥笑她在丈夫面前撒娇等,并认为,不只是这件事情,她的其他个人隐私和想法,虽未说出来,但别人都知道了。

知识链接

思维控制障碍,是指患者感到思维不属于自己、思维活动失去了自主性,或觉得为外力控制。这类症状的共同特点是患者感到思维不能自主,有被动体验或异己体验。

这类症状对精神分裂症具有较高的诊断意义。常见的症状如下。

(1) 被控制感:思维中断、思维被夺、思维插入、思维云集、影响妄想。多见于精神分裂症。

(2) 被揭露感:思维鸣响、思维化声、被洞悉感、读心症、思维被播散。多见于精神分裂症。

(3) 强迫性思维(强迫观念):强迫性回忆、强迫性怀疑、强迫性穷思竭虑、强迫性意向等。多见于强迫症,也见于精神分裂症。

(11) 非血统妄想 患者毫无根据地坚信自己不是目前的父母所生,自己的亲生父母另有其人,而且多为当今名人。有的患者坚信自己是历史著名人物的后裔或有王室血统。不相信任何证明目前亲子关系的证据。有学者认为非血统妄想具有原发妄想性质。多见于精神分裂症。例如,某患者,男,16岁,中学生。因多次离家出走,拒绝进食2天而被家长带来看心理门诊。问其为何拒食、离家出走时,患者说:"他们不是我的亲生父母,他们要害我,在我的饭菜中下毒,我不愿在这个家里生活,我要去找我的亲爸妈。"医生指着他的家长说:"这就是你的亲爸妈呀! 你看,你跟你的父亲长得多像,他们怎么可能下毒害你呢?"患者说:"我可以肯定我不是他们亲生的,他们从来没有爱过我。我的亲爸妈在省城,我的爸爸是省长,我的妈妈是局长。"无论怎样解劝,患者仍坚信自己的亲生父母另有其人。临床诊断:精神分裂症。

(12) 变兽妄想 患者坚信自己变为某种动物如狗、猪、猫等,并有相应的行为异常。如坚信自己变为一只小黑猫的患者蹲在人行道上一边晒太阳,一边用"爪爪"洗着"猫脸",还"喵喵"叫。坚信自己变为一头猪的患者,四肢着地爬行,用嘴拱食物。例如,有一患者,4年来一直无法自拔地沉浸在宠物小狗的角色扮演中,他扮作宠物小狗的模样,定做了宠物衣物,学习像小狗一样迈步和叫唤,甚至还像小狗一样随地大小便,直接用嘴叼食。主要见于精神分裂症。

(13) 被窃妄想 患者毫无根据地认为自己所收藏的东西被人偷窃了。如患者坚信别人偷了他的钱、偷了他的衣物或者收藏的名画等。这类妄想多见于脑器质性精神障碍、老年期抑郁症和更年期偏执状态。它可能与老年人的心理、生理特征,如对人不信任、猜疑以及记忆减退有关。

2. 超价观念 又称优势观念、恒定观念等,是在意识中占主导地位的错误观念,其发生有一定的性格基础和现实基础,常伴有强烈的情绪体验。它的发生虽然常常有一定的事实根据,其推理过程也基本合乎逻辑,但是此观念片面而偏激,与实际情况有出入。只是由于患者的这种观念带有强烈的感情色彩,因而患者才坚持这种顽固信念不能自拔,并且明显地影响到患者的行为及其他心理活动。例如,神经性厌食症的患者对"肥胖"的强烈恐惧就是典型的例子,患者已明显消瘦甚至严重营养不良,仍认为自己太胖,强迫性地给自己设定一个过低的体重标准,拒绝正常进食。超价观念的特征就在于执著,观念根深蒂固,别人难以说服。超价观念总是缓慢发展的,往往以一件或几件有强烈情感的事件作为起点或里程碑,此后长期存在;其内容有一定的社会真实性和社会可接受性;超价观念受情感影响较大,随相应的情感反应而消长,对引起此观念的最初事件的情感"冷却"后,观念随之减弱或消退。多见于人格障碍和心因性精神障碍。例如,某患者,男,36岁,一贯敏感多疑,常常和同事发生矛盾。对自己身体的轻微不适过分关注,疑神疑鬼。一次体检偶然发现"心脏右束支Ⅰ度传导阻滞",遂开始认为自己患有严重心脏病,反复核对各种心脏检查结果,引证多本专著中的有关论述来证明自己的判断,对医生的解释一概抱有怀疑态度,对著名权威专家的解释能部分相信。该患者经心理治疗后疑病观念有所减轻。

三、注意障碍

注意是指个体的精神活动对一定事物的指向性。正常情况下人的注意能保持适当的范围和广度,即以某一对象为中心,同时对其他对象保持适度的注意,并维持一定的稳定性。注意分为主动注意和被动注意。主动注意又称随意注意,它是个体有目的的对既定目标的意识指向,与兴趣、情感、思维和意志活动等有关。如教室里同学们都在聚精会神地听老师讲课。被动注意也称作不随意注意,它是由外界刺激被动引起的注意,没有主动的目的指向,不加任何努力而不自主地注意。如正在集中注意听课时被窗外突然的喧哗所吸引。外界刺激的强度越大,越容易引起被动注意。通常所谓注意是针对主动注意而言的。注意障碍主要表现为注意的程度、稳定性和集中性方面的障碍。临床上常见的注意障碍有以下几种。

1. 注意增强 为主动注意的增强。妄想的患者对环境中与其妄想内容有关的事物十分注意,过度关注周围人的一举一动,即使很小的细节也不放过,而且可长时间保持高度的警惕;有疑病观念的患者时刻关注自己身体的各种细微变化,过分地注意自己的健康状态。多见于神经症、偏执型精神病、精神分裂症、更年期抑郁症等。

2. 注意涣散 为主动注意的稳定性降低。表现为工作、学习或其他活动时注意难以持久,容易因外界刺激而分心,东张西望或经常"走神"、坐着"发呆",注意力明显不集中,往往不知他人所云。多见于神经衰弱、精神分裂症和儿童注意缺陷与多动障碍。

3. 注意减退 主动注意及被动注意均减弱。注意的广度缩小,注意的稳定性也显著下降。如对同病室的病友均未留意、观察,住院多日,不知病友是谁、有何容貌特征。多见于神经衰弱、脑器质性精神障碍及伴有意识障碍时。

4. 注意转移 被动注意增强和主动注意不能持久。注意的稳定性降低,很容易受外界环境中各种刺激的影响而注意的对象不断转换(随景转移)。可见于躁狂症。

5. 注意狭窄 注意范围的显著缩小,主动注意明显减弱。当患者注意集中于某一事物时就不能再注意与之有关的其他事物,此时即使是一些极易唤起注意的其他事物也很难引起患者的注意。见于意识障碍或智力障碍患者。

四、记忆障碍

记忆是在感知觉和思维基础上建立起来的精神活动,是既往事物经验的重现。记忆包括识记、保存、认知(再认)、回忆(再现)四个基本过程。识记是事物或经验在脑子里留下痕迹的过程,是反复感知的过程;保存是使这些痕迹免于消失的过程;认知是现实刺激与以往痕迹的联系过程;回忆是痕迹的重新活跃或复现。简而言之,记忆就是记住、不忘、认得和回想起来的相互关联、密切组合的过程。正常人的记忆根据保持的时间可分为瞬时记忆(分、秒之内)、短时记忆(几天)和长时记忆(月、年)。记忆障碍是指个人处于一种不能记住或回忆既往经历、信息或技能的状态。记忆过程的任何一个环节或几个环节同时受损均可引起记忆障碍。临床上常见的注意障碍有以下几种。

（一）记忆增强

病理性记忆增强是指患者对病前不能够且不重要的事都能回忆起来,甚至对既往经历的细枝末节都能清楚无遗地被回忆起来。主要见于躁狂症和偏执状态患者。

（二）记忆减退

记忆减退是指记忆的四个基本过程普遍减退,以认知(再认)障碍最突出,尤其是对人物的认知障碍明显。表现为近记忆力和远记忆力均减退,尤以近记忆力减退多见。患者常记不住刚见过面的人、刚做过的事,记不住人名、地名、时间、概念、术语等。可通过下面的方法来检查其记忆力:介绍几位医生的姓氏后,过 2～3 min,请患者回答,看是否正确。也可以给患者出示 3～4 件小物品,如指甲剪、钢笔、肥皂、钥匙等,请患者说清物品的名称后,过 2～3 min,再请患者回忆刚才看到的小物品的名称。也可以让患者跟着说 3～4 件物品名称,如国旗、汽车、树木、手枪等,告诉患者记住物品名称和顺序并确认患者已记住,当问过患者其他简单问题后,再请患者复述刚才要求其记住的物品名称和顺序。严重记忆减退的患者回忆不起来自己的个人经历。常见于脑器质性精神障碍(如痴呆)、神经衰弱等,也可见于正常老年人。

（三）遗忘

遗忘是指部分或全部地不能回忆以往的经历,又称"回忆的空白"。遗忘分为暂时性遗忘和永久性遗忘,前者是指在适宜条件下还可能恢复记忆的遗忘;后者是指不经重新学习就不可能恢复记忆的遗忘。对新近发生的事情不能回忆称为近事遗忘,对过去发生的事情不能回忆称为远事遗忘。脑器质性损害是遗忘的最常见原因,如阿尔茨海默病的患者往往早期出现近事遗忘,后进行性发展,最终完全失去记忆(进行性遗忘)。脑外伤患者有时不能回忆起紧接着受伤之后或受伤之前一段时间经历的事情,前者称为顺行遗忘症,后者称为逆行遗忘症,其产生均与意识障碍有关。心因性遗忘具有高度选择性,局限于对生活中某一特定阶段的经历完全遗忘,被称为"界限性遗忘",或仅回忆不起与某些痛苦体验有关的事件(选择性遗忘);见于癔症,急性应激障碍等。

（四）记忆错误

记忆错误是指所保存的识记内容、信息重现时失真。

1. 错构 对过去曾经亲历过的事件,在其发生的时间、地点、人物或情节上有记忆的错误或混淆,特别是在时间上出现错误回忆,以致张冠李戴。如将此时间段内发生的事情回忆成在另外时间里发生的事情,并坚信不疑。多见于脑器质性精神障碍(老年性、动脉硬化性、脑外伤性痴呆)和酒精中毒性精神障碍。

2. 虚构 患者在回忆时以想象的非亲身经历过的事件来填补自身经历的记忆缺损,随之患者信以为真。由于虚构,患者常有严重的记忆障碍,因而虚构的内容也不能在记忆中保持,转眼即逝,以致虚构的内容经常变化,每次重述都不相同,且容易受暗示的影响。有些患者所谈内容大部分为既往记忆的残余,在提问者的诱导下串联在一起,丰富生动又显得荒诞不经,变幻不定。多见于各种原因引起的痴呆。当虚构与近事遗忘、定向障碍同时出现时称作柯萨可夫综合征(Korsakov syndrome),又称遗忘综合征。多见于慢性酒精

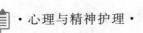

中毒精神障碍、颅脑外伤后所致精神障碍及其他脑器质性精神障碍。

五、智力障碍

智力是指一个人的智慧和能力。它涉及感知、记忆、注意和思维等一系列认知过程,是个体运用既往获得的全部知识和经验,用以解决新问题、形成新概念的能力。智力是大脑复杂功能的综合体现。智力包括观察力、记忆力、注意力、思维能力、想象能力、创造力等。注意力和记忆力本身不属于智力的范畴,而是智力活动的前提。智力也称为智能。一个人智力的高低可以从他解决实际问题中反映出来,临床上常常通过一些简单的提问与操作,如心算、词意辨析、物品比较等,了解患者的理解能力、计算能力、分析概括能力、判断能力、记忆力、学习能力和操作能力等,可对智力是否有损害进行定性判断,对损害程度作出粗略判断。另外,还可应用心理学评估方法对智力进行定量评价,临床上多选用"韦氏智力量表"测量智商(IQ)。一般认为,智商在 85 分以上为正常,70～85 分为智力介于正常与障碍之间,低于 70 分为智力障碍。智力障碍可分为精神发育迟滞及痴呆两大类型。

（一）精神发育迟滞

个体在 18 岁以前,大脑的发育由于受先天、围生期或后天各种致病因素作用,如遗传、感染、中毒、头部外伤、内分泌异常或缺氧等,造成精神发育不良或受阻,使智力发育停留在正常水平之下,此即精神发育迟滞。临床上表现为生活能力、学习能力、语言能力、社交能力、劳动能力等各方面落后于同龄的正常儿童,成年后其智力也达不到正常水平。精神发育迟滞的临床特征是智力显著低下及社会适应能力缺陷。判断精神发育迟滞的严重程度应结合临床表现和智力测验结果等综合评定。

（二）痴呆

痴呆是后天获得的智力障碍,即在神经系统发育成熟后(18 岁以后)发生的智力损害。患者在此之前智力正常,可能是杰出人物如领袖、作家、政治家、科学家等,由于疾病原因导致智力、记忆和人格的全面受损,但没有意识障碍。其发生具有脑器质性病变基础。临床主要表现为抽象、理解、判断推理能力下降,记忆力、计算力下降,创造性思维受损,后天获得的知识丧失,工作和学习能力下降或丧失,甚至生活不能自理,并伴有行为其他精神症状,如情感淡漠、行为幼稚及本能意向亢进等。根据大脑病理变化的性质和所涉及的范围大小的不同,可分为全面性痴呆及部分性痴呆。

1. 全面性痴呆　在大脑弥散性器质性损害基础上发生的一种常见的临床综合征。多表现为慢性、进行性、不可逆的智力减退与人格衰退。最早的症状通常是近记忆力下降,后智力活动的各个方面均受到损害,从而影响患者全部精神活动,常出现人格的改变、定向力障碍及自知力缺乏,甚至出现失语、瘫痪、生活自理能力完全丧失等。可见于脑器质性精神障碍,如阿尔茨海默病和麻痹性痴呆等。

2. 部分性痴呆　大脑局部区域受到损害可产生部分性痴呆。患者只产生记忆力减退,理解能力下降,分析综合(抽象概括)能力缺乏等,但其人格仍保持良好,定向力完整,有一定的自知力。可见于脑外伤性痴呆及血管性痴呆等脑器质性精神障碍。

临床上在强烈的精神创伤后可产生一种功能性的可逆性的暂时性的类似痴呆状态,称为假性痴呆。此类患者大脑组织结构无任何器质性损害,而大脑功能普遍处于抑制状态。

可见于癔症及反应性精神障碍。其中最具特色的有如下两种。①童样痴呆：以行为幼稚、模拟幼儿的言行为特征。即成年患者表现为类似一般儿童稚气的样子，模拟幼儿行为，学着幼童讲话的声调，自称自己才 3 岁，逢人就叫叔叔、阿姨，甚至爸爸、妈妈，给人表演、唱儿歌、背唐诗、做游戏，撒娇，吸吮手指，进食、大小便要人照料等。②刚塞综合征（Ganser syndrome）：又称心因性假性痴呆，即对简单问题给予近似而错误的回答，给人以故意做作或开玩笑的感觉。如一位 20 岁的患者，当问到她一只手有几个手指时，答"4 个"，对简单的计算如"2＋3＝5"答成"2＋3＝4"。患者能理解问题的意义，但回答内容不正确。行为方面也可错误，如将钥匙倒过来开门，但对某些复杂问题反而能正确解决，如能下象棋、打牌，一般生活问题都能解决。

六、定向力障碍

定向力是指一个人对时间、地点、人物以及自身状态的认识能力。前者称为对周围环境的定向力，后者称为自我定向力。时间定向是指对当时所处时间的认识，如是否知道现在是白天还是黑夜，是上午还是下午，是春天、夏天、秋天还是冬天。地点定向又称空间定向，是指对所处地点的认识（这是什么地方？），如是否知道这里是学校还是工厂，是住在家里还是在医院等。人物定向是指辨认周围环境中人物的身份及其与患者的关系，如是否知道他或她是谁，是你的儿子或丈夫，女儿或母亲，是家人还是同事，他们是干什么的。自我定向包括对自己姓名、性别、年龄及职业等状况的认识。对环境或自身状况的认识能力丧失或认识错误称为定向障碍。定向障碍多见于脑器质性精神障碍及躯体疾病所致精神障碍伴有意识障碍时。定向力障碍是意识障碍的一个重要标志，但有定向力障碍不一定有意识障碍，例如痴呆、酒精中毒性脑病患者可以出现定向力障碍，而没有意识障碍。

七、情感障碍

情感活动是人对客观事物的主观态度或接触客观事物时所引起的内心体验。人的情感活动通过言语表述、声音表情（语言的声调、语速、语气）和身体表情（面部表情、身体姿势、动作行为）表现出来。在心理学上，往往用情感、情绪、心境这三个概念从不同方面描述情感活动。情感一般指与人的社会需要相联系的一种复杂的态度体验，如荣誉感、道德感、审美感等，具有相对稳定和深刻的特征。情绪一般指与人的生物学特性相联系的内心体验，如喜、怒、哀、乐、悲、恐、惊，具有动物性的原始反应特征。心境不同于对刺激的直接情绪反应，是指一种较微弱而持续的情绪状态。临床上根据患者的表情、言语的内容以及情感反应是否时刻随着内外刺激而发生相适应的变化来判断患者有无情感障碍。情感障碍主要表现为情感的波动幅度过大，波动时间过长，以及反应与刺激的性质不协调等。情感障碍的分类见图 6-2。

（一）情感性质的改变

1. 情感高涨 正性情感活动（如欢乐、愉快）显著增加，表现出不同程度的病态喜悦。患者自我感觉良好，有与环境不相符的过分快乐，长时间、整日保持"节日的心情"，欢歌笑语、喜笑颜开、眉飞色舞、兴高采烈、表情丰富。内心充满快乐感、自豪感、成就感、幸福感，似乎不知世间还有"忧愁"二字。若患者的高涨情绪和周围环境有一定联系，则表现为可理解、具有感染力，且易引起周围人的共鸣，同时伴有思维奔逸，活动增多，常见于躁狂症。若

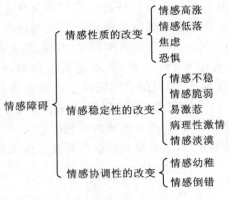

图 6-2　情感障碍分类

患者高涨的情绪活动明显地与周围环境不协调，则表现为不易理解的自得其乐，面部表情给人以呆傻、愚蠢的感觉，则称为欣快感，多见于脑器质性疾病或醉酒状态。

2. 情感低落　负性情感活动（如忧郁、悲伤）显著增强。表现为整日情绪低沉，忧心忡忡、愁眉苦脸、唉声叹气，重者可出现忧郁、沮丧，"度日如年"、"生不如死"等情感体验或暗自落泪，与所处境遇不相符。患者自我评价过低，自信心丧失，凡事缺乏兴趣，有持续的疲乏感，无愉快感（愉快感缺失）。常内心苦闷、悲观失望、自责自罪，甚至反复出现自杀观念或有自杀行为。情感低落时常伴有思维迟缓、意志活动减退及某些生理功能的抑制，如食欲不振、性欲减退等。常见于抑郁症。

3. 焦虑　一种与现实处境不相称的没有明确客观对象、无具体观念内容的提心吊胆和恐惧不安的情绪体验，常伴有精神运动性不安和自主神经功能紊乱。患者总有某种不良预感、不祥之兆，"莫名其妙地紧张、恐惧"，但又说不出自己究竟担心什么或害怕什么。成天坐卧不宁、惶恐不安，搓手顿足，来回走动，也可表现为不自主的肌肉紧张、震颤、发抖。有自主神经功能紊乱所致的身体不适感，如口干、颜面潮红、出汗、心悸、呼吸急促、胸闷、胃肠不适、恶心、腹痛、腹泻、尿频尿急等。对外界刺激易产生惊跳反应。临床上焦虑常以原发性、广泛性或持续性的上述焦虑症状为主，称为慢性焦虑或广泛性焦虑。急性发作性焦虑称为惊恐发作，是在没有客观危险的环境中，突然感到一种突如其来的惊恐体验，伴有濒死感或失控感，以及严重的自主神经功能紊乱症状。患者感到死亡将至，灾难将至，"心脏要停跳了"、"人要发疯了"，或拼命地奔跑、惊叫、呼救，紧紧地抓住人或物，伴胸闷、心悸、呼吸困难或过度换气、头晕、出汗、颤抖等。一般发作持续 5～20 min，很少超过 1 h。惊恐发作通常发生急骤、终止也迅速，但可反复突然发作，患者事后对发作经过可回忆。焦虑最常见于焦虑性神经症，但也见于其他精神障碍如恐怖神经症、神经衰弱、更年期精神障碍。

4. 恐惧　又称恐怖，是指面临不利的或危险处境时出现的情绪反应，是一种生物本能。恐惧作为一个症状是指患者对特定的对象（客观事物、现象、处境）产生一种不以其意愿为转移的紧张、害怕情绪，常伴有明显的自主神经功能紊乱症状和逃避的行为。恐惧有下述特点。①有特定的对象，且恐惧的对象存在于自身之外。如患者对尖锐的物件、某种小动物、雷电、空旷的广场、密闭的房间、乘电梯、登高等产生恐惧。②不能自控并极力回避，患者明知自己的恐惧是过分的、不合理的或不必要的（如动物恐惧的患者，见到动物园笼中的老虎也出现明显的恐惧），但在相同场合下仍反复出现，难以控制，为此深感痛苦，并有强烈的躲避意向和行为,影响其社会功能(如社交恐惧者不敢与人打交道)。③常有明显的自主神经功能紊乱症状,如心悸、气急、出汗、四肢发抖,甚至大小便失禁等。恐惧和焦虑都是紧张、恐惧、担心、害怕,但其区别在于恐惧有特定的对象而焦虑没有。多见于恐惧性神经症,也可见于儿童情绪障碍及其他精神疾病。例如,某女,16岁,怕狗。不管大狗、小狗、玩具狗都害怕,甚至怕旁人闲聊时提到狗或者看到"狗"字。听到小孩学狗叫,她立刻恐惧万分,呼吸急促,手足冰凉,全身大汗,身体僵直不能挪动。明知这太过分了,但仍然不能自控。家中严禁一切与狗有关的东西,清晨傍晚不敢出门,因为此时常有人遛狗。迫切求治。临床诊断:恐惧症。

(二)情感稳定性的改变

1. 情感不稳 与外部刺激无关的情绪迅速变化,表现为情感反应(喜、怒、哀、愁等)极易变化,从一个极端波动至另一极端,显得喜怒无常,变幻莫测。可见于各种精神障碍,以脑器质性精神障碍为常见。另外,冲动性人格障碍的患者表现为情感不稳定,这是一种性格缺陷,其情绪变化迅速,且常与外界环境的微小刺激有关,易出现情感爆发、冲动行为。

2. 情感脆弱 细微刺激或无明显诱因的情况下,患者出现短暂而强烈的情感反应或情绪失控。多表现为多愁善感、无法克制的伤心流泪,过分高兴或激动不已。多见于癔症、神经衰弱,也是脑血管疾病所致精神障碍的典型情感症状。例如,某患者,男,68岁,脑动脉硬化,多发性脑腔隙梗死。近年来,经常情绪失控,喜(怒)形于色,动不动就痛哭流涕。遇到高兴的事就哈哈大笑,遇到不顺心的事就悲痛万分,看到秋天满地落叶就伤心不已,老同事来看望他就激动得热泪盈眶,小孩摔跤后痛哭他也跟着痛哭。

3. 易激惹 情绪的应激性增高,极易因小事而引起较强烈的情感反应,持续时间一般较短暂。多表现为生气、激动、愤怒、烦恼,甚至大发雷霆,与人争执等。常见于神经症、躁狂症、某些人格障碍、偏执型精神病及脑器质性精神障碍等。

4. 病理性激情 一种突然发作的强烈而短暂的爆发性的病理性情绪状态,常伴有明显的意识障碍、精神运动性兴奋及暴力冲动行为(伤人、毁物等攻击性行为)。发作多以暴怒、恐惧等激情形式("暴风骤雨式的")出现。发作时做出的攻击行为没有预谋,行为带有盲目性,极难自控。发作持续数分钟至数小时后自行恢复,事后对发作过程遗忘。多见于癫痫、颅脑外伤、中毒性精神障碍及精神分裂症。

5. 情感淡漠 对外界任何刺激均缺乏相应的情感反应,对周围发生的事物漠不关心,无动于衷,即使对自身有密切利害关系的事情也如此(如听到母亲病故的消息或被辱骂时都表现出事不关己的麻木)。患者内心体验贫乏,犹如一潭死水,无论令人悲伤或愉快的事情均与其无关,激不起波澜,说话声调平淡,面部表情呆板。多见于单纯型及慢性精神分裂症、严重的器质性痴呆。例如,某分裂症患者,男,23岁,常独居一隅,不与任何人交往,每天医生询问病情,患者从无任何表情反应。患者父母来看他,患者从不称呼父母,也无一句问候的话。有一次,其父亲骑自行车来看望他时,途中不慎摔伤致鼻青脸肿、衣裤破损,探视时患者视而不见,毫不关心,只顾吃父亲带来的食物。探视时间一过,患者不向家人告别就走回病房,视父亲如陌路人。

(三)情感协调性的改变

1. 情感倒错 情感表现与其内心体验或处境不相协调,甚至完全相反。患者表现为遇到悲哀事件,却非常高兴愉快,碰到高兴事件,却痛苦悲伤,或者外表上痛哭流涕,内心却无悲伤的体验或者是相反体验。如患者听到至亲去世的消息后表现为开怀大笑,患者听到儿子高考全省状元时表现出悲痛无比,患者满面笑容、眉飞色舞地讲述自己的悲惨经历或身患绝症的痛苦。多见于精神分裂症。

2. 情感幼稚 成人的情感反应如同小孩,对外界刺激反应迅速而强烈,幼稚而缺乏理性,没有节制和遮掩。表现为患者喜怒无常,忽哭忽笑,稍遇刺激则号啕大哭或暴跳如雷,而稍加安抚则破涕为笑,面部表情及动作行为幼稚、顽皮。见于癔症、精神分裂症青春型及脑器质性精神障碍的痴呆患者。

八、意志障碍

意志是人自觉地确定目的,并根据目的调节支配自身的行动,克服困难,实现预定目标的心理过程,是受意识发动和调节的高级活动。它是人的意识能动性的集中表现,是人类特有的心理现象。意志与认识活动、情感活动及行为紧密相连而又相互影响。认识过程是意志的基础,情感活动是意志的导向,意志通过行为表现出来,意志对认知和情感过程有调节及促进作用。意志活动具有指向性、目的性、果断性、坚定性、自觉性、自制性等特点。

常见的意志障碍有以下几种。

1. 意志增强 病理性的意志活动增多,表现为信念坚定、毅力超人、顽强不屈。常多与病态情感、幻听、妄想有关,患者在其影响或支配下,持续、顽固地坚持某些行为。例如:某患者总听到有人对他说"坚持跑步,你就是马拉松冠军",于是他每天凌晨就开始在公路上进行长跑锻炼,数年如一日;某被害妄想的患者坚信邻居用"特殊仪器"照射他,反复去派出所报案,要求民警到邻居家搜查;某夸大妄想的患者坚信自己正在进行"发明创造",夜以继日地在垃圾堆中找寻以发现能治人间百病的"神丹妙药";某嫉妒妄想的患者坚信配偶有外遇,长期对配偶进行跟踪、监视、检查,就算刮风下雨、身患重病也不间断。常见于精神分裂症及躁狂症等。

2. 意志减退 又称意志减弱,是指意志活动显著减少,表现为动机不足,缺乏积极性、主动性、进取性及毅力。常与情感低落或情感淡漠有关。患者行为缓慢,对周围一切不感兴趣,意志消沉,不愿出门,不愿讲话,不愿与人接触,不愿参加任何活动,严重时连日常生活都懒于料理。总感到精力不足,学习、生活、工作力不从心,即使开始做某事也不能坚持到底,甚至不能工作,整日呆坐或卧床不起。常伴有思维迟缓。患者能感知,但无能为力。常见于抑郁症及慢性精神分裂症。

3. 意志缺乏 指意志活动缺乏,表现为对任何活动都缺乏动机、要求,生活处于被动状态,处处需要别人督促和管理。患者对周围一切毫无兴趣,对生活毫无所求,对前途毫无打算,对工作、学习毫不关心。在个人生活方面也十分懒散,甚至个人卫生也全不顾及,不洗脸梳头,不洗澡更衣,终日呆坐或卧床不起,无所事事,无所用心,一切行为都失去动力。严重时本能的要求(食欲、性欲)也没有,孤僻独处,行为退缩。患者对这种病态改变缺乏自知力。这一症状常与思维贫乏、情感淡漠同时存在,构成精神分裂症的阴性症状,多见于精神分裂症晚期精神衰退时,也可见于器质性痴呆状态。

4. 意向倒错 患者的意向要求和意志活动与常理违背,令人难以理解。如患者伤害自己的身体,吃常人不敢吃的东西如大小便、吞食骨头、石子、玻璃碎片等,这些行为多在幻觉或妄想的影响或支配下产生,也可独立存在而不受其他症状的影响。有时患者对这些行为会作出荒谬的解释。多见于精神分裂症。例如,某男性患者,20 岁,用香烟头烫自己的身体不觉得痛,反倒觉得"挺好玩的",从而导致双手臂多处伤疤。

5. 矛盾意向 患者对同一事物同时产生对立的相互矛盾的意志活动,而且对此毫无察觉,也无法纠正。例如,碰到朋友时,患者一面伸出手来似乎要和朋友握手,一面却把手马上缩了回去。这种自相矛盾的行为难以被人理解。多见于精神分裂症。

九、动作行为障碍

动作是指单个简单的随意和不随意行动。行为是指有动机、有目的地进行的一系列随意运动。动作行为障碍又称为精神运动性障碍。精神疾病患者由于病态思维及情感的障碍,常可导致动作及行为的异常。常见的动作行为障碍如下。

(一)精神运动性兴奋

精神运动性兴奋是指患者整个精神活动增强,表现为动作和行为增加。可分为协调性和不协调性精神运动性兴奋两类。

1. 协调性精神运动性兴奋 患者的言语、动作、行为的增多与其自身的思维活动、情绪情感活动一致,并与周围环境密切相关。患者的行为具有一定的目的指向,在一定程度上能够被周围人理解,整个精神活动是协调的。患者最突出的表现是情感高涨,以此为主导从而影响和支配其他方面的精神活动,出现思维奔逸及意志活动增多等。多见于躁狂症。例如,某患者,自觉"心情特别好,脑子灵活",总是面带微笑,见人打招呼,讲个没完,向别人炫耀自己的衣服好看,并说自己身体好,有使不完的劲,乐于助人,好打抱不平,成天忙碌,一会儿抢过拖把帮卫生员擦地,一会儿主动为病友打饭、洗衣,看见护士打针发药,他也跑去"帮忙",一件事没完又去做另一件事。

2. 不协调性精神运动兴奋 患者的言语动作增多与其自身的思维、情感活动不相协调,动作单调杂乱,无动机及目的性,使人难以理解,即自身的精神活动不协调;另一方面,患者的精神活动与外界环境之间毫无关联,是不协调或不配合的,表现为欣快、动作杂乱,常有作态、"载歌载舞"、古怪离奇的行为,或极度行为紊乱伴严重的冲动暴力行为。多见于精神分裂症青春型及精神分裂症紧张型,也见于谵妄状态。

(二)精神运动性抑制

与精神运动性兴奋相反,是指患者整体精神活动降低,表现为言语活动和行为动作减少或迟缓。患者感到精神活动困难,思维迟钝,举步艰难,提笔如山,对工作、学习、生活仍保留责任心与义务感,但力不从心。

1. 木僵 一种高度的精神运动性抑制状态,表现为言语活动、表情、动作行为的完全抑制或减少,并经常保持一种固定姿势。严重的木僵称为僵住,患者精神运动完全抑制,出现不言不语、不吃不喝、不动、不排大小便、面部表情固定,对任何刺激均缺乏反应。一般认为,这种状态要达 24 h 以上才可定为木僵。轻度木僵称作亚木僵状态,表现为问之不答、唤之不动、表情呆滞,但在无人时能自动进食,能自动大小便。根据其发生原因及临床特点不同,通常将木僵分为紧张性木僵、抑郁性木僵、反应性木僵及器质性木僵,其鉴别见表6-2。

表6-2　各型木僵的主要临床表现及常见病因

分类	主要临床表现	常见病因
紧张性木僵	最常见。突然发生,全身肌张力增高,常与紧张性兴奋交替出现。言语、动作行为显著减少、缓慢,严重时出现口涎外流、蜡样屈曲、空气枕头。意识清楚,可以清楚回忆	精神分裂症紧张型
抑郁性木僵	缺乏任何主动性言语、动作行为,反应极端迟钝,经常呆坐或僵卧,生活基本上不能自理。表情木然,但仍显情感低落,可见双眼噙泪或"欲哭无泪",与内心体验一致。症状常晨重夕轻。意识清楚,发作后可回忆	重症抑郁
反应性木僵	多发生在突然、强烈的精神创伤后,出现"呆若木鸡"表现,不语不动、不饮不食、面无表情,常伴有自主神经功能严重紊乱,如心跳加速、面色苍白或潮红、出汗等。有轻度意识障碍,发作后有片段回忆。刺激消失后症状立即消失	急性应激障碍
器质性木僵	木僵程度表现不一,但都存在确定的脑器质受损的证据,如有神经系统体征和实验室检查阳性。有明显的意识障碍及智力障碍,发作后多丧失记忆	脑器质性疾病如病毒性脑炎、脑变性病等

2. 蜡样屈曲　出现在紧张性木僵的基础上,表现为丧失任何随意动作,患者的肢体任人摆布,即使是不舒服的姿势,也较长时间如同泥塑蜡铸一样维持不动。如将患者头部抬高似枕着枕头的姿势,患者也不动,可维持很长时间,称为"空气枕头",此时患者意识清楚,病好后能回忆。见于精神分裂症紧张型。

3. 缄默症　患者的言语活动受到抑制,缄默不语,不主动讲话,也不用言语回答问题,但有时可用手势或以纸笔表达对问题的回答。常见于精神分裂症紧张型、癔症等。

4. 违拗症　患者对于要求他做的动作,不但不执行,而且表现出抗拒及相反的行为。违拗症患者并非有意不合作,而是对所有的外来指令的一种无意的不由自主的对抗。患者能自主活动,如正常饮水、吃饭、穿衣等,独处时有时行动敏捷,但别人向他提出要求时则拒绝和抵抗,常保持缄默,挪动其肢体时会遇到较大的阻力。违拗分为两种。①主动违拗:患者对于要求他做的动作,不但不执行,而且做出与对方要求完全相反的动作。如要求患者张开嘴时,他咬紧牙;要他咬紧牙时,他却反而张开嘴;要他睁眼时,他反而紧闭双眼;要他闭眼时,他却睁大双眼;让他前进一步时,他反而后退一步;要他后退一步时,他反而前进一步。②被动违拗:患者只是单纯一概拒绝执行别人的任何要求,而无其他行为反应。如要求患者张嘴也好,闭嘴也罢,患者都不做任何反应。让患者前进一步或后退一步,他始终不听从,站在原地不动。甚至强行将其拉向前一步或拉后退一步时,他立马又回到原处。多见于精神分裂症紧张型。

5. 刻板动作　指患者机械刻板地反复重复某一单调的动作。如反复拍手、跺脚,用舌舔墙壁,反复持续地将被子打开、合拢等。常与刻板言语同时出现。多见于精神分裂症紧张型,也见于强迫症及儿童孤独症等。

6. 模仿动作　指患者毫无目的、毫无意义地完全模仿别人的动作,常与模仿言语同时存在。这完全是一种机械式的不由自主的动作,并非患者的戏谑行为。例如:你问患者姓什么?他也问你姓什么?你咳嗽,他也咳嗽;你移动一下椅子,他也移动一下椅子;你取听诊器,他也到口袋里做取物的姿势;你用手摸头发,他也用手摸头发。见于精神分裂症紧张型。

7. 作态 指患者做出一些愚蠢的幼稚做作的动作、姿势、步态与表情,给人以装腔作势之感。如患者把自己打扮得怪模怪样、尖着嗓子与人交谈、踮着脚尖走路等。多见于精神分裂症青春型。

8. 离奇行为、古怪动作 指患者的动作和行为离奇古怪,不可理解。如患者无故挤眉弄眼、扮鬼脸、学狗叫、满地乱爬、突然钻到床底下或跳到桌子上,把废纸篓顶到头上等。患者对这些动作的解释荒谬离奇,更多的情况是没有任何解释。多见于精神分裂症青春型。

十、意识障碍

意识在心理学中定义为人所特有的一种对客观现实的高级心理反应;而在临床医学上,意识是指患者对周围环境及自身的认识和反应。意识状态的正常取决于大脑皮质功能的完整性及网状上行激活系统的兴奋性。当意识障碍时精神活动普遍抑制,可表现为如下几点:①感知觉清晰度降低、迟钝、感觉阈值升高;②注意难以集中,记忆力减退,出现遗忘或部分性遗忘;③思维变得迟钝、不连贯;④理解困难,判断能力降低;⑤情感反应迟钝、茫然;⑥动作行为迟钝,缺乏目的性和指向性;⑦出现定向障碍,对时间、地点、人物定向不能辨别,严重时自我定向力,如姓名、年龄、职业也不能辨认。其中,定向障碍为意识障碍的重要标志,但不能单纯根据定向障碍来判断意识障碍,因为正常人在乘车途中或陌生城市也会出现定向障碍,但却没有意识障碍。因此,临床上应根据上述意识障碍的表现进行综合判断。

(一)对周围环境的意识障碍

1. 以意识清晰程度降低为主的意识障碍 意识清晰程度降低即觉醒程度的降低,它以精神活动的普遍抑制为特征,多表现为急性意识障碍,在脑器质性疾病和躯体疾病中多见,精神科相对少见。一般根据患者对疼痛刺激的反应、回答问题的准确性、肢体活动、痛觉试验、神经反射等将意识障碍分为不同的程度。

(1)嗜睡 病理性嗜睡是程度最轻的意识障碍。患者在安静环境中处于持续的睡眠状态,给予一定的刺激可清醒,醒后能进行一些简短而正确的交谈或做一些简单的动作,但刺激消失后很快又进入睡眠状态。

(2)意识混浊 意识障碍程度较嗜睡为深。意识清晰度轻度受损,能保持简单的精神活动,但反应迟钝,注意、记忆、理解都有困难,有周围环境定向障碍,能回答简单的问题,但对复杂问题则茫然不知所措。思维和语言不连贯,可有错觉、幻觉、躁动不安等。此时吞咽、角膜、对光反射尚存在,也可出现原始动作如舔唇、伸舌、强握、吸吮和病理反射等。

(3)昏睡 较严重的意识障碍。患者意识清晰度进一步降低,环境意识及自我意识均丧失,接近于人事不省。对一般刺激已无反应,强烈刺激才引起防御反射。大声呼喊其姓名、摇动其身体可唤醒患者,但很快又再入睡,醒时答话含糊或答非所问。此时角膜、睫毛等反射减弱,对光反射、吞咽反射仍存在,深反射亢进,病理反射阳性。可出现不自主运动及震颤。

(4)昏迷 严重的意识障碍。意识丧失,以痛觉反应和随意运动消失为特征。浅昏迷的患者意识大部分丧失,无自主运动,对声、光刺激无反应,对强烈的疼痛刺激尚可出现痛

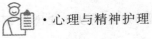

苦的表情或肢体退缩等防御反应,角膜反射、瞳孔对光反射、吞咽反射等存在,但反射迟钝,可引出病理反射。深昏迷的患者意识完全丧失,全身肌肉松弛,对任何刺激均无反应,深、浅反射均消失,瞳孔散大且对光反射消失。大小便失禁,体温、呼吸、脉搏、血压常有改变,患者处于濒死状态。

2. 以意识内容改变为主的意识障碍　此类意识障碍的特征是在意识清晰程度降低的基础上,出现了兴奋性症状如错觉、幻觉、片断妄想、恐惧情绪、躁动不安、离奇体验等。意识变化常为一过性的,预后一般良好。常见的临床类型如下。

（1）谵妄状态　最常见,是指在意识清晰度水平降低的情况下,出现大量的错觉和幻觉,并伴有思维、情感、行为方面的障碍。患者意识混浊,感知觉障碍以幻视多见,其内容多为生动而逼真的形象性的人物或场面,如昆虫、鬼神、猛兽、血腥屠杀的场面等,多带有恐怖性,患者常产生紧张、恐惧等情绪反应,出现不协调性精神运动性兴奋,显著的躁动不安或冲动行为等。思维不连贯,自言自语,甚至大喊大叫。注意力不集中,记忆及理解困难,可出现片断妄想。患者的定向力全部或部分丧失,多数患者表现自我定向力保存而周围环境定向力丧失。意识障碍的水平波动,呈昼轻夜重。一般持续数小时至数日,意识恢复后可有部分遗忘或全部遗忘。多见于感染、中毒、脑外伤及躯体疾病所致的精神障碍。

（2）精神错乱　其表现与谵妄状态相似,但精神错乱的病情较严重。患者意识状态进一步降低,思维极不连贯,对周围环境及自我的定向力均丧失,可有片断性的幻觉及妄想、恐惧情绪。精神运动性兴奋严重不协调,且其活动局限于病床范围以内,多表现为无规则的伸展、抖动或翻转身体,动作单调。此种状态一般持续时间较长,可延续若干周,甚至数月,愈后可完全遗忘。见于严重的感染中毒性疾病。

（3）梦样状态　在意识清晰程度降低的情况下,患者似处于梦境之中,有梦样的体验。梦境的内容多反映现实生活的某些片断,并与富于情感色彩的幻想交织在一起,常出现丰富的假性幻视和幻听,以及愉快、忧郁或恐惧等相应的情感变化,致使患者完全沉湎于幻觉和幻想中,与周围环境失去联系,但外表看似清醒。可持续数日至数周甚至数月。事后可部分回忆。常见于心因性、癫痫性、感染中毒性精神障碍等。

3. 以意识范围改变为主的意识障碍　此类意识障碍的特征是在意识清晰程度降低的基础上,出现意识范围缩小或狭窄,复杂精神机能受抑制,而简单精神机能尚保存、行为呈现"自动化"。

（1）朦胧状态　在狭窄的意识范围内,可有相对正常的感知觉,以及协调连贯的复杂行为,但对此范围以外的事物都不能进行正确的感知、判断。患者表情呆板或迷惘、联想抑制,理解能力差,能回答简单问题,自动完成习惯动作,可有焦虑或欣快的情绪,有定向障碍,片断的幻觉、错觉、妄想以及相应的行为,并可在幻觉妄想支配下产生攻击或破坏性行为。常突然发生,突然中止,反复发作,持续数分钟至数小时,事后遗忘或部分遗忘。多见于癫痫性精神障碍、癔症及器质性精神障碍。

（2）漫游性自动症　朦胧状态的特殊形式,在狭窄的意识范围内有相对正常的感知觉及协调连贯的复杂行为,同时伴有意识清晰度降低,但不具有幻觉、妄想和情绪改变。多见于癫痫性精神障碍及癔症患者。其表现形式有两种。①梦游症（睡行症）:患者多有入睡后1~2 h突然起床（此时仍未觉醒）,到室外或在室内做些简单的无目的的动作,持续数分钟至十几分钟,发作后又上床安静入睡。次晨醒来,对夜间发生的事茫然不知。②神游症:多于白天或在晨起后(清醒时)突然发作,患者无目的地外出漫游或到外地旅行,其间可以有一些复杂的动作和行为如买车票、吃饭、住宿等,但行为无目的,经常遗忘随身物件,对周围环境缺乏足够的意识。一般持续数小时、一日或较长时间,常突然清醒,对发作中的经历可有部分回忆。

(二) 自我意识障碍

自我意识是一个人对自己的认识和评价,是人对自己身心状态及对自己同客观世界的关系的意识。自我意识主要体现在五个方面。①存在意识:对自身存在的现实体验。②能动性意识:精神活动受自己支配的体验,清楚地知道是"我自己"在做、在想等。③同一性意识:清楚地知道在不同地点和时间里的"我"都是同一个人。④统一性意识:清楚地知道在同一时间和地点,"我"是独立而唯一的。⑤界限意识:清楚地体验到自己和他人、环境之间的界限和联系。自我意识障碍涉及以上一个或几个方面。精神科所见的意识障碍,除中枢神经系统疾病和其他影响大脑功能的严重躯体疾病所致的周围环境意识障碍之外,更多的是自我意识障碍。

1. 人格解体 主要是自我存在意识和自我界限意识方面的障碍,属于感知综合障碍的"非真实感"。患者感受到自我的全部或部分似乎是不真实的、虚假的、遥远的或不存在的,或将自己视为异己力量所操作的自动化机体,感到自己和周围环境隔了一层帷幔或毛玻璃,对事物的感觉变得模糊而不自然。这种改变发生时,患者感觉正常而且情感表达能力完整,有自知力,知道这是他主观世界异常变化的结果,因此总是用"好像……似的"进行描述。其表现主要有三类。①精神人格解体:患者体验不到自己的精神活动或感到精神活动不属于自己,如患者说"我只是一个躯壳,我的灵魂出窍了","我明知自己在生气,但我内心却没有生气的感觉"等。②躯体人格解体:患者体验到躯体某部分不存在或不属于自己,例如,有的患者说"我的脑袋离开了我的躯体","我走路时感觉不到下肢的存在"等。③现实人格解体:对环境缺乏真实感,多见于神经症、抑郁症、精神分裂症、颞叶癫痫、器质性精神障碍。

📝 知识链接

科塔尔综合征(Cotard syndrome),以虚无妄想和否定妄想为核心症状。患者主要是认为自身躯体和内部器官发生了变化,部分或全部已经不存在了。如某患者称自己的肺烂了,肠子也烂了,甚至整个身体都没了。多见于抑郁状态,尤其是老年期抑郁。人格解体患者也可能声称"自己不存在了",但在思维上仍认定自己是存在的,不属于思维障碍,此为二者的区别。

2. 人格转换 属于自我统一性意识的障碍,是指患者否认原来的自我,而自称是另外一个人或某种动物,如自称自己是"玉皇大帝"、"观世音菩萨"、"孙悟空"或自己变成了"东北虎"等。临床上常见一类属于癔症分离性症状的"鬼神附体":患者突然丧失原来的身份感,而自称是某个死去的亲人或者某个"大仙",并以其口气、声调讲话或有相应的举止行为。一般发作几小时,意识恢复后完全丧失记忆,恢复原来的人格。人格转换也可见于精神分裂症。

3. 双重人格　属于自我统一性意识的障碍,是指一个人在同一时间和地点有两种内心体验和活动,表现出两种截然不同的感觉和两种完全不同的人格。例如,一患者,用右手抓住自己的左臂,称"我抓住小偷了",自己用口咬自己的右手却大叫"小偷咬我的手"。多见于精神分裂症患者。

4. 交替人格　属于自我同一性意识的障碍,是指一个人在不同时间和地点体验到两种或多种完全不同的内心感受和活动,表现出两种完全不同的人格,且交替出现。例如,患者,女性,某单位主管,白天是一个体面的职业女性,但她每天深夜外出活动,去菜市场捡烂菜叶或到垃圾桶里寻找食物,白天的她和晚上的"她"判若两人,患者自己也没意识到。多见于癔症患者。

十一、自知力障碍

自知力又称领悟力或内省力,是指患者对自身精神疾病或精神症状的认识和判断能力,其表现方式有如下几种。①自知力完整:又称有自知力。患者能认识到自己患了病,知道哪些是异常表现,主动要求治疗。②自知力不完整:又称有部分自知力。患者对异常精神活动部分认识是正确的,但显得肤浅和不完整。如某患者的邻居问她(患者):"怎么好长时间未见到你呀?"患者回答:"我住院了。"邻居问:"你为什么住院?"患者答:"我头痛、心烦、睡不着觉,总听到耳边有人讲话。"邻居问:"诊断是什么病?"患者答:"精神分裂症。"邻居问:"现在好些了? 还需要吃药吗?"患者答:"嗯,每天坚持吃药。"邻居问:"你前段时间经常跟你丈夫吵架,也是因为这个病吗?"患者答:"不是,那是因为他在外面乱搞男女关系。"邻居说:"那是你多虑了,我和你丈夫是同一个单位,我知道他作风正派。"患者大怒说:"你这么护着他,说明你心中有鬼,你们是不是好上了? 难怪你们平时眉来眼去的,当我不知道。"③自知力缺乏:又称无自知力。患者对自己的异常精神活动丧失判断力,否认有病,拒绝治疗。

自知力障碍是精神病特有的表现。临床上将有无自知力及自知力恢复的程度作为判定病情轻重和疾病好转程度的重要指标。轻症精神障碍如神经症,多数患者即使在疾病的发作期,也能保持较好的自知力,他们不仅能识别自己的精神状态是否正常,还能判断自身体验中哪些属于病态,并主动就医诉说病情、求治心切。重症精神障碍如精神分裂症,患者在疾病发作期有不同程度的自知力损害,他们不认为自己有病,更不承认自己有精神病,因而拒绝看病、服药,但经过抗精神病药物治疗一段时间,当病情好转时,自知力可逐渐由有部分自知力恢复到自知力完整。临床上一般以精神症状消失,并认识自己的精神症状是病态的为特征,即为自知力恢复。

第四节　精神障碍的常见综合征

人的精神活动是一个整体,各种精神活动协同作用、密切配合。当精神障碍时,认知、情绪情感、意志行为等异常的精神活动之间存在着相互联系又相互制约的关系,其产生的精神症状极少孤立存在,它们往往以一组症状组合成某些综合征或症候群同时出现或先后出现及消失;这些综合征构成一些精神障碍的主要临床表现,对确定疾病的诊断具有重要的意义。有些综合征是某一精神障碍所特有的,但也有的同一综合征可出现在不同的精神障碍。在精神科临床上常将综合征称为"状态",如"谵妄综合征"在病历书写时常被描述成"谵妄状态"。临床常见的精神障碍综合征有以下几种。

一、幻觉妄想综合征

幻觉妄想综合征是临床最常见的精神障碍综合征。它以幻觉为主,在幻觉基础上产生继发性妄想。患者先出现幻觉如幻听、幻嗅等,常见的是言语性幻听,后出现妄想如被害妄想、关系妄想、物理影响妄想等,妄想内容与幻觉密切相关,相互依存又互相影响,妄想一般无系统化倾向。如患者凭空听到声音说"你是大坏蛋,杀死你,杀死你",不久便产生被害妄想。一般幻觉消失后,妄想也会逐渐淡化、消失。常见于精神分裂症,也见于器质性精神病等其他精神障碍。

二、精神自动症综合征

精神自动症综合征对精神分裂症具有高度诊断价值。患者在意识清晰的状态下,出现一组表现复杂的精神症状,主要包括假性幻觉、强制性思维、被控制感、内心被揭露感、被害妄想及关系妄想等系统妄想。该综合征的核心特征是患者强烈地体验到自己的精神活动不受自己的控制(非自主感、异己感),即所谓的"精神自动",以及"完全被外界力量所控制、强制和影响"(被强制感),即所谓的"被动体验"。可有思维云集、思维插入、思维被夺、思维扩散、思维被广播及影响妄想等被动体验。主要见于精神分裂症偏执型。

三、情感综合征

情感综合征是以情感障碍(情感活动的兴奋性过高或过低)为主的一种综合征,包括躁狂状态和抑郁状态。前者主要表现为情感高涨、思维奔逸、活动增多三主症,以情感高涨为主;后者则表现为情感低落、思维迟缓、意志减退三主症,以情感低落为主。两种状态可单独出现,也可交替出现。多见于情感性精神障碍。

四、紧张综合征

紧张综合征是指在意识清晰状态下,以紧张性木僵和紧张性兴奋为主要特征的综合征。此综合征最突出的特点是全身肌张力显著增高(肌紧张)。紧张性木僵的患者表现为言语、动作行为完全抑制或减少,并经常保持一种固定姿势,持续较长时间。典型者出现不言不语、不吃不喝、不动、不解二便、不吐唾液、面无表情,对任何刺激均无反应,严重时出现蜡样屈曲、空气枕头。紧张性兴奋的患者表现为突然起床,出现冲动行为(伤人、毁物等),或在室内来回徘徊等,持续时间较短暂。两种状态可在无任何原因、诱因及先兆的情况下相互转化。最常见于精神分裂症紧张型,也可见于心因性精神障碍、器质性精神障碍等。

五、脑衰弱综合征

脑衰弱综合征是以患者的精神活动易兴奋、易疲劳为主要特征的一类临床综合征,又称神经衰弱综合征、神经症样症状。精神症状主要表现为失眠多梦,感觉过敏,联想和回忆增多且杂乱无章,不能自控;疲乏无力、困倦思睡、疲劳感明显,注意力不集中,记忆力减退,思维迟钝,学习或工作效率低;常有内感性不适、情绪不稳、情绪脆弱、心情紧张、烦恼、易激动或焦虑不安等。常伴有头痛、头晕、耳鸣、心悸、出汗、食欲不振、全身不适、消瘦等自主神经功能紊乱症状及性机能障碍。多见于神经症、脑器质性精神障碍、慢性器质性疾病的初期和恢复期。

六、遗忘综合征

遗忘综合征又称柯萨可夫综合征（Korsakoff syndrome），是一组以遗忘、错构症、虚构症及定向障碍为主要特征的综合征。患者主要是记忆障碍，尤其是近事记忆障碍突出，远事记忆相对保存，从而导致顺行性遗忘，也可出现不同程度的逆行性遗忘。在此基础上出现错构或虚构，同时伴随出现人格改变、情感和行为方面的异常。定向障碍以时间定向障碍明显。知觉及其他认知功能如智力往往保持完整。常见于慢性酒精中毒所致的精神障碍以及脑器质性精神障碍。

七、谵妄综合征

谵妄综合征又称急性脑病综合征，是以急性意识障碍为主，合并谵妄状态的一类临床综合征。患者表现为不同程度的意识障碍、意识清晰度下降、定向力障碍，显著的兴奋躁动，大量生动鲜明的恐怖性错觉和幻觉（多为幻视），伴紧张恐惧情绪及冲动行为。理解、判断能力降低、注意及记忆障碍，可出现思维不连贯及片段妄想，睡眠周期和节律紊乱（昼夜颠倒）。具有起病急、病程短、症状明显且昼轻夜重的特点。常见于器质性精神障碍、急性应激障碍及精神活性物质所致的精神障碍。

八、痴呆综合征

痴呆综合征又称慢性脑病综合征，是在意识清晰状态下，以遗忘、痴呆、人格改变为主要特点的一类临床综合征。多发生在老年人，一般病程进展缓慢，可由脑衰弱综合征或遗忘综合征进展而来，逐步出现部分性痴呆或全面性痴呆。患者主要是智力障碍，表现为思维、记忆、理解、分析、判断、推理、概括以及计算等能力受损。随着病情的加重，可出现定向力障碍、自知力障碍、人格改变，并可有片断妄想、思维贫乏、情感淡漠、行为刻板无目的等，甚至日常生活和大小便不能自理。主要见于慢性器质性精神障碍。

小　结

病因是指可能导致疾病的因素。根据生物-心理-社会医学模式，目前认为精神疾病的发生可能与感染、遗传、化学、物理、环境、文化因素以及年龄、性别、个性特征、应激反应等有关。

感知觉障碍的症状主要有幻觉和错觉。幻觉是在没有客观现实刺激作用于感官的情况下出现的虚幻的知觉。最常见的幻觉是听幻觉。错觉是对客观事物的刺激的错误的认识和判断。

思维障碍的症状主要有妄想、思维奔逸、思维贫乏、思维松弛等。妄想是一种无法纠正的错误的歪曲的信念。这种错误的信念对患者而言是绝对真实的，无法动摇的。思维奔逸是指说话滔滔不绝，不断地从一个主题跳到另一个主题，新的概念不断涌现，联想速度加快。思维贫乏是指思想内容空虚且概念词汇贫乏，交谈时内容空洞、单调、含糊。思维松弛是指内容或概念的转换之间没有联系,思维是偶然的、缺乏逻辑的和混乱的,前后概念之间缺乏联系,常见于精神分裂症。

　　情感障碍的症状主要有焦虑、情感高涨、情感低落和情感淡漠等。焦虑、情感低落和情感高涨将在不同的章节中讨论。情感淡漠是指对外界漠不关心或与世隔绝的混沌状态。往往是情感障碍的最早表现。情感淡漠的人对周围环境失去了兴趣。

　　意志行为障碍的症状主要有意志缺乏、意志减退、意志增强和木僵等。意志缺乏是指主动活动或做出决定的能力丧失或受损。意志缺乏的患者往往表现为言语、活动、思维及情感反应减少。意志增强和意志减退是两种完全不同、对立的精神障碍。前者常见于躁狂症,而后者则常见于抑郁症。木僵的患者可以一动不动地长时间呆坐,就像昏迷一样,常见于精神分裂症。

能力检测

一、单选题

【A₁型题】

1. 人的个性特征的核心成分是(　　)。
A. 能力　　　　B. 性格　　　　C. 智力　　　　D. 气质　　　　E. 理想

2. 错觉是指(　　)。
A. 对客观事物歪曲的知觉
B. 对已知的事物有未经历的陌生
C. 对从未经历过的事物有熟悉感
D. 对客观事物部分属性产生了错误的知觉感
E. 没有客观事物作用于感官时出现的知觉体验

3. 思维迟缓是(　　)。
A. 癔症的典型症状　　　　B. 强迫症的典型症状　　　　C. 抑郁症的典型症状
D. 恐惧症的典型症状　　　　E. 精神分裂症的典型症状

4. 关于思维奔逸,下列哪种说法正确?(　　)
A. 是精神分裂症的常见症状　　　　B. 是躁狂症的常见症状
C. 是急性应激障碍的常见症状　　　　D. 是神经衰弱的常见症状
E. 是器质性精神障碍的常见症状

5. 妄想的定义是(　　)。
A. 思维联想障碍　　　　　　　　B. 联想形式障碍
C. 大量涌现的不自主观念　　　　D. 不能被说服的病态信念
E. 无法摆脱的重复出现的观念

6. 临床上最常见的妄想是(　　)。
A. 被害妄想　B. 夸大妄想　C. 影响妄想　D. 钟情妄想　E. 关系妄想

7. 患者感到周围环境变得灰蒙蒙的一片,没有生气,似乎隔着一层膜,这种症状为(　　)。
A. 幻觉　　　B. 非真实感　C. 交替人格　D. 双重人格　E. 意识朦胧状态

8. 注意转移主要见于(　　)。

A. 精神分裂症　　　　　　B. 神经衰弱　　　　　　C. 疑病症

D. 躁狂症　　　　　　　　E. 精神发育迟滞

9. 下列哪种说法正确？（　　　）

A. 部分或全部不能再现以往的经历称为遗忘

B. 记忆的识记、保存、再认和回忆四个过程普遍减退为遗忘

C. 患者以想象的未曾亲身经历过的事件来填补亲身经历的记忆称为错构

D. 将过去经历过的事物在具体时间,具体人物或地点上搞错了,称为虚构

E. 患者把从未见过面的人当作熟人或朋友认识,称为虚构

10. 谵妄时最多见的幻觉是（　　　）。

A. 听幻觉　　B. 视幻觉　　C. 味幻觉　　D. 触幻觉　　E. 嗅幻觉

11. 协调性精神运动性兴奋常见于（　　　）。

A. 精神分裂症青春型　　　B. 躁狂症　　　　　　C. 精神分裂症紧张型

D. 谵妄状态　　　　　　　E. 药物中毒

12. 作态主要见于（　　　）。

A. 抑郁症　　　　　　　　B. 精神分裂症　　　　C. 躁狂症

D. 强迫症　　　　　　　　E. 器质性精神病

13. 关于自知力以下哪项正确？（　　　）

A. 自知力是指患者对所患疾病的感知

B. 重性精神病患者都没有自知力

C. 神经症患者都有充分的自知力

D. 自知力是指患者对所患精神疾病的认识和判断能力

E. 有自知力的患者较没有自知力的患者预后好

14. 关于神经衰弱症状群,以下哪项描述是错误的？（　　　）

A. 主要表现为脑力活动能力降低　　　B. 有轻度的智力缺损

C. 常注意力不集中,思维迟钝　　　　　D. 常伴失眠头痛

E. 患者情感脆弱

15. 谵妄综合征的主要特征是（　　　）。

A. 错觉　　　　　　　　　B. 幻视　　　　　　　C. 注意涣散

D. 记忆减退　　　　　　　E. 意识障碍昼轻夜重

【A₂型题】

16. 患者,女性,35岁,每日在床头倚窗,静坐侧耳,有时面露微笑,有时双手捂耳,面露惊恐,或以被蒙头。此症状属于（　　　）。

A. 幻听　　B. 幻视　　C. 狂躁　　D. 被害妄想　　E. 行为退缩

17. 患者原先无任何精神异常,某次听广播时突然坚信播音员在说他,而他的生活经历与当时的广播内容并无明显联系。该患者可能的症状为（　　　）。

A. 听幻觉　　　　　　　　B. 原发性妄想　　　　C. 继发性妄想

D. 思维迟缓　　　　　　　E. 病理性象征性思维

18. 某女性,28岁,在被单位辞退后,突然精神失常,阵阵哭笑,检查问:"你今年多大年纪?"答:"3岁。"问:"你在何处工作?"答:"我是幼儿园的小宝宝。"患者的症状属于（　　　）。

A. 虚构　　　B. 错构　　　C. 痴呆　　　D. 谵妄状态　　E. 假性痴呆

19. 患者,女性,80 岁,无明显诱因出现精神失常。表现为,能凭空听到已故的亲人呼唤她,叫她也随他们而去,称自己走到哪里,哪里就有已故的亲人跟着她。这属于(　　　)。

A. 歪曲的感觉　　　　　B. 歪曲的知觉　　　　　C. 虚幻的感觉

D. 虚幻的知觉　　　　　E. 正常人没有的知觉

20. 患者,女性,22 岁,近 5 个月来内心体验缺乏,面部表情呆滞,对家里和周围的事情漠不关心,对切身有关的各种事情也表现为无动于衷。此症状属于(　　　)。

A. 情绪不稳　B. 情绪低落　C. 情感淡漠　D. 情感脆弱　E. 情感倒错

21. 患者,男性,32 岁,某日突然发觉自己的手变大了,汗毛像野兽毛一样浓密,镜子里自己的脸比黑熊还难看。此症状属于(　　　)。

A. 错觉　　　　　　　　B. 视幻觉　　　　　　　C. 运动性幻觉

D. 心因性幻觉　　　　　E. 感知综合障碍

22. 患者,女性,40 岁,思维散乱,推理荒谬,话意互不联系,言语支离破碎,令人莫名其妙。此种症状称为(　　　)。

A. 思维奔逸　B. 思维中断　C. 思维破裂　D. 思维贫乏　E. 强制性思维

23. 患者,男性,21 岁,2 个月来多次撞向汽车轮胎,他解释说:"这样做是为了投胎,重新做人。"此患者的症状属于(　　　)。

A. 幻想　　　　　　　　B. 迷信　　　　　　　　C. 夸大妄想

D. 特殊意义妄想　　　　E. 病理性象征性思维

24. 患者,女性,40 岁,近来总认为自己病情严重无法治疗,从而惶惶不可终日。此患者的症状属于(　　　)。

A. 夸大妄想　B. 疑病妄想　C. 被害妄想　D. 嫉妒妄想　E. 广泛性焦虑

25. 患者,女性,23 岁,近 1 个月来一直觉得周围的任何东西都对她有特殊的暗示,例如:她走进办公室,就有人哼唱"你就像冬天里的一把火",意思是骂她勾引异性;她一上街,许多牌照中含有 4 的汽车开过来,就表示让她死。此患者的症状属于(　　　)。

A. 幻想　　　　　　　　B. 迷信　　　　　　　　C. 钟情妄想

D. 象征性思维　　　　　E. 特殊意义妄想

26. 患者,男性,36 岁,一日起床后,悄悄外出关门,并从窗缝中窥视尚在熟睡中的妻子,良久不动,旁人问其所为,他回答正在监视老婆是否与人有不轨行为。此患者的症状属于(　　　)。

A. 关系妄想　B. 夸大妄想　C. 嫉妒妄想　D. 被害妄想　E. 物理影响妄想

27. 患者,男性,59 岁,口中常常喃喃自语"我该死,我该死",每晚席地而卧,上盖一破被单。此患者的症状属于(　　　)。

A. 被害妄想　　　　　　B. 嫉妒妄想　　　　　　C. 罪恶妄想

D. 夸大妄想　　　　　　E. 物理影响妄想

28. 患者,男性,40 岁,发病后认为同事倒土豆是要他滚蛋,别人谈摇头电风扇是说他立场不稳。此患者的症状属于(　　　)。

A. 关系妄想　　　　　　B. 影响妄想　　　　　　C. 强迫观念

D. 象征性思维　　　　　E. 言语性听幻觉

29. 患者,女性,一看到男性即不能自控地想是否要和他谈恋爱、结婚,明知不对也无法自控。这种症状是(   )。

    A. 见人恐怖　B. 钟情妄想　C. 强迫观念　D. 焦虑状态　E. 孤独状态

30. 某运动员,近来越来越易激惹,情绪不稳,曾两次殴打对手被罚。且他常闻到一股臭鸡蛋味,感觉"在梦里一样",而且常破口大骂。此现象称为(   )。

    A. 错觉　　B. 想象　　C. 错构　　D. 虚构　　E. 嗅幻觉

31. 患者,男性,32岁,言语缓慢、语量减少,语声甚低,反应迟缓,但思维内容并不荒谬,能够正确反映现实。患者自觉"脑子不灵了"、"脑子迟钝了"、"度日如年"。此表现属于(   )。

    A. 思维迟缓、情绪低落　　　B. 思维贫乏、情感低落　　　C. 思维迟缓、情感淡漠

    D. 思维贫乏、情感淡漠　　　E. 思维中断、情感高涨

32. 患者,男性,46岁,上班乘坐公交车时总是担心会出现危险,尤其是车厢内人员拥挤的时候,症状加重,出现心悸、头晕、出汗、发抖、胸闷,好像透不过气来。该症状为(   )。

    A. 症状为外部力量强加的　　　　B. 症状产生无明确客观对象

    C. 症状产生于某一客观对象　　　D. 症状源于自己的主观体验

    E. 症状不受自己主观意愿控制

33. 患者,女性,38岁,患者向来小心翼翼,只要一拿钱,就重复数个不停,买东西前,要先列清单,并反复检查清单,生怕会有遗漏。出门前,门与灯虽已关了,但她仍不放心,一而再,再而三地重复检查。此患者为(   )。

    A. 强迫行为　B. 强迫意向　C. 强迫联想　D. 强迫思想　E. 强迫回忆

34. 患者,女性,30岁,述自己经常听到一个声音在议论她,此症状为幻觉,真性幻觉和假性幻觉的区别是(   )。

    A. 二者均缺乏客观刺激　　　　B. 二者来源和感知方式不同

    C. 二者感知的幻觉形象生动　　D. 二者均是对客观事物的错误感受

    E. 二者均是客观事物的胡思乱想

35. 在意识清楚情况下,头脑中涌现大量异己的思维,伴不自主感觉。这是(   )。

    A. 强迫观念　　　　B. 被动体验　　　　C. 思维被插入

    D. 强制性思维　　　E. 物理影响妄想

36. 患者,女性,60岁,近一周来夜间出现行为紊乱,伴幻听、幻视、表情紧张、恐惧,白天卧床,自发言语较少,对夜间行为难以回忆,生活自理差,头颅CT示:顶枕叶片状梗死灶,考虑目前患者处于(   )。

    A. 谵妄状态　B. 痴呆状态　C. 抑制状态　D. 木僵状态　E. 幻觉妄想状态

37. 患者,男性,19岁,突然动作显著缓慢,整天卧床,不起来吃饭,也不上厕所,叫他推他均无反应,表情呆板。该患者的症状是(   )。

    A. 违拗症　B. 缄默状态　C. 木僵状态　D. 意志减退　E. 兴趣减退

【A₃型题】

(38～39题共用题干)患者,女性,35岁,3天来不吃饭,只喝水,说有人一直在告诉她饭里有毒,要求家人陪同去派出所报案。

38. 该患者的症状是( )。

A. 感觉障碍　 B. 知觉障碍 　C. 思维奔逸 　D. 被控制感 　E. 强制性思维

39. 从题干信息还能得知患者可能存在( )。

A. 情感淡漠 　B. 思维贫乏 　C. 思维鸣响 　D. 无故发笑 　E. 自知力缺乏

(40～42题共用题干)患者,男性,23岁。患者觉得大街上人们都在注意他的行动,对他有敌意,房子里有人安装了摄像头监视他的行为;有时自言自语、自笑;不吃家人做的饭,害怕饭里有毒,要自己亲自做饭;对家人和同学漠不关心,父亲病重住院,患者无动于衷。

40. 该患者可能患有( )。

A. 癔症　　　　　　　　B. 抑郁症　　　　　　　　C. 焦虑症

D. 精神分裂症　　　　　E. 阿尔茨海默病

41. 该患者情感属于( )。

A. 欣快　　 B. 情感淡漠　 C. 情感高涨　 D. 情感低落　 E. 情感暴发

42. 该患者思维属于( )。

A. 关系妄想　 B. 夸大妄想　 C. 被害妄想　 D. 罪恶妄想　 E. 物理妄想

参考答案

1. B　2. A　3. C　4. B　5. D　6. A　7. B　8. D　9. B　10. B　11. B　12. B
13. D　14. B　15. E　16. A　17. B　18. E　19. D　20. C　21. E　22. C　23. E
24. E　25. E　26. C　27. C　28. A　29. C　30. E　31. A　32. B　33. A　34. B
35. D　36. A　37. C　38. B　39. E　40. D　41. B　42. C

参考文献

1. 晏志勇.精神障碍护理技术[M].武汉:华中科技大学出版社,2013.

(李凤阳　徐新娥)

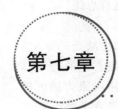

第七章 精神障碍的治疗与护理

📖 学习目标

1. 熟练掌握：常用的抗精神病药物、抗抑郁药物、心境稳定剂及抗焦虑药物的适应证、禁忌证、使用方法及常见副作用的识别与处理。

2. 掌握：电抽搐治疗的适应证、禁忌证和护理要点；心理护理的定义；住院精神病患者的心理护理要点。

3. 熟悉：精神障碍康复的概念及原则；精神障碍康复的主要任务。

4. 了解：工娱治疗在精神障碍康复中的意义。

第一节 精神药物治疗与护理

一、精神药物的含义和分类

精神药物治疗是以化学药物为手段，对紊乱的大脑神经化学过程进行调整，达到控制精神病性症状，改善和矫正病理思维、心境和行为，预防复发，促进社会适应能力并以提高患者生活质量为最高目标。

精神药物种类繁多，虽有不同分类系统，目前仍以"临床应用为主，化学结构或药理作用为辅"为原则。具体药物如下。

（1）抗精神病药　吩噻嗪类；硫杂蒽类；丁酰苯类；其他。

（2）抗抑郁药　单胺氧化酶抑制剂；三环类；其他类。

（3）抗躁狂药或情感稳定剂　碳酸锂；抗癫痫药。

（4）抗焦虑药　苯二氮䓬类；阿扎哌隆类。

（5）中枢神经兴奋药　苯丙胺类；其他。

（6）促智药，脑代谢促进药　胆碱酯酶抑制剂；二氢麦角碱；其他。

二、常用抗精神障碍药物

（一）抗精神病药

抗精神病药物又称为神经阻滞剂。这类药物主要用于精神分裂症、偏执性精神障碍和具有精神病症状的其他精神病的治疗。

1. 抗精神病药的药理学作用

（1）对中枢神经系统的作用 镇静、抑制条件反射、加强中枢抑制药的效应、抑制痉挛。

（2）对自主神经系统的作用 可使患者出现视力模糊、口干、排尿困难、肠蠕动缓慢和便秘。

（3）对心血管系统的作用 可出现心电图改变和血压降低。

（4）对呼吸系统的作用 小剂量的氯丙嗪可使动物呼吸兴奋，大剂量的则可使呼吸变浅、变慢，抑制呼吸，甚至使呼吸停止。

（5）对体温的作用 对下丘脑体温调节中枢有抑制作用，从而降低体温。

（6）镇吐作用 除甲硫达嗪外，其他吩噻嗪类药物都有镇吐作用。

（7）对消化系统的作用 氯丙嗪具有抑制胃液分泌的作用。另外还有缓冲胃痉挛的作用。

（8）对内分泌系统的作用 临床可见月经紊乱和闭经，乳房胀满，男性乳房女性化，乳汁分泌和性功能障碍等。

（9）脑生物电变化 可引起脑电图变化。

2. 适应证和禁忌证

（1）适应证 适用于各种具有精神病性症状的精神障碍。主要用于治疗精神分裂症、分裂样精神病、分裂情感性精神病、偏执性精神病、躁狂发作、有精神病性症状的抑郁症、器质性精神病和其他精神障碍。

（2）禁忌证 有严重过敏史者禁用。严重的心血管疾病、肝脏疾病、造血系统疾病患者应避免使用。年老体弱、妊娠早期及有其他严重内脏疾病患者应慎用。

3. 用药方法

（1）急性期治疗 选择哪种药物进行治疗，主要是根据抗精神病药物各自治疗靶症状与药物副作用的特点，并结合患者精神症状、年龄、躯体状况、既往用药等合理选择。给药方法如能口服的尽量采用口服的方法，否则可用肌内注射。加药速度宜慢，一般从小剂量开始，逐渐加至治疗量。在加药过程中要观察药物的不良反应，一旦出现不良反应，要及时报告医生进行处理。

（2）维持治疗 维持治疗可有效地预防复发。维持治疗的剂量一般为治疗量的 1/3～1/2，每日服药的次数可减少。维持治疗的时间长短根据不同病例而不同，如精神分裂症的维持治疗一般均主张长期治疗，甚至终生服用。

4. 抗精神病药 以氯丙嗪为代表的典型抗精神病药主要用于治疗精神分裂症、躁狂症及继发于其他疾病的幻觉、妄想、激越及精神运动性兴奋等精神病性症状。典型抗精神病药临床应用时间长，但因其疗效好、经济实用而仍被广泛应用。

氯丙嗪具有良好的抗精神病作用，镇静作用强。主要用于治疗精神分裂症、躁狂症及具有精神运动兴奋症状群的其他疾病。对急性幻觉妄想、思维联想障碍、行为异常等症状疗效显著。常用剂量 300～600 mg/d。常见副作用为口干、体位性低血压、心动过速、困倦、皮疹、震颤、肌强直及静坐不能。大剂量长期使用可能会引起迟发性运动障碍。偶可发生药物所致的肝功能异常以及粒细胞减少症等严重副作用。

以利培酮为代表的非典型抗精神病药,对人产生抗精神病作用的剂量很少引起锥体外系副反应,迟发性运动障碍少,对某些难治性精神分裂症可能有效,抗精神病作用范围广,对催乳素的分泌影响较小。

利培酮为广谱抗精神病药,主要用于急性和慢性精神分裂症、分裂情感障碍、器质性精神障碍、儿童期精神行为障碍、双相情感障碍。急性期治疗首次发病一般使用 2~4 mg/d,持续 6~8 周。症状缓解之后,应维持剂量治疗,或试行下调剂量。主要副作用为失眠、焦虑、激越、头晕、心动过速。剂量大于 6 mg/d 时,也会出现急性肌张力障碍和静坐不能。

(二)抗抑郁药

1. 适应证 抗抑郁药主要用于治疗各种抑郁障碍,尤其是伴有自主神经系统症状和体征者,也用于治疗惊恐障碍、强迫症、创伤后应激障碍、躯体形式障碍、厌食症、广泛性焦虑障碍和社交焦虑障碍。

2. 禁忌证 严重过敏史者禁用,有严重的心血管疾病、肝脏疾病、肾脏疾病患者禁用。

3. 用药方法 各种药物的抗抑郁疗效基本类似,主要区别在于不良反应和安全性。加药应采用逐渐加量法,从低剂量开始,一般来说可在 1~2 周内加至治疗量。老年、儿童及躯体状况差者用药剂量相对较低。药物起效较慢,一般需 1~2 周,是否有效要观察 4~6 周。

4. 抗抑郁药 以丙咪嗪为代表的三环类抗抑郁药(TCA)能使 70% 左右抑郁症患者获得较好缓解,50% 左右的抑郁症患者完全缓解。但 TCA 具有以下缺点:有明显抗胆碱能不良反应,很多患者不能耐受,从而降低了治疗依从性;有心脏毒性,过量时可危及生命;起效慢,一般需 2 周以上;约有 30% 的患者疗效不佳。选择性血清素再摄取抑制剂(SSRIs)是当今抗抑郁治疗的首选一线用药。临床常用的有以下几种。

(1)氟西汀 最早批准治疗重性抑郁,现在还被 FDA 批准用于强迫症、神经性贪食、经前期烦躁不安。最佳剂量 20~40 mg/d,治疗强迫症时剂量较大,60 mg/d 改善症状最明显,但副反应也最大。最常见的副作用为头痛,失眠,类似静坐不能的焦虑、紧张、激越、震颤,厌食、恶心和性功能障碍。

(2)帕罗西汀 可用来治疗重性抑郁,强迫症,惊恐障碍,广泛性焦虑障碍,社交恐惧和创伤后应激障碍。最佳剂量为 20 mg/d,治疗强迫症时,剂量增至 40~60 mg/d 疗效优于 20 mg/d。常见副作用有嗜睡、乏力、失眠、头昏、头痛、恶心、震颤,也会引起性功能障碍。由于可能降低抽搐阈值,所以对癫痫患者慎用。

(3)舍曲林 可用于治疗和预防抑郁障碍,也用于强迫症、社交恐惧、心境恶劣障碍、惊恐障碍、PTSD、经前期焦虑障碍的治疗。最佳剂量 50~100 mg/d。副作用与其他 SSRIs 相类似,主要为恶心、厌食、嗜睡或失眠、口干、出汗、震颤、性功能障碍。

(4)西酞普兰 可用于重性抑郁的治疗和预防,还适用于强迫症、社交恐惧、广泛性焦虑障碍、冲动控制障碍和躯体形式障碍。安全性高,被推荐为老年患者的首选抗抑郁药,也是合并躯体疾病,包括心血管患者的最佳选择。剂量范围为 20~40 mg/d。常见副反应有恶心、嗜睡或失眠、震颤。

(5)文拉法辛 可用来治疗抑郁症、伴焦虑的抑郁、广泛性焦虑障碍和社交恐惧。该药特点为双重抑制,起效较快,很多患者在 2 周内起效。速释剂型最高量可用至 375 mg/d,缓释剂型最高量可用至 225 mg/d。常见副作用有恶心、头痛、失眠、嗜睡、多汗、口干、便秘、视力模糊等。最引人关注的不良反应是血压升高,升高程度与剂量相关,故高血压患者慎用。较大剂量时最好监测血压。

（三）心境稳定剂

1. 适应证 主要适用于双相情感障碍的急性躁狂发作和维持治疗,亦可用于抑郁发作以及抑郁治疗的增效剂,还可治疗许多精神障碍,如分裂情感障碍、攻击行为等。

2. 禁忌证 严重的心、肾疾病如心力衰竭、急性心肌梗死、肾功能衰竭等禁用,年老体弱者和哺乳期妇女慎用。

3. 用药方法 小剂量开始,逐渐加量。锂盐治疗量一般为 $500\sim2000$ mg/d,维持量为 $500\sim1000$ mg/d,分 $2\sim3$ 次饭后口服。锂盐的治疗量和中毒量比较接近,故治疗时应监测血清锂浓度。应在末次服用锂盐约 12 h 后,抽血检测。血清锂有效治疗浓度为 $0.8\sim1.2$ mmol/L,维持治疗 $0.4\sim0.8$ mmol/L。1.4 mmol/L 为有效浓度上限,超过此值容易中毒。

4. 临床上常用的心境稳定剂

（1）锂盐 对于情感障碍的患者,锂盐可以治疗急性躁狂和急性抑郁,也可以用作维持治疗。急性躁狂治疗量门诊 $750\sim1500$ mg/d,住院患者 $1250\sim2000$ mg/d,维持量 $500\sim1000$ mg/d,可分 $2\sim3$ 次服用。由于碳酸锂的治疗指数低,治疗量和中毒量比较接近,故最好对血锂浓度进行监测。首次应在治疗第 $4\sim7$ 天测定,以后每周 1 次,共 3 周,如达满意水平,则 6 周查一次,以后 $2\sim3$ 个月查一次。急性治疗最佳血锂浓度为 $0.8\sim1.2$ mmol/L,维持治疗为 $0.4\sim0.8$ mmol/L。1.4 mmol/L 是有效浓度上限。老人应减量。锂盐治疗的不良反应包括多尿、烦渴、体重增加、认知问题、震颤、镇静或嗜睡、共济失调、胃肠道症状、脱发、良性白细胞增多、痤疮及水肿。锂盐合并其他抗精神病药,可增加发生药源性恶性综合征的可能性。

（2）丙戊酸盐 主要用于急性躁狂和双相障碍的治疗和预防。对于混合性或心境恶劣性躁狂和快速循环的效果比锂盐好。也适用于器质性障碍,包括脑外伤、脑电图（EEG）异常或躯体疾病或内科病引起的躁狂症状。开始 $200\sim400$ mg/d,缓增至 $800\sim1500$ mg/d,分次饭后服用。常见与剂量相关的副作用多为良性,如胃肠激惹症状、良性氨基转移酶升高、脱发和神经科症状（常见者有镇静和震颤）。与剂量无关副作用有体重增加。特发性副作用有肝功能衰竭、胰腺炎、粒细胞缺乏,可致死,应予以注意。应定期复查血、肝、肾功能。

（四）抗焦虑药

抗焦虑药是一类主要用于减轻焦虑、紧张、恐惧,稳定情绪兼有镇静、催眠、抗惊厥作用的药物。与抗精神病药、抗抑郁药不同,抗焦虑药一般不引起自主神经系统症状和锥体外系反应。此类药物以苯二氮䓬类（BDZ）药物为主。几乎所有的 BDZ 都有类似的药理学特点,都有镇静作用。它们被广泛应用于神经科、精神科、内科、外科、妇产科、皮肤科以缓解紧张、焦虑,稳定情绪、镇静、安眠及术前给药。但老年人、肝肾病患者慎用,阻塞性呼吸疾病患者禁用。

用药原则 苯二氮䓬类药物的使用剂量,原则上初用者从小剂量开始,逐渐增加至焦虑得到控制或出现不良反应为止。疗程一般不宜超过 6 周。

抗焦虑药最大缺点是多种药理作用均易产生耐受性,长期应用可产生依赖性。停药时

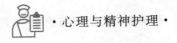

应当缓慢减量。

三、药物治疗过程中的护理

精神药物治疗中的护理是精神科临床护理工作的一项重要内容。护士必须掌握精神药物的使用方法:精神药物副作用比较多,护士应严密观察治疗后的反应,了解药物中毒的临床表现及应急处理能力,同时,由于精神病患者对服药一般持消极态度,故在治疗过程中应坚持执行服药制度,并做好心理护理等工作。

(一)抗精神病药治疗的护理

1. 护理评估 评估主观和客观资料:

(1)思维 幻觉、妄想,思维逻辑性和连贯性,智力等;对环境的反应。

(2)情感 焦虑、抑郁、淡漠和高涨等。

(3)行为 步态、动作、语态、食欲和睡眠等。

(4)实验室检查 三大常规检查,心、肝、肾和甲状腺功能检查,血电解质检查等。

(5)识别高危患者 本类药物禁用于合并有下述疾病的患者:帕金森综合征,严重血液病或骨髓抑制,严重中枢抑制、昏迷或有惊厥倾向者;严重心血管、肝、肾疾病,如心力衰竭、重症高血压、急性肾炎、肾功能不全等;青光眼、低血压、前列腺肥大、尿潴留和肠麻痹的患者禁用氯丙嗪、硫利达嗪等低效价抗精神病药。另外,吩噻嗪类不宜与肾上腺素合用,以免引起肾上腺素作用逆转,而导致严重低血压。

2. 护理目标 控制分裂症及相关精神病性障碍的症状,预防其复发和最大限度地恢复患者的生活自理能力,促使其早日返回社会。

3. 护理措施

(1)精神病患者多数因精神症状和缺乏自知力而不能主动配合治疗,也不能正确反映疗效和不良反应。因此发药时必须严格执行操作规程做好三查八对:三查,即取药时查、摆药(抽药)时查、放回药时查;八对,即对患者床号、姓名、药名、剂量、浓度、用法、时间、患者面貌。

(2)发药时应为患者备好温开水,看着患者把药服下。在不伤害其自尊心的前提下,认真检查手、口、杯,防止患者藏药,影响治疗或积累顿服自杀。

(3)发药时,药车不能随便放置,防止某些患者抢药或打翻药车。

(4)为患者施行各种治疗前,应酌情向患者说明目的和注意事项,告知患者及其家属按计划服药的重要性、服药计划、药物的用途、可能产生的不良反应及其减轻方法,以取得他们的合作与信任。

(5)对不合作的患者需要两人或数人配合执行,以免发生意外。治疗完毕检查用物是否齐全,不可将棉棒、安瓿等遗留在病室而发生危险。

(6)尽可能减少给药次数,必要时可使用长效制剂或一日药量睡前顿服。

(7)不断评估患者用药或治疗反应,如有不良反应(如药物性皮炎、药源性焦虑、体位性低血压等),应及时交班并报告医生处理。

(8)健康教育:进行用药知识教育,教会患者认识不良反应,并掌握防治不良反应的基本知识;通过耐心开导,精心护理,建立相互信任的治疗关系,争取患者主动配合,使其出院后能自理用药;鼓励患者按计划服药,嘱患者家属为其保管、分发药物,观察患者服药,为出院维持治疗做好准备。

4. 再评估　应注意对疗效和安全性的评估和再评估,比较用药前后患者精神异常的改善情况来评价疗效。抗精神病药虽然安全范围大,但长期使用可有较重的不良反应。

(二)常见药物不良反应护理干预

在治疗过程中,常常会发生药物不良反应,但轻重程度因人而异。为保证治疗效果,护理人员要掌握抗精神病药的基本知识和护理措施。具体如下。

1. 锥体外系反应

(1)急性肌张力障碍　可表现为斜颈、颈后倾、面部怪相和扭曲、舌前突、口吃、角弓反张、脊柱侧突和眼上翻等。肌内注射东莨菪碱0.3 mg,可起到即时缓解作用。及时给予心理疏导与解释,注意起居与饮食,吞咽困难的患者可给予半流质饮食防止噎食。

(2)静坐不能　主要表现为无法控制的激越、不能静坐、反复走来走去或原地踏步,主观上感到情绪焦虑或不愉快,严重者可导致自杀。给予苯二氮䓬类药物如地西泮(安定)2.5~5 mg或β受体阻滞剂如普萘洛尔(心得安)10 mg,每日2~3次治疗。及时进行心理疏导,缓解焦虑情绪。

(3)帕金森综合征　主要表现可以归纳为运动不能、肌张力增高、震颤和自主神经功能紊乱。服用抗帕金森综合征药物如安坦2~4 mg,每天2~3次。病情严重者要加强生活照顾,合理解释病情。

(4)迟发性运动障碍　长期(通常1年以上)应用抗精神病药后引起口唇、舌、面部、四肢或躯干呈现各种不自主、有节律的异常运动,目前尚无肯定的治疗方法。

2. 体位性低血压的护理　服用吩噻嗪类药物或三环类抗抑郁药物常会出现体位性低血压等不良反应。当患者变换体位或行走时,突然直立摔倒,血压下降,甚至意识丧失。护理人员对服用此类药物的患者,应告知有关的注意事项。如服药后要休息片刻再从事活动,改变体位时动作要缓慢等。对年老、体弱、进食差、伴有心血管疾病的患者,以及既往有过低血压病史的患者,处于直立初期、药量增加阶段的患者,注射给药的患者,应作为重点观察对象。如果在闷热天气或在淋浴室,还要防止患者突然摔倒。

如果患者发生体位性低血压,可在改变体位时突然摔倒,若患者摔倒,应立即将患者就地平卧,采取头低脚高位(脚部抬高30°),同时报告医生。监测生命体征,观察意识变化,备好急救药品,禁用肾上腺素。准备好适用的抢救器械,等候医生共同进行抢救。

3. 吞咽困难的护理　精神药物引起咽喉肌群失调,发生吞咽困难,有可能导致呛咳或者噎食,出现这种情况会危及患者生命安全。应加强饮食护理,缓慢喂食,给予半流质饮食或者流食,或按医嘱给予鼻饲、静脉输液,以保证患者入量和安全。

4. 便秘和尿潴留的护理　出现便秘和尿潴留的情况,患者十分痛苦,老年患者尤其如此。有的患者表现被动,不主动诉说,但常常显得烦躁不安,从而加重病情。要留心观察,及时发现问题,给予相应的处理,使患者保持大小便通畅,减轻患者痛苦。

5. 皮疹的护理　精神药物可引起过敏反应而出现药物性皮炎,甚至发展为剥脱性皮炎,若在阳光直接暴晒下,可引起日光性皮炎。

患者在服药期间,护理人员应注意观察,皮疹常呈点状,多为红色斑丘疹。最初多发生于面部、颈胸部和背部,以后则可波及四肢和全身。如果患者有发痒或者皮肤不适的主诉,护士应该予以重视,查看皮肤有无异常现象,如发现皮肤有充血或皮疹发生应立即报告医生,给予停药或给予抗过敏药物处理。如果患者发生剥脱性皮炎,应采取保护性隔离措施,以防止发生继发性感染。每日用紫外线消毒空气。对有渗出性的创面、皲裂的皮肤,以及脱屑后的皮肤,都要严格执行无菌技术操作进行处理。患者因有精神症状,可能会难以控制地去搔抓皮肤,护士要进行劝阻,对其说明保护皮肤的重要性,争取患者的合作。

6. 恶性综合征的护理 使用高效价的抗精神病药,或者多药联合使用时,可引起此种罕见的但是非常严重的不良反应。另外,患者若处在兴奋状态,拒食,躯体状况不好时,亦可成为诱因。护理人员应该掌握患者的病情特征,早期识别症状,善于观察,才能做好该症的护理工作。观察是否有严重的锥体外系症状、体温升高、心动过速、尿潴留等,严重时体温高达 40°以上,持续高热不退、大汗淋漓、脱水、意识障碍、呼吸循环衰竭、血压下降等,如果处理不恰当,可导致死亡。护理人员应该按重症患者要求进行对症护理。

7. 白细胞下降的护理 本症以服用氯氮平类药物多见,护理人员应注意尽早发现症状,如起病急骤、高热畏寒、咽痛、乏力等。切不可掉以轻心,认为该症状是单纯的上呼吸道感染所致。要密切注意白细胞检查结果。如果发现异常,要及时报告医生。对粒细胞缺乏症的患者,要施行保护性隔离措施,加强对症护理,防止继发感染。

8. 碳酸锂中毒的护理 在患者服用碳酸锂的初期,护理人员就应该注意早期发生的不良反应,如恶心、呕吐、腹泻、口渴、多尿、手震颤等。要注意饮食护理,保证入量。若有严重的呕吐、腹泻、脱水现象,应按医嘱补充食盐,每日摄入量不得少于 3 g。同时要关注血锂浓度的监测值,当血锂浓度达到 1.4 mmol/L 时就应该报告医生,及时采取处理措施。

第二节 电抽搐治疗与护理

电抽搐治疗是利用短暂、适量的电流刺激大脑,引起患者意识丧失和全身抽搐发作,以达到控制精神症状的一种治疗方法。此种治疗方法简单易行,副作用小,除精神科药物治疗外,电抽搐治疗是精神科临床常用的治疗方法。目前在国内外,多已对传统的电抽搐治疗进行改良,即在电抽搐治疗前加用静脉麻醉药和肌肉松弛剂,使患者抽搐明显减轻和无恐惧感。我国一般称为改良的电痉挛治疗。

一、适应证与禁忌证

1. 适应证

(1) 严重抑郁,有强烈自伤、自杀行为或明显自责自罪者。

(2) 极度兴奋躁动、冲动伤人者。

(3) 拒食,违拗和紧张性木僵者。

(4) 精神药物治疗无效或对药物治疗不能耐受者。

2. 禁忌证 无抽搐电痉挛治疗无绝对禁忌证。尽管如此,有的疾病可增加治疗的危险性(相对禁忌证),必须高度注意。具体的有以下情况。

(1) 大脑占位性病变及其他增加颅内压的病变。

(2) 最近的颅内出血。

(3) 心脏功能不稳定的心脏病。

(4) 出血或不稳定的动脉瘤畸形。

(5) 视网膜脱落。

(6) 嗜铬细胞瘤。

(7) 导致麻醉危险的疾病(如严重呼吸系统疾病与肝肾疾病等)。

二、治疗方法

1. 治疗前准备

(1) 应详细查体和做必要的理化检查,如心电图、脑电图、胸部 X 线透视等,必要时要拍摄胸部 X 线和脊柱 X 线片。应解除患者紧张、恐惧等,争取合作。

(2) 每次治疗前应测体温、脉搏、呼吸与血压。

(3) 治疗前 6 h 内禁饮食,排空大小便,取下活动义齿、发卡,解开领扣。

(4) 治疗室应安静、宽敞、明亮,并备好各种急救药品与器械,室温保持 18～26 ℃。

2. 治疗技术

(1) 一般上午进行。治疗时患者仰卧于治疗台上,四肢自然伸直,两肩胛间垫一沙枕,使头部过伸,脊柱前突。

(2) 静脉注射阿托品 1 mg 以减少呼吸道分泌与防止通电时引起的迷走神经兴奋造成的心脏骤停。

(3) 静脉注射 2.5% 硫喷妥钠 9～14 mL(约 5 mg/kg),注射速度前 6 mg 约为 3 mL/min,以后 2 mL/min,到患者睫毛反射迟钝或消失、呼之不应、推之不动为止。

(4) 硫喷妥钠静脉注射 7.5～10 mL(约为全量的 2/3)时给予氧气吸入。

(5) 静脉注射 0.9% 氯化钠 2 mL,防止硫喷妥钠与氯化琥珀胆碱混合发生沉淀。然后,氯化琥珀胆碱 1 mL(50 mg)以注射用水稀释到 3 mL 快速静脉注射(10 s 内注完)。注射药后 1 min 即可见自脸面到胸腹四肢的肌束抽动(终板去极化),然后全身肌肉松弛,腱反射消失,自主呼吸停止。此时为通电的最佳时间。

(6) 在麻醉周期,将涂有导电胶的电极片紧贴于患者头部两颞侧(双侧电极放置)或对右利手者将电极置于左侧顶颞部(非优势单侧电极放置),局部接触要稳妥,以减少电阻。

(7) 停止供氧。用压舌板置于患者一侧上下臼齿之间,用手紧托下颌(如无抽搐电痉挛治疗也可不用压舌板,但必须紧托患者下颌)。电量调节原则上以引起痉挛发作阈值以上的中等电量为准。根据不同的治疗机可适当调整通电参数,如交流电机一般为"90—110—130 mA",通电时间为 3～4 s。如通电后 20～40 s 内无抽搐发作,或产生非全身性抽搐时间短暂,可重复一次,每次治疗通电次数不得超过 3 次。

(8) 当脸面部和四肢端抽搐将结束时,用活瓣气囊供氧并作加压人工呼吸,约 5 min 患者自主呼吸可完全恢复。

(9) 治疗结束后如患者意识模糊,兴奋不安,应注意护理以防意外。

(10) 治疗一般为隔日一次,每周 3 次。急性患者可每日一次,根据病情连续治疗 3～6 次后改隔日一次。疗程视病情而定,一般为 6～12 次。

(11) 本治疗可与抗精神病药物并用,剂量以中小剂量为宜,但不可与利血平、锂盐并用。治疗前一般应停用系统治疗的精神药物一次。

(12) 已接受过治疗的患者应详细检查上次治疗记录,根据痉挛发作的时间长短和呼吸恢复情况增减电量和时间。电量过小,不足以引起充分的痉挛发作,影响疗效。过大,抽搐时间过长(个别也可能过短),可加重认知障碍和其他副作用。抽搐阈的大小因患者性别、年龄、体型和应用影响抽搐阈的药物而不同,例如年轻男性,未用过镇静抗痉挛药,术中麻醉药用量较小者,抽搐阈较低,反之较高。

三、并发症及处理

1. 常见症状 头疼、恶心及呕吐,不必特殊处理,重则对症处理。记忆减退多在停止治疗后数周内恢复。

2. 呼吸暂停延长 一般有抽搐电痉挛治疗在抽搐停止 $10\sim30$ s 内呼吸自行恢复,无抽搐电痉挛治疗 5 min 内呼吸自行恢复。如未及时恢复,则应立即进行人工呼吸,输氧。引起延长的原因可能为中枢性抑制、呼吸道堵塞、舌后倒或使用镇静剂过多。

3. 骨折和脱位 有抽搐电痉挛治疗由于肌肉突然剧烈收缩可引起骨折与脱位。脱位以下颌为多见,骨折以 $4\sim8$ 胸椎压缩性骨折最为多见。

四、电抽搐治疗的护理

1. 护理评估

(1) 完成精神科病史及检查,以确定该治疗的指征,评估全身疾病状况(包括病史及体检、生命体征的检测、血液化验、血清电解质的测定以及心电图检查),以确定相关危险因素。

(2) 麻醉科的评估,以确定麻醉的性质及风险程度,以及是否需要修正医疗方案及麻醉技术。

(3) 电抽搐治疗的影响因素包括,患者过去对电抽搐治疗的反应,目前的紧急状态,以及已经呈现认知损害的程度。

(4) 对治疗指征、风险,可向医生建议另外的评估措施或改变治疗,或修正电抽搐治疗技术。

2. 护理措施

1) 治疗前的护理

(1) 治疗前应进行详细的体格检查和必要的实验室检查,如心电图、脑电图和胸部 X 光片,以了解患者是否存在禁忌证。

(2) 对已接受过电抽搐治疗的患者,应详细检查上次治疗记录,以便根据痉挛发作时间和呼吸恢复情况确定通电量和时间。

(3) 接受电抽搐治疗的患者可以同时服用精神药物,但在治疗前需停服一次抗精神病药,应用利血平的患者必须在停药后 $3\sim5$ 天,方可开始电抽搐治疗。

(4) 做好患者的心理护理,向患者及其家属解释治疗目的、过程、效果、疗程。让患者及其家属表达对治疗的看法及感觉。可以让以前接受过改良电抽搐治疗的患者与其聊天,以解除或减轻患者及其家属的紧张恐惧,争取主动配合治疗。

(5) 治疗的前一天,协助患者清洗头发,以免油垢影响通电效果。

(6) 治疗前禁食禁饮 6 h,嘱排空大、小便,换宽松舒适的衣服。取下活动假牙、发卡和佩戴的金属物品,解开领扣、衣带。

(7) 治疗前常规测体温、脉搏、呼吸和血压。体温在 38 ℃,脉搏在 130 次/分,血压超过 22/15 kPa,不宜做此次治疗。

（8）准备治疗时所用之注射药物。

（9）准备生理盐水、导电冻胶、压舌板和其他消耗性材料。

2）治疗中的护理

（1）体位　让患者仰卧于治疗台上,四肢自然伸直,两肩胛间垫一沙枕,使头部过伸,脊柱前突。同时,告诉患者取这种卧位的目的。

（2）通电前 30 min,按医嘱静注阿托品 1 mg。

（3）按医嘱静注 2.5％硫喷妥钠 9～14 mL(约 5 mg/kg),静注速度,前 6 mg 约为 3 mL/min,其余按 2 mL/min 的速度推注,当患者睫毛反射迟钝或消失,呼之不应、推之不动时停止推注硫喷妥钠。然后另推 0.9％氯化钠 2 mL 以冲洗针头。

（4）在静注硫喷妥钠 7.5～10 mL(即为全量的 2/3)时给予吸氧。

（5）按医嘱快速静注(10 s 注完)氯化琥珀酰胆碱 50 mg(稀释到 3 mL)。全身肌肉松弛、自主呼吸停止时是最佳的通电时机。

（6）在麻醉后期,将涂有导电冻胶的电极紧贴于患者头部两侧颞部或非优势半球侧颞部,局部接触要稳妥,以减小电阻。

（7）通电前停止供氧。用压舌板置于患者一侧上下臼齿间,用手紧托下颌。如为有抽搐的电抽搐治疗,还需 2 名助手固定患者肩、肘、膝关节,以防抽搐引起骨折或脱位。

（8）当脸面和四肢肢端抽搐将结束时,用活瓣气囊供氧并做加压人工呼吸,约 5 min 自主呼吸可自行恢复。

3）治疗后的护理

（1）治疗结束后,应将患者安置在安静的室内,取侧卧位。密切观察患者的反应,如患者意识尚未清醒,兴奋不安,此时,护士宜陪伴患者并拉上床栏,直至患者完全清醒。

（2）治疗后 15 min、30 min、1 h、2 h 量血压、脉搏和呼吸,以了解生命体征是否渐趋稳定。

（3）让患者表达对治疗的感觉,观察其情感状态,鼓励患者参加病房活动。

（4）对于有记忆障碍的患者,护士可给予提醒,并告知记忆力是可以恢复的。

（5）记录好患者电痉挛治疗前、中、后的反应。

（6）患者清醒后,提醒患者进食,或与做同样治疗的患者一起进食。

第三节　心理治疗与护理

一、心理治疗

（一）概述

心理治疗又称精神治疗,是用心理学的理论和技术,辅导和治疗患者心理障碍和矫正行为问题的方法。其目的在于通过治疗者与患者建立的充分信任和合作关系,用患者求治的愿望和潜力,对所患疾病给予科学的解释或暗示,促使患者认识所患疾病的性质和疾病的表现规律,了解产物的原因和疾病的心理、生理、病理过程之间的关系,改善患者的心理与适应方式,正确发挥心理防卫机制的作用,增强抗病能力。同时帮助患者修正人格以消除患者疑惑、焦急、抑郁和悲观情绪,使其在治疗过程中产生积极的情绪状态,从而能正确对待疾病,充分发挥主观能动性。

(二)临床心理治疗原则

心理治疗的成功与否,涉及诸多因素,既有客观因素,也有主观因素,但心理治疗都应遵循以下原则。

(1)熟悉病史,掌握病情。了解患者的发病原因、发病经过、患者的性格特征,了解患者的家庭情况和社会背景,它可以帮助护理人员在与患者交谈时丰富谈话内容,针对患者提出的问题给予解释和澄清。护士要具备专科护理和心理治疗知识,它可以帮助护理人员在患者提出问题时,给予科学的恰如其分的解答,使患者注意到护理人员有一定的文化修养,对护理人员的讲话感到可信,从而对护理人员抱有寄托和期望,进而增强护患之间的感情交流。

(2)做好护士角色的扮演。注意衣帽和仪表的整洁,它可以给人一种可亲、可信、可近的印象,使心理治疗能够顺利地进行。护士接触患者时,一定要从尊重、信任、同情、关心和理解的角度出发,它可以衡量出护理人员的业务水平和医疗道德的水准。使心理治疗能够有效地进行。与患者建立信赖协调的护患关系是心理治疗成败的关键。假如没有良好的互相信赖的护患关系,任何一种心理治疗都是无法进行的。护患关系良好是一个有利的治疗因素,它本身具有一种魔力足以减轻患者的痛苦,缓和焦虑,激发患者的希望和信心。

(3)各种心理治疗应当选择适当的治疗环境。情绪障碍的患者,应提供一个疏泄不良情绪的场所和发泄的机会,并能为患者保守秘密,确定切实的治疗目标,任何心理治疗的实施,都要求治疗者对患者有详细的了解,收集完整的病史,对关键的问题还要反复核实,每次心理治疗结束后都要归纳会谈的要点。

(4)综合治疗的原则。由于人类疾病的形成常常不是单一的原因,往往取决于生理社会因素共同作用。因此,治疗时也应采取综合的方式。例如,实行心理治疗时既需要药物解除躯体症状,又需要心理治疗处理其情绪因素。精神分裂症的患者既需要抗精神病药物治疗,也需要长期支持性心理治疗,在很多情况下药物与心理治疗能起到有益的协同作用。

(5)心理治疗时要考虑社会文化背景。因为不同的民族文化传统、习俗、处事方式不同,心理治疗时解释、指导也应有所不同。中国人的文化传统、道德观念、人际交往方式、风俗习惯和人格特征与外国人有所不同,中国人对疾病的看法有时可能和国外相反,如同性恋在我国不容易被接受,而在欧美国家却被认为是正常的。

(三)心理治疗的分类

1. 心理治疗根据主要理论与实施要点分类

(1)精神分析心理治疗　精神分析心理治疗是指以弗洛伊德精神分析理论为基础,探讨患者的深层心理,了解患者潜意识的动机、欲望和精神动态;针对患者内在精神的结构、功能与存在的问题,协助患者对自身心理的深入了解,认识对挫折、冲突或应激的反应方式,体会病理症状的心理意义,通过对感情与动机的分析,经治疗者指导与解释,使患者领悟到有关心理问题和采用的心理防卫机制及其真正的来源,从而改善适应困难的心理机制,消除内心的异常情结。弗洛伊德认为人格结构由本我、自我、超我三个相互作用的系统构成。而新弗洛伊德学派不过分强调性本能和性矛盾冲突在精神活动中的重要性,而重视社会、文化、人际关系等在人格形成过程中的重要性。新弗洛伊德学派认为适应是指机体与环境之间的相互作用,包括自觉调整、环境的强制性改造,以及两者的相互适应。通过连续观察,发现婴儿从最初几个月起一直到将来,内驱力和个人需要的满足对自我发展有决定作用,但也肯定母亲的重要作用。因此,提出需要经过长期治疗,用患者与治疗者之间的互相移情关系,调整心理结构,消除内心的异常情结。

(2)认知治疗 认知治疗是以改变患者对某些事物的认识为主要目标的一类治疗方法。认知理论认为人们的情感、行为及其反应,均与认知有关。认知是心理行为的决定因素,心理障碍产生的原因是各种内部和外部不良刺激所致,而面对同一事件,有的人出现心理障碍,而有的人却没有,原因之一是人们对事件的认知和评价不同。因此,通过纠正错误的认知,可改善情感与行为。例如,通过提高对自身价值的认识,可使情感和行为表现更自信。认知疗法是通过改变人的认知和由认知形成的观念,纠正患者的心理障碍和适应不良的治疗方法。

(3)行为治疗 以心理学(如学习条件反射理论、应激理论)为根据,通过对学习的适当奖惩,调控患者行为,达到消除不良行为,建立良好行为的目的。行为治疗是以实验心理学、神经心理学、控制论及心理学的成果为指导,帮助患者消除和建立某种行为方式而达到治疗目的的治疗方法。

(4)认知矫正及认知疗法 行为治疗比其他心理治疗方法能更直接地作用于患者的症状,可望达到自我控制、自我监督、自我治疗的效果。

2. 与躯体生理相关的心理治疗方法 这是一系列不同的针对改善个人身体感受或体验的治疗方法,有些方法有暗示的成分。主要包括松弛练习、获得治疗、呼吸练习等,通过运动系统的松弛来达到心理松弛。具体的方法有气功、自体训练、集中注意力的活动治疗、运动治疗、形象化遐想、生物反馈治疗、人际关系心理治疗、支持性心理治疗等。

3. 心理治疗根据参与对象分类 心理治疗根据参与对象可分为个人心理治疗、成双(如夫妻)心理治疗、家庭心理治疗、集体或分组心理治疗等。下面主要介绍集体心理治疗。

集体或分组心理治疗的原则同个人心理治疗一样,其优点是可以引导出新的积极因素。治疗组中应有6~8位患者,1~2位治疗者。治疗时,探讨偏离正常的态度与行为,分析阻抗与移情现象。治疗时不过多地探讨过去的体验与冲突,而是强调对现实行为态度的解释说明(包括移情与退行),被称为深层心理学基础的分组治疗。如果不涉及解释说明及退行倾向,治疗仅局限于小组内日常出现的行为方式,可称为互助性分组心理治疗。此外,也有些分组心理治疗利用游戏,特别是演戏或表演的形式,例如表演一个童话故事或采用更直接、更接近人物的心理剧的形式。大致过程是在治疗者的指导下,一位患者同其他患者一起塑造生活中的一个典型的难以克服的情境,然后以心理分析为基础,通过理解性认知治疗达到治疗目的。类似的形式还有即兴表演、木偶戏及社会剧等。行为治疗自信训练的方法——角色扮演表演虽然与此类似,但目的在于社会性训练。自信训练和其他行为治疗、自体训练和其他松弛疗法,也可以分组治疗的形式进行。分组心理治疗无论采用哪种形式,对治疗者的要求均较高,治疗者必须经过专业培训,有较长时间的临床工作经验和个人心理治疗经验,以及在治疗组中作为合作者的经验,这是开展分组心理治疗必不可少的前提。

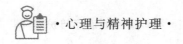

二、心理治疗护理

心理护理是指护理程序中,由护士通过各种方式和途径(包括应用心理学理论和技术),积极影响患者的心理活动,从而达到护理目标的心理治疗的目的。

(一)心理护理的基本概念

心理护理强调运用心理学的理论和方法紧密结合护理实践,发挥护士与患者接触最密切的职业优势,注重心理护理,使之成为心理康复的增强剂。

(二)心理护理的两种主要实施形式

1. 个性化心理护理与共性化心理护理 个性化心理护理是目标明确,针对患者的个性,解决个性化的心理问题。要求护士准确了解患者在疾病过程中表现出来的不良心理状态,采取因人而异的有效对策。共性化心理护理用来解决患者的共性心理问题。共性化心理护理要求护士善于归纳和掌握同类患者心理问题的规律,对潜在的心理问题进行预防性的干预,防止严重心理失常。

2. 有意识心理护理与无意识心理护理 有意识心理护理是指护士自觉地运用心理学的理论和技术,通过设计的语言和行为,如有益的暗示、确切的保证、合理的解释等,实现对患者的心理支持、心理调控或心理健康教育目标。要求实施者必须具备心理护理的主动意识和接受过专业化培训。无意识心理护理是指护理程序的每一个环节中,随时可能影响患者的一切操作和言谈举止。如建立了良好的护患关系后,无论护士本身是否已经意识到,都可能正在发挥着心理护理的积极效果,因此要求护士的一切操作和言谈举止都力求成为患者身心康复的增强剂。

(三)住院精神病患者的心理护理

住院精神病患者的共同特征就是都有认知、情感、行为方面的症状,心理护理在这些症状护理中扮演了重要角色。因此,住院精神病患者的心理护理是整体护理重点所在。精神病患者在住院的不同阶段有不同的心理特征,应区别对待。

1. 新入院患者的心理护理 新入院的患者多数无自知力,因此护士不要与其争辩是否有病;患者因对病房环境感到陌生,会产生焦虑、紧张、恐惧情绪,护士应对安静合作的患者主动热情地介绍病房环境、病友、作息制度和会客制度,安排床位、餐位等,使患者感到温暖、关心和帮助;做安全检查时,要尊重患者,要说明道理,争取患者合作;有的患者为了家庭、子女生活、住院经济等情况而牵挂,有的患者离开了他们熟悉的工作、学习、生活环境,从忙忙碌碌到无所事事。要根据具体情况给予不同护理,掌握原则性与灵活性相结合的方法。例如:对不合作的患者,要掌握其病情特点,摸索适当的接触方法;对不愿意暴露思维内容的患者,在接触时可以先从患者的生活、工作或兴趣爱好着手,与患者交谈,建立良好的治疗性护患关系,然后谈及病情;对接触被动或恐惧的患者,要多接触交谈,态度温和,耐心细致,以了解和排除造成恐惧心理的因素;对说话累赘者,不能流露厌烦情感,要耐心倾听,不要随便打断患者的谈话,适当而巧妙地转换话题,使其讲述想要了解的内容;对情感抑郁患者,要主动接触患者,给予积极意义的语言刺激,诱导和启发其努力倾诉内心的想法,并使其感到医务人员愿意帮助自己。

2. 住院期间的心理护理 要经常深入接触患者,了解病情的动态变化和心理活动,例如:对关系妄想和被害妄想者给予同情和安慰;对罪恶妄想、消极观念和嫉妒妄想者要加强心理疏导,给予安慰;对夸大妄想者不可争辩;对钟情妄想者要举止稳重,保持一定的严肃性;对幻觉丰富的患者应注意观察其突发行为并给予对症处理;对缺乏自知力的患者不可与其争辩有病或无病;对躁狂患者应善于诱导,避免应用激惹性语言;对严重兴奋躁动的患者可隔离保护,这时护士态度要镇定,语言要诚恳,动作要机敏,要迅速组织人力完成保护工作,并应向患者说明保护是为了保证他的安全;对恢复期患者可进行个别或集体心理治疗,宣传防病治病的心理卫生知识。总之,住院期间的心理护理目的在于满足患者的基础生理需要和安全需要,同时要注意满足患者自尊心和自信心的需要。

3. 出院前的心理护理 出院前患者的心理活动复杂,应使用针对性强的个别化心理护理。例如:针对那些对未来充满自信、很少考虑不利因素的患者,应指出他将会面临的困难,使其能及早考虑应对措施;对于把前途看得十分渺茫,担心出院后不能适应社会和家庭环境,被人讥笑,不能胜任以前的工作,失去了以前的社会地位,得不到同事和朋友的信任,害怕疾病复发,甚至极度悲观企图自杀的患者,应帮助他们消除对疾病复发的恐惧心理,制定合理的修养计划,同时结合集体心理护理,使患者树立信心,逐步回归社会和家庭;做好社区和工作单位有关人员及家属的健康教育,使他们接纳患者,协助进行维持治疗,使患者在社会和家庭支持下,增强信心,达到预防复发、恶化,保持身心健康的目的。

第四节 其他治疗与护理

一、工娱治疗与护理

工娱治疗是通过工作、劳动、娱乐和文体活动,缓解精神症状,促使疾病康复,防止精神衰退,提高适应外界环境能力的治疗方法。工娱治疗是对恢复期或慢性期患者的一种辅助治疗。目前,在我国这种疗法已成为一项有效的防治措施。

（一）作用机理

（1）工娱治疗和康复治疗可陶冶患者情操,提高机体对外界环境的应对能力,具有良好的锻炼和良性刺激作用。

（2）患者置身于各种健康的活动中,可转移病态注意力,减少幻觉、妄想等症状的不良影响,减轻病态体验,克服焦虑、抑郁或恐惧等恶劣情绪,纠正病态行为。

（3）使患者根据兴趣爱好,通过参加各种活动,改善认知功能,增强集体观念及竞争意识,锻炼意志和毅力。可结合相应的物质和精神鼓励,促进社会功能的恢复。

（4）使患者改善与周围环境的接触,减少住院的孤独、苦闷。治疗时采取欣赏和参与相结合的方法,使患者自我调节,激发对生活、工作的兴趣,进而把自己与社会的要求相联系,提高患者的社交和工作技能,体现其社会价值,为回归社会做好准备。

（二）治疗原则

1. 工娱治疗常规

（1）工娱治疗的种类、规模:需视具体情况而定,如医院内的工娱治疗,由医院规模、性质和床位比例而定。规模较小,以治疗、教学、科研为主的医院,可设全院性的工娱治疗室,集中进行工娱治疗;规模较大,床位较多,尤其住院患者多为久治未愈、病程迁延或慢性衰退的患者,则可广泛开展较大规模的工娱治疗。从事工娱治疗的医护人员不但应具备精神病学专业基础知识,还应具有一定的组织管理能力,熟练掌握各种工娱治疗操作技术,并具备一定的音乐、舞蹈等文体活动的表演及指导才能。

(2)医嘱:病房医生可根据患者的病情和需要下达工娱治疗医嘱。

(3)填写工娱治疗申请单:由病房主管医生填写工娱治疗申请单,注明患者的姓名、性别、年龄、职业、兴趣爱好、技术特长等,同时还应注明患者的诊断、主要精神症状、躯体状况、治疗情况、有无伤人、自伤和逃跑等危险行为,以及其他有关注意事项。同时根据其病情、职业、兴趣爱好、技术特长,在申请单上提出工娱治疗项目的建议。

(4)治疗前的准备工作:工娱室的医护人员在接到申请单后,应亲临病房阅读患者的病历,并与患者做深入细致的治疗前谈话。一方面接触患者,掌握患者的病情,另一方面要把工娱治疗的意义、方法、内容,以及预期达到的目的、注意事项等告诉患者,以取得患者的信任与合作。

(5)治疗中的观察:确定患者工娱治疗项目后,工娱室的护理人员应做好病情的观察记录,内容包括患者在治疗中的表现,如工娱治疗时的态度、主动性、持久性、精确性、创造性、速度、质量,以及与护士的合作程度和患者精神症状的变化等情况。

(6)治疗结束后的处理:疗程已满或根据病情变化需要结束治疗时,工娱治疗医生应在观察记录的基础上,书写工娱治疗总结。内容应包括患者精神状态的变化、体质变化、学会了哪些劳动和生活技能、工娱治疗的疗效判定等。治疗总结一式两份,一份纳入病房病历,一份由工娱治疗室留存。

2. 工娱治疗的种类 按工娱治疗的兴奋性分为镇静性工疗,振奋性工疗,一般性劳动;按娱乐治疗的内容分为音乐治疗,卡拉 OK 音乐治疗,舞蹈治疗,阅读书刊画报、欣赏电影、电视,竞技性娱疗,参观游览,服装表演;按体育活动的内容分为早操、工间操,球类运动,棋类、牌类活动,集体游戏等。

(三)护理

(1)工娱治疗室应建立与健全工作人员职责和各项医疗护理常规、财务、保管、安全及其他有关制度。

(2)在工娱治疗活动中,应根据病情因人而异,选择不同的项目,以便患者发挥各自的特长与爱好。

(3)在工娱治疗时,护士应注意观察患者的精神状态变化,认真清点和管理好各种物品、器材和危险物品,防止患者伤人或自伤。集体娱疗活动时,应随时注意患者的动向,如要中途离开时应予以陪伴;住院患者参加工娱治疗时,应做好交接工作,认真清点人数,以防患者走失。

(4)组织郊外活动时,应经主治医生开医嘱,禁止有自杀、外走等倾向的患者参加,并组织好患者,编成小组,严格按外出活动护理常规实施。

二、康复治疗与护理

近 30 年来,康复精神医学有了迅速发展。精神康复的目的是使精神残疾者能充分发挥其剩余能力。康复过程是患者适应与再适应的过程,设法限制或减少残疾程度,同时培养和训练具有代偿性的生活与工作技能。康复治疗目标是使精神病患者的工作与生活得到重新安置,能独立从事一些工作和操持部分家务劳动,提高患者适应社会的能力,提高其社会角色水平和生活质量。

1. 人际交往技能训练 教会患者交谈技巧,包括交谈时的目光对视、体态、姿势动作、面部表情、语调变化、声音大小、语速快慢及精力是否充沛等。

2. 药物治疗的自我管理技能训练

(1)应使患者了解药物治疗对预防病情复发、恶化的重要意义,自觉接受药物治疗和自我管理的训练。

(2)学习有关精神药物的知识,并对药物的作用、不良反应等有所了解。

(3)学会药物治疗自我管理方式,如通过训练使患者学会安全用药的技巧,每次用药应查对标签。治疗过程中如发生不良反应,应立即报告医生,服从医生的处理意见。

3. 学习求助医生的技能 例如:在需要时能找到和得到医生的及时帮助;能向医生正确地提出问题和要求;能有效地描述自己所存在的问题和症状。

4. 家庭康复 家庭康复是家庭治疗的重要组成部分,也包括家庭干预,即注重疾病对家庭系统的影响。家庭成员在整个干预过程中起着主要的支持性作用,并且干预措施同药物治疗和康复手段一样,只是整个治疗的一个组成部分。

5. 日间住院 日间住院是指患者只在日间到医院接受治疗护理,参加各种工娱治疗。这样一方面可以减少患者与家庭成员面对面的情绪冲突,另一方面可以继续接受一些医疗护理,并且可以使医护人员和患者家属对患者进行家庭心理治疗。在日间医院要指导患者处理家庭关系,再逐步帮助患者回归家庭。

6. 寄宿康复 寄宿康复是患者暂时与家人分开,住入具有一定照料的暂时寓所。寄宿时,患者尽量自理生活,由精神科医护人员定期随访指导,最后过渡到回归家庭。过渡性康复措施的目的是减少各种不良因素,以利于患者康复。

7. 技能训练 技能训练包括训练日常生活、学习修饰个人仪表、集中注意解决问题、改善人际交往、提高学习和工作能力等。其中的重点之一是社会技能训练,这是根据学习理论发展起来的干预技术,是帮助患者获得或恢复人际交往、自我照料以及应对社区生活所必需的技能。具体分为五个步骤。

(1)训练前评估,包括目前的社交能力和交往的行为方式。

(2)由治疗师与患者共同探讨制定训练目标,制定最终将可能获得的目标技能(包括用药管理、症状自我处置、休闲娱乐活动、会话交往和自我生活照料、认知功能训练等)。

(3)训练操作,包括引导、示范、角色扮演、评估、纠正指导、家庭作业等步骤,进行教育并进行问答训练,结合心理治疗中的认知治疗等。

(4)实际运用,例如进行设置困难和解决困难的训练,鼓励患者参与外界的社交活动。

(5)技能维持,例如在角色训练后让患者回到实际生活中,解决实际生活中的实际问题,完成家庭作业。技能训练有利于提高社会适应能力、改善职业功能水平,提高生活质量。

8. 职业康复 职业康复是医院康复和社区康复阶段共同承担的一项重要康复措施,它侧重于社区康复。精神病患者的职业康复可看作是一个从医院康复到社区康复的连续康复服务过程,它大部分在社区进行。需要注意的是,并非所有患者都必须通过这一康复过程,例如较严重的精神残疾者可能停顿在康复步骤的中段(如庇护工场),而有良好技能的患者可能一开始就较快地进入康复的最后步骤。这个连续康复服务过程可分为工作技能评估、工作适应训练、职业技能训练、庇护性就业、过渡性就业、工作安置、职业保持七个步骤。

职业康复结果的评估包括如下两点。

(1)职业评估,即全日工作的成果、职业康复相关的技能、从事有报酬性职业的时间、报酬数额以及工作满意度等。

(2)临床评估,即治疗依从性、精神病性症状、社会功能以及主观生活满意度等。其原则是尽快将康复对象安置在一个具有竞争性的雇佣场所中,在指导下一边工作一边培训,尽量提供保持其职业所需要的所有辅助性支持。大致过程是先由庇护工场、中途宿舍、康复俱乐部等输送合格对象参加短期培训和评估,再在辅助与指导下接受 3～6 个月的实地职业岗位的实践和训练,接着将评估合格者安排到雇佣单位工作,以后再转入竞争就业。

9. 对患者康复治疗和技能训练进行评估 这种评估内容包括患者对每种康复治疗、技能训练步骤及内容的了解程度,角色扮演的适当性,实际练习中完成作业的自觉性和质量,家庭作业质量等。

10. 重新安置工作 康复治疗的最终目标是使患者能回归家庭和社会,并发挥积极作用。为了实现这一目标,应注意不宜操之过急,应从简单到复杂,先易后难,应从家务劳动过渡到社会工作,直至恢复原有的工作能力。

11. 慢性康复措施 目的在于使慢性分裂症患者或精神残疾者通过药物维持治疗、家庭干预、环境支持、功能恢复、技能训练,摆脱依赖性,提高生活质量和重返社会。这一治疗主要在社区中开展。

需要指出的是,只有在药物使患者的症状得到较好控制的前提下,各种工娱治疗、康复手段和干预措施才可能得以顺利实施。因此,我们主张对精神障碍患者进行全程的躯体、心理、康复三位一体的综合性治疗。

小　结

精神障碍的治疗包括躯体治疗、心理治疗和康复治疗三个方面。在疾病的急性期以躯体治疗为主;心理治疗必须成为精神障碍的重要组成部分,它可以帮助患者改善症状,提高自知力,增强治疗的依从性,改善人际关系,提高重返社会的能力;社会康复治疗应尽量采取各种条件和措施使患者的精神活动,特别是行为得到最大限度的改善和恢复,使患者能以良好状态回归社会。

能力检测

一、选择题

【A_1 型题】

1. 有关碳酸锂中毒的原因,以下哪项不正确?(　　)

A. 肾脏疾病的影响　　　　B. 钠摄入减少　　　　C. 钠摄入增加

D. 患者自服过量　　　　E. 年老体弱以及血锂浓度控制不当等

2. 提高精神病患者的药物治疗依从性,以下哪条不对?(　　)

A. 掌握精神药物治疗的原则　　　　　B. 提高患者和家属对服药必要性的认识

C. 可在患者的饮食中偷偷放入药物　　D. 减少药物不良反应的发生

E. 长效制剂的使用

3. 关于电抽搐治疗的临床应用,错误的描述是(　　)。

A. 治疗前 8 h 停服抗癫痫药和抗焦虑药等,禁食禁水 4 h 以上

B. 必要时可于治疗前 15～30 min 皮下注射阿托品 0.5～1.0 mg

C. 把专用牙垫放置于两侧上下白齿之间,同时用手紧托下颌,防止下颌脱位

D. 电极安置在大脑的非优势侧副作用较大

E. 可分为潜伏期、强直期、痉挛期和恢复期

4. 急性抗精神病药中毒或抗精神病药所致严重低血压时,禁用(　　)。

A. 间羟胺(阿拉明)　　　B. 肾上腺素　　　　　　C. 去甲肾上腺素

D. 卡马西平　　　　　　E. 利他林

5. 心理治疗的主要适应证是(　　)。

A. 神经症　　　　　　　B. 重症抑郁症　　　　　C. 躁狂症

D. 精神分裂症　　　　　E. 精神发育迟滞

6. 在开始心理治疗时,哪项最重要?(　　)

A. 认真记录患者的谈话　　　　　　　B. 树立治疗者的权威性

C. 为患者提供治愈疾病的保证　　　　D. 制造神秘气氛,使患者容易相信

E. 建立信任感

7. 关于精神康复的主要内容,下列说法错误的是(　　)。

A. 生活技能训练,包括人际交往技能、解决问题技能、应付应激技能

B. 使患者了解药物对预防与治疗的重要意义,自觉接受药物治疗

C. 使患者学习有关精神药物的知识,学会自己用药,从而做到自己管理自己而不需向医生求助

D. 使患者了解精神药物的作用和不良作用,能进行简单处理

E. 学会自我管理技能后,必要时仍需向医生寻求帮助

【A₂型题】

8. 患者,男性,52 岁,因情绪低落,体重下降,失眠 5 个月,加重伴轻声观念 2 周入院。既往冠心病 2 年,心电图示:T 波低平,最佳药物治疗方案为(　　)。

A. 阿米替林　B. 氯米帕明　C. 多塞平　　D. 丙咪嗪　　E. 帕罗西汀

9. 患者,男性,45 岁。因活动增多,夸大,吹牛 5 个月,加重 2 周入院,服用碳酸锂 1.5 g/d,治疗期间出现意识模糊、腹泻、粗大震颤,以下处理方法不适宜的是(　　)。

A. 急查血锂浓度　　　　　　　　　　B. 血锂超过 1.4 mmol/L 后按中毒处理

C. 停用锂盐　　　　　　　　　　　　D. 大量生理盐水或高渗盐水输液治疗

E. 血液透析

10. 有一个 20 岁的儿子患偏执型精神分裂症的家庭,父母整日哀叹与儿子相处困难,父母说他们的儿子曾经是三好学生,有很多朋友,而现在的儿子整日待在家里,到处寻找在他耳边说他坏话的人,下列哪一项是合适的家庭治疗方法?(　　)

A. 教会父母在处理家庭事务时尽量不表现他们的负性情感反应

B. 告诉父母撕下家庭的面具,将父母从名声中解脱出来

C. 鼓励父母公开谈论他们对于患病儿子的失望和绝望的情感

D. 与他们探讨患者的治疗方案

E. 探讨父母的关系以及儿子患病对他们的影响

二、简答题

1. 试述对精神障碍患者出现体位性低血压时的护理内容。

2. 简述对精神障碍患者住院期间的心理护理要点。

参考答案

一、选择题

1. C　2. C　3. D　4. B　5. A　6. E　7. C　8. E　9. B　10. A

二、简答题

1. 服用吩噻嗪类药物或三环类抗抑郁药物常会出现体位性低血压等不良反应。当患者变换体位或行走时,突然直立摔倒,血压下降,甚至意识丧失。护理人员对服用此类药物的患者,应告知有关的注意事项。如服药后要休息片刻再从事活动,改变体位时动作要缓慢,夜间更加应该注意。对老人患者、体弱、进食差,伴有心血管疾病的患者,对既往有过低血压病史者,对处于直立初期、药量增加阶段的患者,对注射给药的患者,都应作为重点观察对象。如果在闷热天气或在淋浴室,也要防止患者突然摔倒。

如果患者发生体位性低血压,可在改变体位时突然直立摔倒,面色苍白,血压低于80/65 mmHg,甚至测不到。应立即将患者就地平卧,采取头低脚高位(脚部抬高30°),护理人员立即进行抢救工作,同时报告医生。监测生命体征,观察意识变化,备好急救药品,禁用肾上腺素。准备好适用的抢救器械,等候医生共同进行抢救。

2. 要经常深入接触患者,了解病情的动态变化和心理活动,例如:对关系妄想和被害妄想者给予同情和安慰;对罪恶妄想、消极观念和嫉妒妄想者要加强心理疏导,给予安慰;对夸大妄想者不可争辩;对钟情妄想者要举止稳重,保持一定的严肃性;对幻觉丰富的患者应注意观察其突发行为并给予对症处理;对缺乏自知力的患者不可与其争辩有病或无病;对躁狂患者应善于诱导,避免应用激惹性语言;对严重兴奋躁动患者可隔离保护,这时护士态度要镇定,语言要诚恳,动作要机敏,迅速组织人力完成保护工作,并应向患者说明保护是为了保证他的安全;对恢复期患者可进行个别或集体心理治疗,宣传防病治病的心理卫生知识。总之,住院期间的心理护理目的在于满足患者的基础生理需要和安全需要,同时要注意满足患者自尊心和自信心的需要。

参考文献

1. 李凌江. 精神科护理学[M]. 北京:人民卫生出版社,2002.

2. 杨方宇. 精神障碍护理学[M]. 北京:北京大学医学出版社,2006.

3. 王红梅. 心理与精神护理学[M]. 郑州:河南科学技术出版社,2008.

4. 孙素珍,谢旭光. 心理与精神护理学[M]. 郑州:河南科学技术出版社,2008.

(赵海峰　晏志勇)

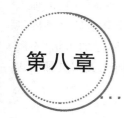

第八章 精神科护理的基本技能

学习目标

1. 掌握：精神障碍患者的基础护理；精神科常见危机状态的预防及护理措施。
2. 熟悉：精神障碍患者的护理观察及记录。
3. 了解：接触患者的要求、建立治疗性护患关系的技巧、影响治疗性护患关系的因素。

第一节　治疗性护患关系的建立

一、接触患者的要求

（一）高尚的职业道德情操是建立良好护患关系的先决条件

精神病患者的精神症状常表现在思维、情感、意志和行为活动等方面的异常。同时与其他疾病相比，精神病患者自知力受损，往往不承认自己有病、拒绝治疗，甚至有冲动伤人、自杀、毁物及逃跑等异常行为而令人望而生畏。因此精神卫生护理工作与其他护理工作相比更具有复杂性和危险性，精神卫生护士需具有更崇高的思想境界。

1. 热爱精神卫生护理工作，具有奉献精神　护士要有全心全意为人民服务的精神，不怕苦、不怕脏，将自己的爱心奉献给护理对象。

2. 具有慎独精神　精神卫生护士工作独立性很强，尤其是在精神病患者发病期间的封闭式管理中，护士更应具有慎独精神，在工作中严格执行各项规章制度，以高度的责任感和同情心去照顾、护理患者。

3. 充分尊重、接纳、容忍患者　精神卫生护士要认识到精神障碍是大脑功能发生紊乱所致，患者的异常言行是在病态思维支配下产生的，并不是患者的主观愿望和过错，患者的人格在法律上具有和正常人平等的权力，因此不论患者的社会地位高低、经济状况好坏，还是与己关系亲疏远近，护士均应一视同仁。同时护士还应认识到精神疾病患者的异常言行只是一部分偏离正常，而不是全部异常，患者一方面有自卑心理，另一方面又比正常人更渴望被尊重、被重视、被关怀。因此任何时候、任何场合，不论患者症状如何严重，如何可怕或令人生厌，护士均不能愚弄、嘲笑、歧视甚至侮辱患者。而应该礼貌待人，关心患者所关心

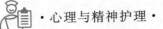

的,接纳患者所感受的,并尊重患者的个性。

4. 保护患者隐私,维护患者生存的尊严　对患者的个人隐私保密是精神卫生护理人员应特别遵循的职业道德。由于精神障碍的发病与个人经历、家庭和社会环境等多种因素有关,其病史可能涉及患者的隐私。护理人员应注意为患者保密,对患者陈述的事情,不随意传播;在病室内不议论患者的缺陷、预后效果和家庭情况等;不允许任何无关人员翻阅患者的病历。

（二）要树立以患者为中心的服务理念

精神障碍的发病通常是多因素作用的结果,在护理过程中注重患者的心理、社会方面的问题,尽量帮助患者改变负性的认知和建立正常行为模式,既要善于换位思考,理解患者异常言行的原因,做到尊重、接纳患者,又要防止自己的认知及情绪受患者病态思维的影响。因此精神障碍护理更应树立以患者为中心的整体护理服务理念。

（三）要有精湛的专业技术

精神障碍的病因复杂,症状多种多样,同一患者不同时段的症状也可发生很大的变化。不同患者的护理、预后各不相同,一个合格的精神卫生护士不仅要有一般医学和精神疾病护理专业的理论知识、操作技能,还应具备一定的心理学及社会学知识。

（四）接触前应尽量了解、熟悉患者的基本情况

大部分精神障碍患者不能正确认识或不能正确陈述自己的病情。护士在接触患者之前,应尽量多收集信息、做到心中有数,然后根据不同的病情采取不同的接触方法。内容包括一般情况和疾病情况。

1. 一般情况　患者的姓名、年龄、性别、相貌、民族、籍贯、宗教信仰、文化程度、职业、兴趣爱好、个性特征、生活习惯、婚姻家庭情况和经济状况等。

2. 疾病情况　患者的精神症状,发病经过,诊治情况,发病后生活自理情况及工作、学习、社交情况,有无重大躯体疾病病史及其他特殊情况。

（五）持续性和一致性的态度

持续性是指患者在住院期间有相对固定的护士与其经常性地接触沟通,护士必须每日安排时间与患者接触交谈,随着护患接触交往频率增加,护患关系将逐步得到巩固发展。一致性即指同一护士对同一患者前后态度一致、对不同患者态度一致,也指同一患者所接触的不同医、护人员以一致的态度对待患者。持续性和一致性的态度有利于建立和发展良好的护患关系,反之则会影响甚至破坏护患关系。

（六）良好的自身素质

在护患接触过程中,护士在不断地观察评估患者,患者也在观察评估护士。护士精神饱满、情绪乐观、仪表整洁、谈吐文雅、操作熟练、动作敏捷、态度良好,患者就会感到护士亲切、和蔼、可信而愿意与护士接触沟通。

二、建立治疗性护患关系的技巧

精神病患者处于大脑功能紊乱状态,缺乏自知力,难以接触。因此,护士只有掌握接触的技巧,才能真正实施以患者为中心的护理。

（一）非语言交流

1. 站立 与有冲动倾向患者接触时,可站在患者的右侧或正前方,这样便于避免伤害。若正面站立则应站在 1 m 以外。与有暴力行为倾向的患者接触说话时,最好隔一张桌子或选择靠门的方向。与无冲动倾向患者接触时,护士应靠近患者,以 40～50 cm 为宜。

2. 身体姿势 与患者交流时合理运用身体姿势,可增强交流效果。对于合作的精神病患者,交谈时身体应略前倾,最好坐在患者的床边与之交谈,这样会取得较好的效果。对于不合作的患者,应随机而变。

3. 眼神 护士的眼神应集中在患者的耳和肩之间,除非必要,不应直视患者的双眼,这样会使患者感到紧张而不安。护士的眼神也不应游移不定。

4. 面部表情 护士在倾听时应注意自己的面部表情变化,适时表达自己的内心感受。

（二）语言交流

接触前要充分了解患者的情况,包括姓名、性别、年龄、职业、职务、文化程度、兴趣爱好、生活习惯、病史资料等。谈话前首先向患者说明谈话的目的,尽量采用开放性话题。在谈话过程中,应根据具体情况采用倾听、认同、回避矛盾、澄清、突出主题、转换主题、重复问题、耐心等待、沉默、概述等不同的谈话技巧。

三、影响治疗性护患关系的因素

1. 交流缺少事前计划 交谈前没有对患者情况做必要的了解,对交流的主题、目的、内容未做出计划,对会谈中可能出现的问题认识不足及缺少相应的处理措施,往往导致交谈零散、没有重点,不仅达不到预期目的,甚至可能损害已经建立的护患关系。

2. 护士自身因素 护士情绪不稳定,把个人生活中的不良情绪带入工作中,或将与其他患者交谈不愉快的情绪扩大泛化;护士专业知识不足,不能正确识别、理解患者的异常言行;缺乏沟通交流技巧,使用不良的交流方式而不能做到有效沟通等。

3. 患者因素 患者身体的因素,如疲倦、言语障碍、耳聋或疼痛等;心理因素,如被家人强迫就医而对护士有抵触情绪或敌对心理,听其他患者议论而对护士有先入为主的不良印象等。

4. 护患双方存在差异 护患双方在知识、价值观、处世态度、语言、技巧、经验、经历等方面存在较大的差异,无法达成共识,影响沟通的进行与效果。

第二节　精神障碍护理观察与记录

一、精神障碍护理观察

1. 观察的内容

（1）一般情况 包括:患者的个人卫生情况与生活自理程度,如面貌、步态、衣着、举止、饮食、睡眠、排泄及女患者月经情况等;与周围环境的接触能力及自知力的完整性,如接触的主动性,是否愿意参加集体活动和对治疗护理的态度等。

(2) 精神症状 包括患者在意识、认知、情感和意志行为活动等方面的临床表现。如幻觉、妄想,病理性优势情感,自杀、自伤、毁物伤人甚至外走等病态行为,还应注意症状出现有无规律性。

(3) 躯体情况 患者的生命体征、营养状况是否正常,心、肺、脑、肝、肾等重要脏器的功能,有无压疮,有无骨折、淤血等外伤标志。

(4) 心理状况 包括心理问题、与心理问题相关的因素和心理需要,特别是患者有无急需解决的心理需要。

(5) 社会功能 包括患者的学习情况、工作情况、人际交往与沟通情况、社会规则遵守的情况、生活自理的能力等。

(6) 治疗情况 包括治疗依从性、药物疗效与不良反应的观察。

2. 观察的方法

(1) 直接观察 通过与患者交谈、护理体检等直接接触来观察患者,或通过观察患者与他人接触、参加集体活动及独处时的动态表现来了解患者的精神症状、心理状况与躯体状况。

(2) 间接观察 通过患者的家属、同事、朋友、同室病友了解患者;在征得患者同意的情况下通过患者的书信、日记、绘画或手工作品等了解患者。

3. 观察的要求

(1) 客观地观察 护士在观察病情时,要客观地看待问题,不要随意加入自己的猜测和评论,以免误导他人对患者病情的了解。

(2) 在全面观察的基础上有重点地观察 对病区内所有患者进行全面观察,尤其对新入院患者、有自杀倾向的患者、老年患者、有出走倾向的患者要重点观察;对患者住院期间各方面的表现进行观察,在患者疾病不同时段观察的内容应有针对性。如发展期重点观察其精神症状和心理状态,开始治疗时重点观察患者对治疗的态度、治疗效果和药物不良反应,缓解期重点观察病情稳定程度与对疾病的认识程度,恢复期重点观察症状消失情况、自知力恢复情况及对出院的态度。

(3) 不知不觉地观察 与患者接触感到轻松、自然,患者才会有真情流露,反之患者则会产生被监视、不被信任的感觉而更加紧张、反感,甚至拒绝交流,因此观察患者时要在患者不知不觉中进行。

二、精神障碍护理记录

护理记录是将患者有意义的行为记录下来,以便及时反映病情,提出护理要求,所以必须认真、及时、如实地填写。

(1) 记录要求 记录应做到客观、实事求是、及时、准确、具体、简明扼要。要做到文字简洁、通俗易懂、字迹清晰、项目齐全、不可涂改,要签全名及时间。尽量引用患者原话,避免使用医学术语。

(2) 记录内容 包括患者入院的生命体征等一般情况、躯体适应情况、诊断、医嘱、用药情况、病情变化、出院时的精神状况等几个方面。

第三节 精神障碍基础护理

一、安全护理

安全护理是精神科护理工作的重要组成部分,也是护理精神障碍患者的重要环节。精神障碍患者在疾病的急性期,某些行为具有一定的危险性。护理人员稍有不慎,就可能出现意外,给治疗、护理带来难题,甚至危及患者及他人的生命,因此,精神卫生护士应有高度的安全意识。

1. 掌握病情,有针对性地防范 护士必须熟悉患者的病情、诊断,尤其对有暴力、自杀、外走等行为或企图的患者要熟记患者的"四防"内容,做到有安全四防标识:防自杀、防逃跑、防冲动、防毁物。并将患者置于护理人员的视线内活动,及早发现意外征兆,及时采取积极有效的防范措施。必要时将患者安置于重病室内 24 h 专人看护。

2. 建立良好的护患关系 大部分患者在自杀、自伤等冲动行为前有矛盾、犹豫的心理冲突过程。良好的护患关系可使患者对护士充分信赖,并有可能主动地对护士倾诉内心活动,也较易接受护士的劝慰。理解、尊重、关心患者,还可以减轻患者的敌对情绪,防止毁物、伤人等冲动行为的发生。

3. 严格执行护理常规与工作制度 精神护理工作中应牢记一句话:"只有想不到的,没有不发生的。"各项护理常规与工作制度都是在长期的工作实践中总结的经验教训,护理人员只有严格执行各项护理常规和工作制度,才能做到防微杜渐,防患于未然。

4. 加强巡查,严防意外 凡有患者活动的场所,护理人员应每 10～15 min 巡视一次,重点患者不离视线,以便及时发现病情变化,预防意外。在夜间、凌晨、午睡、交接班时,工作人员应特别加强巡视,厕所、走廊尽头、暗角等僻静处应仔细查看。

5. 加强安全管理

(1)病房设施要安全 病区内的设施要保持完好,如有损坏要及时修复。门窗应随手上锁,并保管好钥匙。

(2)病区内危险物品严加管理 如药品、器械、玻璃制品、绳带,易燃物、锐利物品等要严加管理,定位加锁,防止损坏与丢失,用后清点数目,放回原处,交接班时清点实物,一旦缺少及时追查。

(3)加强安全检查 凡患者入院、会客、外出活动返回时均需做好安全检查,严防危险品带进病室。整理床铺时查看有无暗藏药品、绳带、锐利物品等。

(4)患者外出离开病房时,必须由工作人员陪伴。出院时有家属陪伴。

(5)对患者及其家属进行有关安全知识的宣教。

二、日常生活护理

精神障碍患者由于受症状的影响,不关心个人卫生,也不愿自理,以致生活没有规律,护理人员应鼓励和协助患者料理日常生活。

1. 清洁卫生护理

(1)新患者做好卫生处置,检查有无外伤、头虱、体虱、皮肤病等,及时进行对症处理。

（2）督促、帮助患者饭前便后洗手。

（3）督促患者养成早、晚刷牙漱口，按时洗脸、洗脚，定期洗澡、洗发、理发、剃须及修剪指甲的卫生习惯，对于生活不能自理的患者，护士应帮助其做好清洁卫生。

（4）帮助患者保持衣着整洁，定期更衣。

（5）督促女性患者每晚清洗会阴，经期督促更换会阴垫，保持衣裤清洁。

2. 排泄护理　精神障碍患者，尤其是痴呆和意识障碍的患者，常随地大小便或大小便失禁，护理人员应注意摸索其排便规律，定时给予坐便器或督促患者如厕，同时应加强教育与训练。

因服用抗精神障碍类药物或长期卧床少动，患者易出现便秘、排尿困难甚至尿潴留。因此必须每日观察患者排泄情况，鼓励患者多饮水、多吃蔬菜水果、多活动预防便秘，3天未排大便者应给予缓泻剂或灌肠，12 h 未排小便者，先诱导排尿，无效时给予导尿。

3. 日常仪态护理　对病情缓解和恢复期的患者，协助患者整理服饰，修饰仪容仪表，以有利于患者增强自信，提高生活情趣。

4. 重视卫生宣教　培养患者养成良好的卫生习惯，经常向患者宣传个人卫生与防病知识。

三、饮食护理

精神障碍患者在饮食方面可以出现各种各样的异常，如拒食、厌食、抢食、暴饮暴食、吞食异物或捡食脏物，还可能因药物不良反应而噎食、吞咽困难等。做好饮食护理，不仅可保证患者的营养需要，维持正常生命活动，还可减轻药物反应，保证治疗的顺利进行。

1. 进餐前护理　餐室光线明亮、清洁整齐、宽敞舒适，餐具清洁，每人一套。一般患者给予普食，采用集体进餐形式，给患者安排固定的座位，定位入座，以利检查；老年、吞咽困难、拒食、藏食、生活自理困难需喂食者，安排在重点照顾桌，由专人照顾；特殊重症患者于重症室内进餐；有躯体疾病或有宗教信仰对饮食有特别要求者，根据情况给予特别饮食。

2. 进餐时护理

（1）在进餐过程中，护士观察患者进食量、进食速度等情况，防止患者倒食或藏食；维持进餐时秩序，防治患者用餐具伤人或自伤；检查有无遗漏或逃避进食的患者。

（2）对老年患者、药物反应严重、吞咽动作迟缓的患者给予软食或半流质饮食，并由专人照顾，严防意外。

（3）对抢食、暴食患者，安排单独进餐，劝其放慢进食速度，并适当限制进食量，以防发生喉头梗阻、急性胃扩张等意外。

（4）拒食患者的护理　拒食患者的每餐进食应由专人负责照看，喂食时，应先清洁口腔，再用小碗，以少量饭菜试喂。可用调羹的边缘先湿润嘴唇，刺激食欲，往往吃下第一口即能继续进食。确经劝说无效时，再给予鼻饲或静脉注射，做好进食情况的详细记录，并做重点交班。对长期拒食的患者，要认真做好口腔护理，密切注意躯体情况，出现不良变化应及时报告医生。

（5）对食异物的患者要重点观察，外出活动时，需专人看护，严防吞服杂物、脏物等。

3. 食品管理　会客时，向家属宣传饮食卫生知识，注意家属所带食物是否卫生、适量，预防胃肠道疾病。凡由家属或亲友送来的食品及香烟，均存放在专用柜内，由护理人员代为保管,再适时、适量送给患者食用。

四、睡眠护理

睡眠与人的生物节律和生理功能密切相关,睡眠的好坏直接影响人的思维、情绪和行为;精神障碍患者睡眠的好坏还预示着病情的好转、波动或加剧。因此,做好精神障碍患者的睡眠护理非常重要。

1. 创造良好的睡眠环境

(1)病室内整洁、空气流通、光线柔和、温度适宜,床褥清洁平整。

(2)兴奋、吵闹的患者应安置于隔离室,并给予安眠处理。护理人员操作时强调一个"轻"字,并保持病室内安静。

(3)就寝时,可让患者听轻柔的催眠乐曲,以利于安定患者情绪,易于入睡。

2. 安排合理的作息制度 为患者制定合理的作息时间并督促进行,组织患者参加各类工、娱、体活动,以利于夜间正常睡眠。

3. 宣传教育,促进患者养成有利于睡眠的习惯 向患者宣传睡眠与疾病的关系及有利于睡眠的注意点。教会患者采取有利于睡眠的方法。

4. 加强巡视,严防意外 深入病室,勤查房,观察患者睡眠的姿势、呼吸声、是否入睡等,要警惕佯装入睡者。尤其对有消极观念的患者要及时做好安睡处理,防止意外发生。

5. 失眠患者的护理 对未入睡的患者,护士应体谅患者的痛苦与烦恼心情,指导患者运用放松法或转移注意力等帮助入睡。分析失眠原因,给予对症处理,必要时遵医嘱给予药物辅助入睡,并观察药物疗效,做好记录。

第四节　常见危机状态防范与护理

一、暴力行为防范与护理

(一)概念

暴力行为是精神科最常见的急危事件。暴力行为通常是指对他人或物的攻击行为,可造成严重伤害或危及生命。精神分裂症、人格障碍、情感性障碍、脑器质性精神障碍、精神活性物质依赖等患者,为暴力行为的主要危险人群。

(二)评估暴力行为发生的征兆

(1)行为评估 护理人员应警惕患者兴奋的表现,如不能静坐、握拳、呼吸增快、面部肌肉紧张等异常表现,这些表现可能就是暴力行为的前奏。

(2)情感评估 愤怒、异常焦虑、激动、易激惹,可能表示患者将失去控制。

(3)意识状态评估 如思维混乱、定向力障碍、记忆力损害、无力改变自身现状等。

(三)护理措施

1. 暴力行为的预防

(1)良好的护患沟通 护理人员用朴实、贴心的语言安抚患者,用直接、简单、清楚的语言提醒患者暴力行为的后果,鼓励患者以语言等适当方式表达和宣泄情绪,倾诉内心困

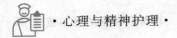

扰,控制自己的冲动。

(2)服用药物　护理人员遵医嘱给予药物治疗,有效减少患者的冲动行为。

(3)环境管理　保持环境安静、整洁,避免嘈杂、拥挤,使患者感到安全。管理好各种危险物品,防止被患者作为攻击性的工具。

(4)健康教育　向患者提供发泄愤怒的方法,如体育锻炼、改变环境、听音乐等。教会患者人际沟通的方法和表达愤怒情绪的适宜方式。

2. 暴力行为发生时的处理

(1)控制局面　首先呼叫其他工作人员,集体行动,指定一名工作人员转移被攻击的对象,疏散其他围观的患者离开现场。护理人员用平静、平和的声音和语气与患者交流,注意保持语言及行为的前后一致性。

(2)解除危险品　工作人员向患者表达对其安全及行为的关心,并以坚定、冷静的语气告诉患者,将危险物品放下,工作人员将其移开并向患者解释此物品是暂时代为保管,以后归还,以取得患者的信任。可答应患者提出的要求,帮助其减轻愤怒情绪,使其自行停止暴力行为。若语言制止无效,一组人员转移患者的注意力,另一组人员趁其不备快速夺下危险物品。

(3)隔离与约束　必须在有医嘱的情况下使用。隔离与约束是一种保护性措施。①隔离:基于封闭、孤立及减少感官刺激的三项治疗性原则,将患者隔离于一个安全、安静的环境中,并告知患者这不是惩罚,而是为了保证患者和整个病房的安全。②约束:如隔离措施无效,需进行约束。接近患者前,要有足够的工作人员,每人负责患者身体的一部分,接触患者身体要果断迅速,多人协调行动,不许伤害反抗的患者。让患者躺于床上,手臂放于两侧,在袖口等地方塞以填充物,关节处于功能位。约束期间加强基础护理,观察生命体征和末梢循环情况,关注其隐私,帮助其排泄。约束结束时,应先将患者的约束部位从四个变为三个,然后两个,决不能只剩一个约束部位,这样患者可以自行解开,增加危险性。

(4)行为方式重建　暴力行为控制后,应运用心理治疗等对患者进行长期性的行为干预。

二、自杀行为防范与护理

(一)概念

自杀是精神科较常见的急危事件之一,也是精神疾病患者最常见的死亡原因。自杀行为是指自愿并主动结束自己生命的行为。自杀行为按照程度的不同,可分为如下几种。①自杀意念,指有自杀的想法或意向,但无具体的自杀行为。②自杀姿态,指以不至于死亡的自杀行为来表达其真正的目的。③自杀威胁,指口头表达自杀愿望,但无自杀行为。④自杀未遂,指有自杀的念头或想法,并有相应的行为,但未造成死亡。⑤自杀死亡,可称为完成自杀或成功自杀。

(二)评估自杀行为发生的征兆及动机强度

大部分有自杀倾向的患者在实施自杀行为前都曾表现出一定的自杀征兆。比如:

(1)有企图自杀的历史;

(2)情绪低落,表现为紧张、无助、无望、经常哭泣;

（3）对现实或想象中的事物有负罪感，觉得自己不配生活在这个世界上；

（4）在抑郁了较长一段时间后，突然显得很开心，且无任何理由；

（5）谈论死亡与自杀，表示想死的意念，常常发呆；

（6）收集和储藏绳子、玻璃片、刀具，或其他可用来自杀的物品；

（7）将自己的事情处理得有条不紊，并开始分发自己的财产。

自杀意愿的强烈度取决于自杀意念出现的频率以及是否有明确的自杀计划。如果有自杀计划，是否具备相应的条件和方法去实施此计划。所以，评估患者自杀的危险性，必须通过严密观察、深入了解和倾听来取得患者自杀的线索、自杀的计划和致死程度。也可应用抑郁自评量表或自杀评估表等来分析患者自杀的危险性。

（三）预防措施及处理

1. 自杀的预防

护士与患者建立良好的治疗性关系，常倾听患者诉说，与其共同分析自杀的原因。鼓励患者接受乐观的信息，与其讨论解决困难或矛盾的方法，帮助患者建立正向的感觉和自信。住院期间，护士应对患者进行持续性观察或间隔性观察，同时告知家属对患者进行严密监测，发现任何细微的自杀征兆都应及时告知全体医护人员，时刻保持警惕。用专业、尊重的方式查询患者的衣物及身体，将危险品拿走。

2. 常见自杀行为的紧急处理

（1）服毒 以精神药物最常见。首先评估患者的意识、瞳孔、肤色、分泌物及呕吐物等，然后催吐。对意识清醒者，应尽量诱导患者说出所服毒物的种类、过程，刺激咽喉促使其呕吐。无论服毒时间长短均应彻底洗胃。服毒种类不明确者，应留取胃内容物标本送检。洗胃后可导泻。对意识不清或休克的患者，应配合医生进行急救处理。

（2）自缢 应立即快速地解开患者的绳套。悬挂于高处的患者，解套的同时要抱住患者，防止坠地跌伤。解套后，就地放平，解松衣领和腰带，心跳尚存的患者，应将患者的下颌抬起，使其呼吸道通畅，并给予吸氧。如果心跳和呼吸已经停止，应立即行心肺复苏术。复苏后要纠正酸中毒和防止因缺氧所致的脑水肿，并给予其他支持治疗。

（3）撞击 当发现患者撞击时，应立即阻止，转移其注意力。对不听从劝告无法自控的患者，应将其约束。迅速检查患者的伤情，如有开放性伤口，立即进行清创、缝合。配合医生对患者进行各项检查和紧急处理。

（4）自伤 对于由锐器引起的切割伤，应迅速止血，可用布带结扎近心端。观察患者的面色、口唇、尿量、血压、脉搏、神志，并根据受伤部位、时间估计失血量，判断是否存在休克，决定是否需要就地抢救和外科治疗。

三、出走行为防范与护理

（一）概念

出走行为是指没有准备或没有告诉家属突然离家外出。对精神病患者而言，出走行为是指患者在住院期间，未经医生批准，擅自离开医院的行为。患者出走会导致治疗中断，可能造成自己受伤或伤害他人，也可能因为走失而产生各种意外事件，造成严重后果。

（二）评估出走行为发生的征兆及行为表现

1. 出走行为征兆评估 护理人员应根据患者以下的表现及时发现其出走意图：①病

史中有出走历史；②患者有明显的幻觉、妄想；③患者对疾病缺乏认识，不愿住院或强迫入院；④患者对住院及治疗感到恐惧，不能适应住院环境；⑤患者有强烈思念亲人，急于回家的想法；⑥患者有寻找出走机会的表现。

2. 出走行为的表现 ①意识清楚的患者多采用隐蔽的方法，如常守在门口，观察是否有不结实的门窗等。同时，也会伴有焦虑、坐卧不安、失眠等情绪。②意识不清的患者，出走时无目的、无计划，也不讲究方式，甚至会旁若无人地从门口出去。一旦出走，危险性较大。

（三）护理措施

1. 出走的预防

（1）安全管理　对病室损坏的门窗继续维修，严格保管各类危险品，经常检查患者身边是否有危险品。工作人员应保管好钥匙，不可随意乱放或借给患者。患者外出时要有专人陪同，加强观察和巡视，适当限制患者活动的范围。

（2）丰富住院生活　经常开展病室内文娱活动，充实患者的住院生活，使其安心住院。条件允许，也可组织患者到户外活动。

（3）争取社会支持　加强与患者家属或单位的联系，鼓励他们来医院探视，减少患者的被遗弃感和社会隔离感。

（4）加强监护　对精神发育迟滞、痴呆的患者以及处于谵妄状态的患者，应加强监护。

2. 出走后的处理　发现患者出走后，应立即通知其他工作人员并与患者家属联系，分析并判断患者出走的时间、方式、去向，立即组织人员寻找。找到后要做好患者的医疗与护理工作，防止其再次出走。

四、噎食防范与护理

（一）概念

精神障碍患者发生噎食窒息者较多。患者在进食中突然发生严重的呛咳、呼吸困难、面色苍白或青紫者即可能是噎食窒息。噎食窒息是一种十分紧急的情况，应立即处理。

（二）噎食的评估

1. 噎食的原因　服用抗精神病药物发生锥体外系不良反应时，可出现吞咽肌运动不协调，抑制吞咽反射，若长期服用可致噎食。另外，患有脑器质性疾病如帕金森综合征的患者，吞咽反射迟钝容易发生噎食，抢食或进食过急也会发生噎食。患有癫痫的患者进食时发生抽搐、意识不清时，也会发生噎食。

2. 噎食的表现　噎食一般突然出现，及时发现、及时抢救非常重要。噎食程度较轻者表现为呛咳、呼吸困难、面色青紫、双眼直瞪、双手乱抓、四肢抽搐；严重者意识丧失、全身瘫痪、四肢发凉、二便失禁、呼吸和心跳停止。

（三）噎食的护理措施

1. 噎食的预防　严密观察患者的病情和药物的不良反应，尤其是服用抗精神病药物者，重点观察其有无吞咽困难。如果已经发生药物不良反应，如吞咽反射迟钝，护理人员应给予半流质或流质饮食，避免带刺、带骨的食物。吞咽困难的患者，进食期间，应有专人守护或协助，避免患者抢食、暴饮暴食，纠正不良的进食习惯。对抢食、暴饮暴食的患者，应让他单独进食,适当控制其进食量。

2. 噎食发生后的处理 ①立即清除口咽部食物,疏通呼吸道,就地抢救,分秒必争。若患者牙关紧闭,可用筷子等撬开口腔取出食物。②经过上述处理,如果患者仍无缓解,应立即将患者拦腰抱住,头朝下并拍背,或将患者腹部扶卧于凳子上,让其上半身悬空,猛压其腰腹部迫使膈肌突然上移,逼迫肺内气体猛烈外冲,让气流将气管内的食物冲出。若反复5~6次无效,应立即用一粗针头在环状软骨上沿正中部位插入气管或行紧急气管切开,暂时恢复通气。③经上述处理后,呼吸困难可暂时缓解,如果食物仍滞留在气管内者,可请五官科医生会诊,可考虑采用气管镜、气管插管、气管切开取食物。④食物取出后,应及时采取护理措施防治吸入性肺炎。⑤如心跳停搏,应立即行心肺复苏,同时应注意及早进行脑复苏。

五、木僵患者护理

(一)概念

木僵是一种较严重的精神运动性抑制综合征,患者经常保持一种固定姿势,很少活动或完全不动。轻者言语和运动明显减少或缓慢、迟钝,称为亚木僵状态。重者随意运动完全抑制,全身肌肉紧张,呆坐或卧床不起,面无表情、不语不动、不吃不喝,口内含满唾液,不知主动排泄,或相当长时间保持身体僵住不动。对外界刺激不起反应,可出现"蜡样屈曲"或"空气枕头"等表现,常见于精神分裂症紧张型的患者。木僵患者一般无严重意识障碍,各种反射存在。

(二)木僵的评估

1. 原因 可出现木僵状态的精神障碍如下:

(1)精神分裂症的紧张性木僵;

(2)情感障碍的抑郁性木僵;

(3)严重应激障碍的反应性木僵;

(4)脑器质性病毒的器质性木僵(可见于病毒性脑炎、一氧化碳中毒性脑病、脑外伤等);

(5)药物引起的药源性木僵。

2. 典型临床表现 紧张性木僵是木僵的典型表现。轻者言语行为明显减少,呆坐呆卧,有时有模仿、刻板动作。重者僵卧在床,不吃不喝,不语不动,无表情,无动作,推之不动,呼之不应,全身肌肉紧张,常出现"蜡样屈曲"或"空气枕头"等。对外界刺激多无反应,也可伴有唾液和大小便潴留。木僵解除后不少患者可清楚地说出病程经过。有的患者在无他人在场或夜深人静之际,可起床走动、舒展身体、解便或饮水觅食,然后重新陷入木僵状态。

木僵持续时间长短不一,可持续几小时、几天、几个月,甚至可达数年。

木僵的临床表现可因病因不同而有不同特点,临床上需注意鉴别。

(三)护理措施

1. 做好安全护理 将患者安排在隔离室,单人居住。隔离室或重症监护室环境应安静、光线柔和、温度适宜。由于木僵患者失去防御能力,要防止被其他患者干扰和伤害。同时,也要提防患者突然转为兴奋而出现冲动伤人行为。

2. 做好保护性医疗 患者虽然处于木僵状态,但意识清楚,护理人员在操作时应耐心细致,动作轻柔,态度和蔼。操作前做好解释。操作时照顾、体贴患者。切忌在患者面前谈论病情或取笑患者,以免对患者造成恶性刺激,使病情复杂化。

3. 做好生活护理 由于木僵患者丧失了生活自理能力,所以护士应帮助他做好个人卫生,注意口腔、皮肤、大小便、饮食等的护理。

（1）口腔护理 用生理盐水或清水早晚清洗口腔,及时清除口腔分泌物,保持口腔清洁和呼吸道通畅。

（2）皮肤护理 定时翻身,避免局部组织长期受压,防止压疮形成。保持皮肤清洁。

（3）排泄护理 密切观察大小便情况,必要时给予导尿和灌肠。

（4）饮食护理 木僵患者进食多有困难,需耐心喂食,必要时鼻饲流质饮食,及时补充体液和营养,维持水、电解质和能量代谢平衡。视患者具体情况,可在监护室试留饭菜、饮用水等。

4. 做好其他护理 针对不同病因采取适当的护理措施。若无禁忌证,可尽早给予电休克治疗。

小 结

本章从人性化护理的视角,介绍了精神障碍患者因疾病的关系,思维情感、意志活动偏离正常,自知力缺乏,不能正确认识和评价自己,社会功能退化。护士应把大部分时间花在与患者建立治疗性人际关系上,并借此达到维持患者基本生理需求,减轻焦虑,增强自信和自尊,促进与他人沟通,学习适应社会的行为模式等康复目的。由于精神障碍患者症状表现在很短时间内不一定能完全显露出来,而且多数患者不能完全客观地表述自己的病情,所以护理观察和记录就成了精神科重要的护理内容和护士必备的技能之一。护士应掌握安全护理、日常生活护理、饮食护理和睡眠护理等基本知识和技能,护士还应掌握暴力、自杀、出走、噎食和木僵等危机状态下的防范、护理、急救处理的操作技能。总之,要成为一名好的精神卫生护士,必须具备良好的心理素质、专业态度和专业知识与技能。

能力检测

一、选择题

【A₁型题】

1. 精神障碍患者的基础护理不包括（　　　）。

A. 饮食护理 　　　　 B. 睡眠护理 　　　　 C. 安全护理

D. 日常生活护理 　　 E. 保证医嘱的执行

2. 精神科患者的睡眠护理,不正确的是（　　　）。

A. 说话轻、动作轻 　　　　　　　 B. 白天睡眠时间长

C. 睡前避免饮用浓茶、咖啡 　　　 D. 睡前不要进行刺激性谈话

E. 密切观察患者睡眠状态

3. 下列精神障碍基础护理措施,错误的是（　　　）。

A. 护士要经常向患者进行个人卫生与预防疾病相关知识的教育

B. 护士要根据患者病情采用合适的进食方式

C. 保证医嘱的执行

D. 注意精神科患者的安全护理

E. 患者睡觉时可不用观察患者睡眠状态

4. 暴力行为的危险人群不包括（　　）。

A. 精神分裂症的患者　　　B. 人格障碍的患者　　　C. 有暴力家族史的患者

D. 情感性障碍的患者　　　E. 精神活性物质依赖的患者

5. 噎食发生后的处理措施，错误的是（　　）。

A. 心脏停搏者立即胸外心脏按压

B. 立即清除口咽部的食物

C. 保持呼吸道通畅

D. 食物取出后症状为缓解者悬空上半身猛压其背部使气管内的食物冲出

E. 经抢救有自主呼吸者无需专人监护

6. 处理暴力行为时，下列做法错误的是（　　）。

A. 与患者保持一个手臂的距离，预留退路　　B. 保持语言和行为的前后一致性

C. 从患者后面悄悄接近　　　　　　　　　　D. 集体行动

E. 转移患者注意力，乘其不备快速夺下危险物品

【A₂型题】

7. 李某，男，32岁，衣着整洁，兴奋躁动，踱来踱去，语速快，语音洪亮。说自己是因为已经2周没有服药而来住院的。患者的病史记录中最重要的是（　　）。

A. 兴奋躁动　　　　　　B. 衣着整洁　　　　　　C. 说话声音大，语速快

D. 已经2周没有服药　　E. 踱来踱去

8. 杨女士，38岁，自诉她在大学时代就已经有"神经问题"。最近有抑郁和焦虑，处于悲伤和抑郁状态。对医生说："给我一点特殊的东西让我安静地睡觉吧。"在入院交谈阶段，护士至少需要评估的项目是（　　）。

A. 支持系统　B. 应对机制　C. 自杀倾向　D. 生活状态　E. 身体状况

参考答案

一、选择题

1. E　2. B　3. E　4. C　5. E　6. A　7. D　8. C

参考文献

1. 王天峰. 心理与精神护理[M]. 北京：军事医学科学出版社，2011.

2. 郭争鸣. 精神卫生与护理[M]. 北京：高等教育出版社，2005.

（蔡红霞）

第九章 器质性精神障碍患者的护理

学习目标

1. 掌握：常见的器质性综合征的类型，脑器质性疾病所致精神障碍和躯体疾病所致精神障碍的共同临床特点；器质性精神障碍患者的护理评估、护理诊断和护理措施。

2. 了解：脑器质性疾病所致精神障碍和躯体疾病所致精神障碍的分类。

器质性精神障碍是一组由脑部疾病或躯体疾病导致的精神障碍。由脑部疾病导致的精神障碍包括脑变性疾病、脑血管病、颅内感染、脑外伤、脑肿瘤等所致的精神障碍；躯体疾病所致的精神障碍是指由各种躯体疾病，如躯体感染、内脏器官疾病、内分泌障碍、营养代谢疾病等影响脑功能所致的精神障碍。

器质性精神障碍的基本特征如下。

（1）有脑病、脑损伤，或可以引起脑功能障碍的躯体疾病。

（2）至少有下列1项精神症状：①智力损害综合征；②遗忘综合征；③人格改变；④意识障碍；⑤精神病性症状（如幻觉、妄想、紧张综合征等）；⑥情感障碍综合征（如躁狂综合征、抑郁综合征）；⑦解离（转换）综合征；⑧神经症样综合征（如焦虑综合征、情感脆弱综合征等）。

第一节　脑器质性精神障碍

一、基本概念

脑器质性精神障碍的临床表现多种多样，主要取决于起病缓急、病变部位及范围和脑功能损害的广泛程度，而不取决于病因的特异性。主要临床类型有急性脑器质性精神综合征（谵妄综合征）和慢性脑器质性精神综合征（痴呆综合征、遗忘综合征）。急性脑器质性综合征起病多急骤，病情发展较快，病程较短，损害范围较局限，预后多良好，其病变往往是可逆性的。慢性脑器质性综合征则起病多缓慢，病情发展较慢，有逐渐加重趋势，病程多持久，预后较差，病变常不可逆。

二、常见器质性脑综合征

（一）谵妄综合征

谵妄(delirium)综合征是一组表现为急性、一过性、广泛的认知障碍,尤以意识障碍为主要特征的综合征。因为它往往是急性起病、病程短暂、病变发展迅速的中毒感染、脑外伤等病变,故又称急性脑病综合征(acute brain syndrome)。

1. 临床表现 谵妄常急骤起病,有时可见某些前驱症状,如焦虑、心神不宁、恐惧、对声光敏感、失眠、噩梦等。

1) 意识障碍 主要是意识清晰水平下降。表现为清醒程度下降以及对外界的感觉与注意减退,轻者可为神志恍惚、反应显得迟钝、谈话离题、心不在焉。常呈昼轻夜重的波动,有些患者的谵妄仅于夜间出现,白天清醒时间缩短,呈现困倦和嗜睡,而夜间则见清醒,并出现激动不安,因此,其正常睡眠到清醒的周期被打乱,甚至颠倒。

2) 认知障碍

(1) 知觉障碍 包括错觉、幻觉、定向障碍。错觉中以错视最常见,其次为错听。幻觉以幻视最多见。定向障碍根据谵妄的严重程度从轻到重一般依次为时间—地点—人物—自我定向障碍。

(2) 思维障碍 注意力显得松散、凌乱,推理与解决问题的能力受损。常有继发于幻觉或错觉的妄想,这些妄想系统性差,持续时间短,呈片断性,有别于功能性精神病的妄想。

(3) 记忆障碍 以即刻记忆和近期记忆障碍为最明显,患者以新近事件难以识记为甚,对病中经过大多不能回忆。

3) 情绪改变 早期多呈轻度抑郁、焦虑、易怒;病情加重时,情绪变得淡漠;如伴有精神运动性兴奋,则情绪呈恐惧、激越或迷惑状态。

4) 行为反应 患者的精神运动性行为可以减少或增多,患者可从少动安睡状态,突然转入兴奋骚动状态。

(1) 活动过少型 可能处于嗜睡、呆滞、少语、动作减少状态,甚至呈亚木僵状态,幻觉和错觉不突出。

(2) 活动过多型 多数呈现骚动不安、高声乱语、错觉和幻觉状态。

谵妄状态一般可持续5～7天,而获缓解。如病情继续发展,未予控制,则可出现昏迷、死亡或残留遗忘-痴呆综合征。

2. 治疗原则

(1) 病因治疗 寻找和治疗导致谵妄的基本病因,如迅速解除原有的心力衰竭或呼吸道感染等因素,一旦脑缺氧减轻,急性谵妄便可得到迅速改善。

(2) 对症治疗 针对患者的精神症状给予精神药物治疗。但要注意尽量小剂量、短期治疗,以防止服用药物过多加深意识障碍。同时,应根据病情给予输液以维持电解质平衡、营养及适当维生素供给。

(3) 支持性治疗 应将患者置于安静、光线充足,陈设简单的房间,最好有亲人陪伴,以减少其焦虑、激动和定向障碍。良好的护理是治疗中的重要环节,应给予安慰、解释,保证和防止意外发生。医护人员应接受识别谵妄早期症状的训练。夜间医护人员对患者的观察尤为重要。

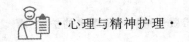

（二）痴呆综合征

痴呆(dementia)是由脑部疾病所致的综合征,是指较严重的、持续的认知障碍。临床上以缓慢出现的智力减退为主要特征,伴有不同程度的人格改变,但没有意识障碍。因起病缓慢,病程较长,故又称为慢性脑病综合征(chronic brain syndrome)。本综合征见于阿尔茨海默病、脑血管病以及原发或继发的大脑伤害。

1. 临床表现

1）认知障碍

（1）记忆障碍　病初对近事遗忘较常见,工作能力下降,常出差错;随着记忆缺损加重,可有错构或虚构记忆;记忆障碍严重时、定向能力也丧失。

（2）智力损害　思维和推理能力损害,表现为认知功能减弱、领悟困难、理解和判断全面障碍;少数患者可有幻觉或荒谬的妄想;晚期患者思维贫乏、兴趣减少、反应迟钝、言语零乱,有持续言语或失语。

2）情绪改变　早期患者表现出焦虑、抑郁或情绪不稳定;逐步变得迟钝、淡漠;有时在无明显外界诱因时会突然暴怒。

3）人格与行为改变　病前的人格特征和行为模式发生明显改变,通常表现为兴趣减少、主动性差、生活懒散、不爱清洁、不修边幅,自我控制能力减弱,情绪易激惹,不负责任,可出现偷窃,少数人还可出现攻击行为。

2. 治疗原则

（1）病因治疗　已明确病因者,应尽早采取措施,去除病因。如抗感染、清除进入体内的毒物、去除颅内占位性病变、补充缺乏的维生素和营养物质等。

（2）对症治疗　抗精神病药物可用于治疗精神病性症状、激越或攻击行为。但由于抗精神病药物可导致迟发性运动障碍,因此要从小剂量开始,缓慢加量;待症状缓解后需逐渐减量或停药。抗抑郁药可用于痴呆伴抑郁的患者,可明显改善痴呆综合征。

（3）支持性治疗　提供充足的营养、适当运动、改善听力等。给患者提供安全、舒适的生活环境,最好是在家里。同时指导家庭成员,给患者提供切实可行的帮助。

（三）遗忘综合征

遗忘综合征又称科萨科夫综合征(Korsakov syndrome other than induced by alcohol or drugs,WKS),是由脑器质性病理改变所导致的一种选择性或局灶性认知功能障碍,以近事记忆障碍为主要特征,无意识障碍,智力相对完好。多由于下丘脑后部和近中线结构的大脑损伤引起,但双侧海马结构受损偶尔也可导致遗忘障碍。酒精滥用导致硫胺素(维生素 B_1)缺乏是遗忘障碍最常见的病因,其他如心脏停搏所致的缺氧、一氧化碳中毒、血管性疾病、脑炎、第三脑室的肿瘤等也可导致遗忘障碍。临床上主要表现为遗忘症,包括顺、逆行性遗忘,错构症和虚构症,定向障碍,特别是时间定向障碍。患者在认知功能等方面表现异常,概括抽象的事物有困难,学习能力明显下降,从一种思维转移到另一种思维困难,感性认知功能也常受到影响,最突出的症状是遗忘,在智力检查时,患者立即回忆地址或三件物品时问题不大,但 10 min 后却难以回忆。患者由于记忆障碍,不能正确地叙述事件发生的过程,或弄不清前后发生的次序,为了填补这方面的空白,常捏造生动和详细的情节来弥补,产生虚构或错构,并坚信不疑,同时予以相应的情感反应。其他认知功能和技能则保持相对完好，因此患者可进行正常对话，显得较理智。

三、常见脑器质性精神障碍

（一）阿尔茨海默病

阿尔茨海默病（Alzheimer disease，AD）是一组病因未明的中枢神经系统原发性退行性脑变性疾病，主要临床表现为痴呆综合征。多于老年期隐匿起病，病程缓慢且呈不可逆进行性发展。发病危险因素包括：年老、痴呆家族史、21-三体综合征家族史、脑外伤史、抑郁症史、低教育水平等。

阿尔茨海默病的病理改变主要为皮质弥漫性萎缩，沟回增宽，脑室扩大，神经元大量减少，并可见老年斑（senile plaque，SP）、神经元纤维缠结（neurpfibrollang tangles，NFT）等病变，胆碱乙酰化酶及乙酰胆碱含量显著减少。

阿尔茨海默病起病隐袭，早期症状多为近记忆障碍。典型临床表现为痴呆，特点是缓慢发生，进行性加重，或虽可暂时停顿，但病情不可逆。患者对痴呆和记忆障碍缺乏足够的自知力，也缺乏相应的情感反应，甚至情感欣快。可有人格改变、片断的幻觉妄想、睡眠障碍及行为异常等。总的病程一般为2～12年，发病早且有痴呆家族史者病程进展较快。患者预后不良，最终常因营养不良、压疮、肺炎等并发症而死亡。

阿尔茨海默病的治疗主要是针对其他躯体合并症及继发疾病（如高血压、心脏病、维生素缺乏症等）的治疗，也包括对幻觉妄想、睡眠障碍等精神症状的对症治疗，同时可进行智力游戏、物理治疗、娱乐治疗、生活技能训练等。

（二）血管性痴呆

血管性痴呆（vascular dementia，VD）是脑血管疾病所导致的痴呆状态，以前曾称动脉硬化性精神病，1974年称为多发性梗死性痴呆。VD危险因素尚不清楚，但通常认为与脑卒中的危险因素类似，如高血压、冠状动脉疾病、糖尿病、高血脂、吸烟、高龄、既往脑卒中史等。

血管性痴呆早期主要表现为情绪不稳定、各种躯体不适症状及脑衰弱综合征。同时可有假性球麻痹构音障碍、吞咽困难、中枢性面肌麻痹、不同程度的瘫痪、失语、失用、失认等局限性神经系统症状及体征。不同部位的脑出血或脑梗死产生的局限性症状不同。另外表现为以记忆下降为主的局限性痴呆，虽然出现记忆障碍但在相当长的时期内自知力存在，日常生活自理能力、理解力、判断力以及待人接物的能力均能较长期地保持良好状态，人格也保持较好，所以成为局限性痴呆。到痴呆晚期也表现出类似全面性痴呆的临床表现，此时很难单纯依靠临床症状与阿尔茨海默病相鉴别。

血管性痴呆的治疗措施包括改善脑部血液循环，预防脑梗死，促进大脑代谢，以缓解神经精神症状等。

（三）颅脑外伤所致的精神障碍

颅脑外伤是一种较为常见的创伤性疾病，颅脑外伤及其后果一直是精神病学家、心理学家、神经病学家、神经外科学家共同关注的问题。

颅脑损伤后所致的急性精神障碍包括脑震荡、昏迷、谵妄、遗忘综合征。其主要表现如下。①意识障碍：头部外伤轻微者意识障碍较为短暂，可持续数秒至数十分钟，严重受创者意识障碍持续时间超过数小时,完全康复的机会可能降低。②外伤性谵妄:一般由昏迷或昏睡演变而来,其内在的脑损伤可为脑震荡、脑挫裂伤或颅内出血,大多数患者表现为轻微的谵妄,包括意识模糊、易激惹、梦样夸张、不安、定向障碍、困惑、恐惧、害怕等。③记忆障碍:可表现为顺行性遗忘和逆行性遗忘。顺行性遗忘是指患者对脑外伤当时及之后一段时间的经历发生遗忘;逆行性遗忘是指患者忘掉受伤前一段时间的经历。

颅脑损伤后所致的慢性精神障碍可出现如下症状。①智力障碍:严重的脑外伤可以引起智力受损,出现遗忘综合征甚至痴呆。②人格改变:人格改变的发生与外伤、病前的人格特征和心理因素三者均有关系。③脑外伤后精神病性的症状:部分脑外伤的患者经过一段时间可以出现精神病性的症状,如精神分裂样症状与情感症状等。④脑震荡综合征:这是脑外伤后最普遍的慢性后遗症,表现为头疼、眩晕、注意力不集中、记忆力减退、疲乏、情绪不稳、失眠等。

颅脑外伤急性阶段的治疗主要由神经外科处理,对于出现幻觉、妄想、精神运动性兴奋的症状,可给予抗精神病药物口服或注射治疗。

(四)脑肿瘤所致精神障碍

脑肿瘤病程中可出现各种精神障碍,以情感淡漠、意识障碍、智力减退、人格改变为多见,30岁以后较多见。

脑肿瘤的精神症状并无任何特殊性,通常几个方面均有不同程度的障碍或某一方面较突出,偶见重精神病征象。一般而言,发展较快的脑肿瘤易致认知功能紊乱,迅速发展的脑肿瘤常产生急性脑器质性综合征,伴有明显的意识障碍,发展缓慢的脑肿瘤较少发生精神障碍,后期可有痴呆综合征或人格改变。

第二节　躯体疾病所致精神障碍

一、基本概念

躯体疾病所致的精神障碍,是由于脑以外的躯体疾病,如躯体感染、内脏器官疾病、内分泌障碍、营养代谢疾病及其他内科疾病在其发病过程中由于影响脑功能而出现的各种精神障碍。

由于躯体疾病所致的精神障碍是在原发的躯体疾病基础上产生的,因此可把精神障碍视为躯体疾病全部症状的一个组成部分,故临床上又称为症状性精神病。它与脑器质性疾病伴发的精神障碍不同,前者的脑功能紊乱是继发的,后者则为脑部原发性损害所致。躯体疾病不是本病的唯一原因,精神症状的出现与躯体疾病的严重程度并不一定成正比,生物、心理、社会等因素对发病也有影响。

躯体疾病伴发的精神障碍虽可因其原发疾病的不同,精神症状有所差异,但都具有以下共同特点:①精神障碍与原发躯体疾病在程度上呈平行关系,在时间上常有先后的关系,症状具有昼轻夜重的特点;②一般起病急者常引起意识障碍,慢性起病以脑衰弱综合征为主,在疾病晚期可以出现慢性器质性精神障碍,以人格改变或智力障碍为其特征;③精神障碍缺乏独特症状,同一疾病可以表现出不同的精神症状,不同疾病又可表现出类似的精神症状;④治疗原发疾病及处理精神障碍,可使精神症状好转,愈后一般是可逆的,恢复后大多不遗留精神缺陷。

治疗原则:以病因和对症治疗并辅以心理治疗。由于精神障碍往往会影响躯体疾病的严重程度和治疗,精神障碍的对症治疗也是一种必要的应急措施。精神药物治疗原则上与功能性精神疾病不同,用药时剂量宜小,应充分考虑药物的副反应和禁忌证,精神症状缓解后即应停药。

二、常见躯体疾病所致精神障碍

(一)身体感染所致的精神障碍

躯体感染所致的精神障碍是指由病毒、细菌或其他微生物引起的全身性感染所致的精神障碍,但病原体没有直接感染颅内。

感染性精神病所表现的精神症状虽然因病因不同而各有其特点,但在感染的急性阶段以及感染后的精神症状具有许多共同的特点。①意识障碍:这是感染性精神病表现最多见的症状,从轻度意识模糊到严重的精神错乱、昏迷,意识障碍多产生于高热期并与体温升降相平行,有些意识障碍的患者具有时起时伏、昼轻夜重的波动性。②幻觉症:急性期患者可以出现幻觉症,患者意识障碍不明显,幻觉中以幻听多见,内容较固定并接近现实。如住院患者可以听到医护人员或患者在议论、批评他,患儿可以听到妈妈叫他等,同时可产生相应的行为,如叫喊等。③虚弱状态:多见于急性感染病的末期或恢复期,其特征是躯体或精神的虚弱或衰竭。有感觉过敏,易受惊吓、不能忍受高音、亮光,情绪的特点是易于激动、不稳定、抑郁等,睡眠浅而多梦、失眠或嗜睡、注意力不能集中、记忆力减退等,以上症状随全身一般情况好转而逐渐恢复。

及时发现感染性疾病是正确诊断的关键,治疗要双管齐下以控制原发疾病和精神症状。

(二)肾上腺皮质功能减退症所致的精神障碍

肾上腺皮质功能减退症主要是由于肾上腺皮质激素分泌不足引起的精神障碍和神经症状,又名为艾迪生(阿狄森,Addison)病。肾上腺皮质功能减退症可由多种原因引起,如原发性肾上腺皮质萎缩、继发性肾上腺皮质损害(主要病因为双侧肾上腺结核)、手术部分或全部切除肾上腺、垂体功能低下等,此外,长期应用皮质激素治疗,肾上腺皮质功能也常常受到影响。

肾上腺皮质功能减退症所致精神障碍主要表现如下。①性格改变:多在病初情感不稳、易怒或哭泣、消极等。②躁狂或抑郁状态:躁狂状态,表现为欣快、乐观等,但无联想、思维奔逸等症状,话语增多和精神运动性兴奋不明显;抑郁状态,表现为忧郁、愁苦等,但无联想迟钝、精神运动抑制等症状。③幻觉或妄想状态:多为周期出现。④内分泌精神综合征:意欲减退、情感激越、情感淡漠、退缩,缺乏动力和始动性,性欲和食欲减弱,月经不调等。⑤意识障碍:急性肾上腺皮质功能减退,可以发展成谵妄、木僵或昏迷。

肾上腺皮质功能减退症可使用肾上腺皮质激素替代治疗,可快速缓解躯体和精神症状。但使用过量激素后容易导致激素性精神障碍的产生,故应防止过量;精神障碍处理可选用抗焦虑、抑郁药,慎用抗精神病性药物,否则易诱发低血压性虚脱。

(三)甲状腺功能亢进所致的精神障碍

甲状腺功能亢进是指甲状腺素分泌过多或血液循环中甲状腺素水平增高的一组常见

内分泌疾病,同时也是内科疾病中与精神活动关系较为密切的一组疾病。本病伴发精神障碍甚为多见,其精神症状的产生与下列几种因素有关。①精神应激:精神应激对甲亢具有一定的促发作用,有报道称,约70%甲状腺功能亢进症患者患病前有应激性生活事件。②内分泌障碍:甲状腺功能亢进症患者之所以出现精神症状,主要是由于甲状腺素直接作用于脑组织,导致中枢神经系统发生继发性代谢变化的结果,另外甲状腺功能亢进症患者出现精神症状与β肾上腺受体感受性亢进有关。③性格特征:患者病前性格也与发病有一定的关系。

甲状腺功能亢进引起的精神症状主要表现为精神运动性兴奋、情绪不稳、急躁激动、敏感多疑,有人认为紧张、敏感、情感不稳是甲状腺功能亢进所致的精神障碍的三主症。同时也常伴有性欲减退、食欲异常、睡眠障碍、月经失调等内分泌精神综合征。

通常,患者的甲状腺功能正常时抑郁和焦虑病状常不需要治疗就可以消失,对于精神症状持续者可以给予精神药物治疗。

知识链接

器质性精神障碍和功能性精神障碍的区别

	器质性精神障碍	功能性精神障碍
病因	有明确的病因	可无明确的病因
病理	有明显病理形态改变	无肯定的明显病理形态改变
临床特征	有智力、记忆、人格、意识障碍	有智力、记忆、意识障碍
治疗原则	针对病因治疗	对症治疗

第三节 器质性精神障碍患者护理

一、护理评估

采用交谈、观察、身体检查及查阅病历记录、诊断报告等方式,收集有关急性、慢性病患者及危重病患者目前健康状况的主、客观资料等。

(1)生理状况 评估患者有无意识障碍、睡眠异常、排泄异常,有无呕吐反射或呕吐,注意呼吸速率、脉搏速率、血压情况、皮肤的颜色和弹性等。

(2)认知活动 评估患者有无注意力不集中,记忆、分析、判断及计算能力是否降低,有无错觉、幻觉等。

(3)情感活动 评估患者有无情感淡漠或焦虑。

(4)人格方面 评估患者有无人格改变的表现。

二、护理诊断

(1)有受伤的危险 与患者处于意识障碍状态及不熟悉的环境、生活方式的改变、照顾者没有经验等有关。

（2）急性意识障碍　与脑结构性改变、感染性因素、癫痫及环境或人际关系的不良刺激有关。

（3）睡眠型态紊乱　与疼痛、不舒适、焦虑、恐惧、兴奋、抑郁等不良情绪、患者缺乏运动或活动过多、白天睡眠过多及生活方式或环境改变等因素有关。

（4）营养失调：低于机体需要量　与患者咀嚼或吞咽困难、不思饮食、获取食物困难、缺乏营养知识、情绪紧张、心情抑郁而厌食及老年人缺齿、味觉改变等有关。

（5）有自杀的危险　与患者处于抑郁状态、支持系统不足、患者无安全感或有自我生存危机有关。

（6）有暴力行为的危险　与身体不适、睡眠型态改变、感知觉障碍、极度焦虑、惊恐或愤怒反应等有关。

（7）不合作　与患者否认疾病、患者或家属对治疗缺乏信心、缺乏有关知识、患者与照顾者关系不好、对提供照顾或对环境不满意等因素有关。

（8）吞咽障碍　与神经肌肉受损、面部麻痹有关。

（9）生活自理能力缺陷　与意识障碍、神经、肌肉功能障碍、焦虑、抑郁、认知障碍及老年人的视力和运动能力下降有关。

三、护理目标

（1）患者能够减少或避免外伤。

（2）患者能够保持良好的意识水平。

（3）患者能够得到充足的睡眠，或睡眠量增加、精神面貌较好。

（4）患者将能从口摄入足够的营养，或增加了摄入营养物的品种和数量。

（5）患者能够自诉与其情感状态有关的感受，确认产生自杀观念及其行为的后果。或表现为接受护理人员或照顾者的护理帮助与支持。家庭成员能够正确评价患者所需帮助并给予关心和支持。

（6）照顾者和周围人不会受伤，患者所处环境不受破坏。

（7）患者表现合作，并能理解不合作的后果，或患者能够在鼓励和提醒下勉强接受治疗和护理，或患者表现不再拒绝治疗和护理。

（8）患者能够在进食和饮水后，不发生误吸和噎食。

（9）患者的生活自理能力提高。

四、护理措施

（1）为意识障碍、智力障碍较重者安排专人护理，或指导协助照顾者做好患者的安全护理。

（2）除昏迷状态的患者外，需向患者介绍环境，且在改变患者居室及房内布局时，或操作前做详细解释，以减轻患者焦虑或恐惧，并争取患者合作。可使用日历、钟表帮助患者恢复时间定向力；为患者提供他熟悉的相片等物品，帮助患者恢复记忆力。鼓励患者表达自己的想法和要求。保证患者足够的休息和睡眠，以利于病情恢复，防止加重意识障碍程度。其他按昏迷患者护理常规或意识障碍护理常规护理。

（3）尽量减少或消除影响患者睡眠型态的相关因素，如治疗躯体、精神不适和疾病，及时妥善处理好患者的排泄问题。协助医生调整影响睡眠规律的药物种类、剂量或给药时间。为患者安排合理的运动、活动，减少白天卧床、睡眠的时间。帮助患者适应生活方式或环境的改变。夜间患者睡眠时，除必要的观察和操作外，不宜干扰患者睡眠。应通过进行有针对性的心理护理，减轻患者的焦虑、恐惧、抑郁及兴奋程度，从而改善患者的睡眠。

（4）做好进食前后患者口腔卫生，鼓励患者与其他人共餐，提供愉快、舒适、优美的进餐环境。允许患者选择个人嗜好的食物，帮助代购或准备食物。对于不能进食或不宜进食的患者，采用鼻饲或其他途径保证摄入足够营养。

（5）减少或去除危险因素，积极配合医生治疗，改善患者情绪。主动关心患者，及时给予护理帮助，同时做好心理护理。

（6）尽量满足患者的合理需要，为患者安排适宜的娱乐活动、作业劳动。做好患者个人卫生、饮食、睡眠等护理。告诉患者及照顾者与患者暴力行为发展的有关因素，鼓励患者表达不适，鼓励患者提出要求。若可能，告诉患者暴力行为的后果，并教给患者如何克制暴力行为。

（7）对因智力障碍而导致不合作的患者进行治疗护理时，应耐心给予解释和鼓励，防止批评、指责患者。对有意见的患者，还应及时了解情况，并努力改进工作。满足患者合理要求，并做到主动关心、接近患者，争得患者合作。应给予患者或照顾者有关疾病、治疗及护理方面知识的健康教育和指导，指出不合作将给患者的健康产生不良后果。鼓励患者及照顾者表达想法和要求。

（8）监测患者吞咽反射情况，注意防止患者口咽分泌物吸入气管或支气管的危险。为刚刚消除吞咽障碍及吞咽障碍较轻的患者喂食时，应注意慢速进行。

（9）向患者和照顾者说明营养、个人清洁卫生的重要性。教给患者及照顾者进食、喂食的方法，以及洗澡及个人清洁卫生的技能。向患者及照顾者说明保持和获得自理能力与生活质量及满足个人心理需要的关系，教给患者及照顾者使用辅助设备的方法。

五、护理评价

（1）患者所存在的护理问题是否去除。

（2）患者的危险因素是否减少。

（3）患者能否得到足够营养。

（4）患者吞咽障碍是否去除。

（5）患者睡眠型态紊乱是否改变。

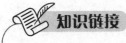 **知识链接**

与痴呆患者沟通的原则

（1）一般原则　①主动倾听；②适当引导；③个体化；④及时结束；⑤充分尊重。

（2）语言方面　①语言结构：短词、单句、使用名词、不用代名词，在每次交谈之前称呼患者的名字且说出自己的身份。②语言形式：速度要慢，清晰、放低声调。

（3）非语言方面　与患者交谈时应站在患者的前方，保持视线的接触，身体移动时应缓慢。假如患者正在散步,则护理人员不宜要求他停下来,宜陪着患者边走边谈。假如患者的视力、听力受损,则交流时可夸大脸部的表情或身体的动作,使患者易于理解。

小 结

器质性精神障碍是一组由脑部疾病或躯体疾病导致的精神障碍。常见的器质性脑综合征主要有谵妄综合征、痴呆综合征和遗忘综合征等,常见脑器质性精神障碍主要有阿尔茨海默病、血管性痴呆、颅脑外伤所致的精神障碍和脑肿瘤所致精神障碍等,常见躯体疾病所致的精神障碍主要有身体感染所致的精神障碍、肾上腺皮质功能减退症所致的精神障碍和甲状腺功能亢进所致的精神障碍等。

能力检测

一、选择题

【A₁型题】

1. 下列哪条使我们在诊断时要优先考虑可能有器质性精神病?( )

A. 无自知力　　　　　B. 有幻觉、妄想　　　　　C. 有类神经衰弱症状

D. 有记忆障碍　　　　E. 紧张性木僵

2. 阿尔茨海默病患者外出不知归家,常常是因为( )。

A. 行为紊乱　　　　　B. 记忆障碍　　　　　C. 意识清晰程度下降

D. 意志减退　　　　　E. 错觉

3. 下列哪一项不是脑器质性精神障碍?( )

A. 神经系统阳性体征　　　　　　　　B. 脑病的病史

C. 提示脑部疾病的物理化验异常　　　D. 精神症状

E. 明确的躯体疾病

4. 脑器质性精神障碍的高发年龄阶段是( )。

A. 老年　　B. 壮年　　C. 青年　　D. 少年　　E. 儿童

【A₂型题】

5. 35岁男性,患者一年前出现情绪低落,悲观厌世,近半年转为情感高涨,言语行为增多,自高自大,爱管闲事,讲话常滔滔不绝,眉飞色舞,有感染力,患者四年前头部受过外伤,该患者诊断可考虑( )。

A. 躁狂病　　　　　　B. 抑郁症　　　　　　C. 双相情感障碍

D. 脑外伤所致精神障碍　　E. 人格改变

6. 王某,男,49岁,高血压病史10年,近3年来失眠,记忆力减退,工作效率下降,近一年来上述症状加重,言语不清,双手震颤,情绪低落,自责自罪,有时不认识周围的人,裸体外跑。查:眼底动脉细,呈铜丝状,双膝腱反射亢进,病理反射未引出,头部CT扫描可见数个小的梗死灶,其诊断可能是( )。

A. 阿尔茨海默病   B. 抑郁症

C. 脑血管病所致精神障碍   D. 人格障碍

E. 精神分裂症

二、病例分析题

1. 女性,53 岁,三个月前在火车上急性起病,突然不认识女儿,恐惧地说:"头痛,眼前有甲虫飞舞,兴奋,应当杀死她。"耳边听到儿子、女儿说话声,经当地治疗症状消失。一周前当听到儿子死亡的消息时复发,症状同前,既往高血压史 5 年,躯体检查:血压200/90 mmHg,神经检查正常。精神检查:意识模糊,恐惧,有幻觉,思维不连贯,智力减退,记忆力差,有时意识清晰,叙述自己儿子已死亡,性格急躁,易激动,血压升高时精神症状加重。问:

该患者应该做的最有意义检查是什么?

该患者的临床诊断考虑什么?

该患者的护理诊断是什么?

2. 男,24 岁,战士。于作战时头部受弹伤,子弹自左颞部进入,同时自眼外侧穿出,当即意识丧失。四日后逐渐清醒,情绪急躁易怒,甚至殴人等。住院后,见人即握手,表现热诚亲切,握手时用力过猛,令人疼痛不能忍受。患者见此状狂笑。患者自称既往曾驾驶过飞机,出国留学四年,精通两国外语,这些均属虚构。患者与人谈话时态度傲慢,盛气凌人,时而狂欢,时而悲哀。近事记忆不良,如问医生姓名,立即遗忘,亦不知何时住院,由何处送来,定向力不良,无自知力。问:

该患者的临床诊断考虑什么?

该患者的护理诊断是什么?

参考答案

一、选择题

1. D 2. B 3. E 4. A 5. D 6. C

二、病例分析题

1. 头颅 CT

脑血管病所致精神障碍

急性意识障碍、不合作、生活自理能力缺陷、有受伤的危险

2. 颅脑外伤所致的精神障碍伴遗忘综合征

急性意识障碍、不合作、生活自理能力缺陷、有暴力行为的危险

(肖华鹏)

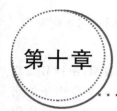

第十章　精神分裂症患者的护理

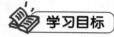 学习目标

1. 掌握：精神分裂症的临床常见类型、表现及护理程序的实施。
2. 熟悉：精神分裂症的病因、预后。
3. 了解：精神分裂症的流行病学知识、治疗方法。

第一节　精神分裂症临床特点

精神分裂症是一类确切病因未明确的，常有思维、知觉、情感行为的分裂，以精神活动与环境的不协调为主要特征的常见的精神疾病。多起病于青壮年，一般无意识障碍和智力缺损，病程多迁延。精神分裂症占我国住院精神病患者的 50% 左右，慢性精神病患者的 60% 左右。

一、流行病学

国内群体流行病学遗传调查显示，精神分裂症总患病率为 0.56%；家系遗传调查为 1.75%。在一般人群中总患病率为 0.3%～0.8%，年发病率为 0.01%。精神分裂症的终生患病概率为 0.86%。

📝 **知识链接**

精神病、神经病和神经症的概念

精神病是指在各种生物学、心理学以及社会环境因素影响下，大脑功能失调，导致认知、情感、意志和行为等精神活动出现不同程度障碍为临床表现的疾病。

神经病是指人体内神经系统受损后产生的疾病。这些器官的受损有一定的规律性，主要呈现感觉和运动方面的改变，如感觉过敏、疼痛或麻木，但精神上没有异常，不出现思维、情感和行为的破裂或紊乱。常见的神经病有坐骨神经痛。

神经症主要是由心理、社会因素导致的一类心理疾病，神经系统没有病变，它的预后一般比精神病、神经病要好。

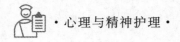

二、病因

精神分裂症确切的致病因素尚不清楚,但来自国内外调查发现,许多因素与本病有关。

(一)遗传因素

遗传因素是精神分裂症最可能的一种素质因素。国内家系调查资料表明:精神分裂症患者亲属中的患病率比一般居民高数倍,血缘关系愈近,患病率也愈高。有关孪生子的研究预告,本病单卵孪生的同病率比双卵孪生的一般高4～6倍,寄养子的研究也支持遗传因素的作用。说明遗传因素在本病发生中具有重要作用。目前认为多基因遗传方式的可能性最大,也有人认为是常染色体单基因遗传或多源性遗传,其结果有待于进一步积累资料和验证。

(二)社会心理因素

国外有的学者发现,精神分裂症患者病前有50%～60%的人有分裂性人格,同时患者亲族中可发现有类似的个性特征。国内对精神分裂症患者进行分析,发现约40%患者的病前性格具有孤僻、冷淡、敏感、胆小多疑、主动性差、依赖性强、富于幻想等特征,即内向型性格。

三、临床表现

精神分裂症是精神疾病中患病率很高且症状表现复杂多样的一种常见病,可发病于任何年龄,以青壮年最多见,20～30岁发病者约占1/2。幼儿症状不典型,不易确诊。男、女发病率大致相近。一般起病缓慢,起病日期难以确定,有的为急性或亚急性起病。

精神科的全部精神症状和症状群几乎都在本病出现。就其临床特点可分为早期症状、特征性症状和其他常见症状。

1. 早期症状 初期以强迫症状或神经衰弱综合征为常见,但不主动要求治疗。多数患者无明显诱因下缓慢起病,许多症状是在不知不觉中逐渐形成的。最早被发现时患者独自呆坐似的在思考问题,生活较前懒散,不遵守纪律,注意力不集中,学习成绩下降,对周围人的劝说不予理睬,与其谈话话题不多,语句简单,内容单调,或"牛头不对马嘴",逐渐对人冷淡,与人疏远,躲避亲人,本来很有兴趣的事物也不感兴趣,有时有些奇怪的行为。如突然发怒摔烂东西,或为一点小事执拗与人纠缠不休,无理取闹,莫名其妙地伤心落泪或欣喜。此时常易被误会为"思想问题"或性格改变。有部分患者诉说时有头晕、头痛、失眠、记忆力差、注意力不集中、全身疲倦无力等不适。也有表现为怕脏,反复洗手,无故心慌恐惧、心烦意乱等。常常被误诊为神经衰弱。有的逐渐表现为孤僻、冷淡、缺乏主动性;有的变得敏感多疑,过多思虑,恐惧等;也有的突然出现令人费解的奇异行为,如无目的地开关电门,在课堂上叫喊,下雨时无故在室外站立不动,或突然冲动、毁物等。部分患者可因躯体有病或精神受刺激等因素诱发,突然出现失眠、兴奋、言语与行为明显异常,少数会出现短暂意识不清并有片断性幻觉、妄想或呆坐不动成为木僵状态等。随着这些症状的发展,逐渐显露出精神分裂症状和病型的特点。

2. 特征性症状

1)思维障碍 思维障碍是精神分裂症最突出的症状,表现为思维联想障碍、思维逻辑障碍及思维内容障碍。

（1）联想障碍 联想过程缺乏连贯性和逻辑性是精神分裂症最具有特征性的症状之一。也是精神分裂症在整个病程中必不可缺的症状。在初期往往不引人注目,至发展期变得突出。联想障碍最初可表现为联想松弛或思维散漫,谈话内容不紧凑,应答往往不切题,患者讲话或写文章时,每句话文法结构尚通顺,意义可以理解,但上、下句之间或整段话之间缺乏连贯性,中心内容不突出,因而使人无法理解。如不仔细分析,不一定认为是病态。但随着病情加重,出现思维破裂,有的个别词句之间也缺乏联系,称词的杂拌。如问患者:"你叫什么名字?"答:"你上课,水流哗哗响,人们都兴高采烈,我的眼睛不好,有两个问题不懂,我想参加运动会……"患者丝毫不察觉其错误,或给予更荒谬的解释。缺乏中心思想,缺乏逻辑性,联想可以变得更加支离破碎,甚至从患者的书信和谈话里找不出一个上下相互联系的完整概念,好像一个文盲的人乱按打字机所打出来的文章,令人不知所云。

（2）思维逻辑障碍 患者对事物的思考和推理常缺乏逻辑性,对事物的判断分析不符合象征性思维及逻辑倒错性思维。患者创作一些图案、符号、文字或动作,以表示他自己才能理解的概念即语词新作。如写"女/男"表示离婚;(＋)→⊙表示求爱。

有的患者表现为病理性象征性思维,他把抽象的概念与具体事物混淆不清。如一男青年剃光头,经常保持双膝关节不屈以表示他是一个光明磊落、不屈不挠的人。还有的患者突然扑向一辆正在急驶的汽车轮胎下面,表示要"投胎"。有的患者推理过程中出现逻辑倒错性思维。如患者称:"我是世界界长,只要我吃药,全人类就生病。"

（3）思维内容障碍 妄想是精神分裂症患者最常见的症状之一,内容以被害妄想及关系妄想和影响妄想最多见,其次夸大、嫉妒等妄想也常见。在部分病例中妄想可非常突出。思维内容障碍多为各种妄想,其逻辑推理荒谬离奇,脱离现实,且常有变化,涉及众人。这些妄想可以单一或多种同时存在且互相影响。例如有一个青年,搭公共汽车时旁边坐着两位解放军,下车后在马路上行走,前后都有摩托车,则推想自己是个大人物,不然为什么上街有解放军保护、有摩托车开路呢?在家听到邻居在打扑克,传来断断续续的声音说"枪毙……糟了……出错啦……",又推想"他们嫉妒我是个大人物,给我加上犯错误的罪名,要拉我去枪毙了。"这个患者同时存在夸大妄想、关系妄想、被害妄想,三种妄想互相关联、渗透。其具体内容自相矛盾、荒谬离奇、分散泛化。

2）情感障碍 情感反应与思维活动和意志行为互不协调,与周围环境也不协调,是精神分裂症的特征。情感障碍以情感迟钝和情感淡漠为多见,对人对事多不关心,是精神分裂症最易引人注意的症状,是主要症状之一。在安静时表现为冷淡,对周围事物无兴趣,不关心,与亲人疏远,告知重大事件时也无动于衷,不能唤起情感的共鸣,表现得心如死水。喜欢一人独坐房中,甚至连吃饭也不与亲人一起吃。

3）意志行为障碍 最常见的症状是意志活动下降或衰退。患者活动减少,缺乏主动性,行为被动、退缩,意志低下,无论对学习或工作都无责任心,毫无所求,抱着无所谓的态度,对近期或远期的打算也不考虑,整天无所事事地呆坐、卧床或无目的地徘徊,甚至日常生活如吃饭、洗脸、换衣服、梳头、理发等也是被动的。有的患者表现为意向倒错,吃一些不能吃的东西(如大便、肥皂、昆虫等),伤害自己的身体。也有的患者表现为运动和行为障碍(如刻板动作、模仿动作等),有时可因幻觉、妄想的影响而自语、自笑或做出打人毁物、自伤等行为。多呈精神运动性抑制表现,终日呆坐少动,沉默寡言,孤独退缩,独居一处,与关系密切的人也不交往,甚至伴有肌张力增高,呈木僵状态,典型病例表现为空气枕头、蜡样屈

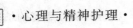 ·心理与精神护理·

曲。相反的则出现不协调性兴奋,如躁动不安、冲动毁物、自伤、殴人或出现紧张综合征。有的表现为幼稚、傻气等。

3．其他常见症状

（1）感知障碍　最常见的是幻听,以言语性幻听最多见,其特点是内容荒谬,脱离现实。具有特征性的幻听是患者听到两个或几个声音在谈论自己,彼此争吵,或第三人谈论患者(评论性幻听),患者的行为受幻听的影响,可以与幻听对话,或沉醉于幻听之中。幻听的内容可以是充满敌意的谩骂,令患者不愉快的评论,也可以是赞许或表扬。有的幻听带有命令性,常威胁患者。幻视较少,但形象逼真,颜色、大小、形状清晰可见。有时可出现幻嗅、幻味。幻触很少见。

（2）感知综合障碍　有人将精神分裂症感知综合障碍归纳为三类。①精神人格解体:感觉到精神活动不属于自己或不存在。②躯体人格解体:患者感到自己的整个躯体或个别部分发生了变化,如感到自己的肢体的粗细、体重、形态发生了变化,感到自己变得很轻,一阵风似乎能把自己吹到天上去,感到自己变得特别高大,手臂特别长,一伸手就到隔壁院子里。③现实人格解体:患者感到周围的事物缺乏真实感,感到周围的一切似乎是不活动的,不鲜明、模糊不清,"感到周围的东西都变了,好像隔了一层东西","好像一切都是假的"。

（3）智力障碍　智力尚保持良好,但有的随着病情发展,于后期可有智力减退和人格改变。

（4）意识障碍　精神分裂症患者一般意识清晰,妄想、幻觉和其他思维障碍都在意识清楚的情况下出现,自知力不良。

知识链接

精神分裂症有哪些危险症状?

1．命令性幻听　这种幻听生动具体、来去突然,内容多具有威胁性,患者对此难辨真伪,并且绝对服从。例如,幻听让患者去死,患者会毫不犹豫地采用跳楼、自缢、用头撞墙等残忍的方式自杀。这种自杀往往突然发生,家属看不到任何先兆,只是在事后(如果自杀未成功的话),患者才肯说出是一个"声音"让他去死。

2．被害妄想　这是所有精神病患者最常见的症状之一,多数患者采取忍耐、逃避的态度,少数患者也会"先下手为强",对他的"假想敌"主动攻击。对此,最重要的是弄清患者的妄想对象,即患者认为是谁要害他。如果患者的妄想对象是某个家里人,则应尽量让这位家属远离患者,至少不要让他与患者单独在一起。

3．抑郁情绪　精神分裂症患者在疾病的不同时期,可能出现情绪低落,甚至悲观厌世。特别需要注意的是,有相当一部分自杀成功的患者,是在疾病的恢复期实施自杀行为的。患者在精神病症状消除以后,因自己的病背上了沉重的思想包袱,不能正确对待升学、就业、婚姻等现实问题,感到走投无路,因此选择了轻生。对此,家属一定要防患于未然,要尽早发现患者的心理困扰,及时疏导。

四、临床分型

临床医生为了治疗与护理的方便,依据精神分裂症稳定的临床症状群,常把典型表现的患者分为四种类型。分型对估计治疗反应和预后有一定的指导意义。

临床上常见的类型有单纯型、青春型、紧张型和偏执型。此外,尚有其他类型。

（一）单纯型

本型较少见,青少年期起病,经过缓慢。一般无明显诱因,常以不知不觉地发展起来的离奇行为、社会退缩和工作能力下降等为临床特征。表现为孤僻懒散、冷淡、情感淡漠、思维贫乏、意志缺乏等。初期常有头痛、失眠、记忆力减退等类似神经衰弱的主诉,但求医心情不迫切,即使求医也容易被疏忽或误诊。常易被误诊为神经衰弱,直至经过一段时间后病情发展明显才引人注意。此型自动缓解者较少,如不及时诊断及治疗,易逐渐迁延为慢性精神衰退。治疗效果和预后较差。

（二）青春型

多在青春期发病,起病较急。症状以分裂性行为和(或)言语,伴有平淡和不协调的情感为特征性表现,以精神活动活跃且杂乱多变为主。表现为言语增多,联想散漫,幻觉丰富,内容生动,妄想荒谬离奇,人格解体,象征性思维,情感多变,行为幼稚、愚蠢、作态、怪异或冲动。可有意向倒错,如吃大便。此型病情发展较快,症状显著,内容荒谬,虽可缓解,也易复发。

（三）紧张型

多在青年或中年起病,起病较急,临床上以精神运动性障碍为主要特征,以紧张性木僵或(和)紧张性兴奋为主要表现,两种状态可单独发生,也可交替出现。病程多呈发作性。预后较好。

1. 紧张性木僵 突出表现为精神运动性抑制。轻者动作缓慢,少语少动,或长时间保持某一姿势不动。重者终日卧床,不动不食,缄默不语,唾液留在口内不咽不吐,顺口角流下,大小便滞留,对外界刺激不反应,两眼睁大或紧闭,四肢呈强直状,对被动运动有抵抗,肌张力增高,可出现蜡样屈曲、空气枕头、被动性服从。有时则相反,出现主动性违拗,此时出现模仿动作、模仿言语、重复动作等紧张综合征。偶可伴有幻觉和妄想。患者呈精神运动性抑制,但意识清楚,能感知周围事物,病后均可回忆。一般持续数日至数周。木僵状态可在夜间缓解或转入兴奋。

2. 紧张性兴奋 以突然发生的运动性兴奋为突出表现。行为冲动,不可理解,言语内容单调刻板,如突然起床伤人、毁物,无目的地在房间里来回踱步或原地踏步。联想散漫,情感波动显著。可持续数日至数周,病情可自发缓解,或转入木僵状态。

（四）偏执型

偏执型又称妄想型,是精神分裂症最多见的类型。发病年龄多在青壮年、中年或更晚些年龄,起病缓慢或亚急性起病,主要特征是在意识清晰、无感觉改变的认知状态下出现幻觉和妄想。妄想内容以关系妄想和被害妄想多见,其次为夸大、自罪、钟情和嫉妒妄想等。妄想可单独存在,也可伴有以幻听为主的幻觉,以言语性幻听为多见,内容多使人不愉快,如评议、批评、讽刺、威胁、命令等。幻觉和妄想的内容多较离奇、抽象、脱离现实,而情感、行为则常受幻听、妄想的支配。如命令性幻听可常常使患者出现伤害他人和自己的行为,这种症状应视为精神科急诊症状,需给予积极的控制和治疗。情感障碍表面上可不明显,智力一般不受影响。患者的注意和意志往往增强,尤以有被害妄想者显著,警惕、敏感多

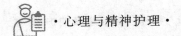

疑,对周围发生的事情往往迷惑不理解。在幻觉妄想影响下,患者开始时保持沉默,以冷静眼光观察周围动静,以后疑惑心情逐渐加重,可发生积极的反抗,如反复向有关单位控诉或请求保护,严重时甚至发生伤人或杀人的现象。患者也可能感到自己已成为"众矢之的",并在无力反抗的心境下采取消极的自伤或自杀行为。因而此型患者容易引起社会治安问题。病程经过缓慢,发病数年后,在相当长时期内工作能力尚能保持,人格变化轻微。患者若隐瞒自己的表现则往往不易早期发现,诊断困难。

（五）其他类型

1. 未分化型　此型患者的精神症状符合精神分裂症的诊断标准,但不符合上述任何一种类型的诊断标准,其表现不能归入以上诸型。

2. 残留型　在发展期的急性症状缓解后,患者进入慢性症状,阳性症状少见,尚残留片断不显著的幻觉和妄想,以阴性症状为主,如思维贫乏,情感淡漠,意志缺乏,精神运动迟滞,活动减少,行为退缩、幼稚,病情固定、波动小、不严重,可进行日常劳动。

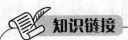

何为精神分裂症阳性症状和阴性症状?

精神分裂症阳性症状和阴性症状起源于 20 世纪 80 年代初期对精神分裂症的脑影像学研究。

1. 精神分裂症阳性症状　在正常心理活动中不可能出现的症状,这些症状包括各种感知觉障碍。例如,各种幻觉、错觉及感知综合障碍,思维内容的异常,破裂性思维,各种思维逻辑障碍如语词新作、象征性思维,情感高涨或兴奋,情感低落,各种紊乱的行为,病理性意志增强,攻击性行为等。

2. 精神分裂症阴性症状　各种"缺损"症状,即在正常精神活动中应该具备的成分阙如。

五、治疗原则与预后

由于精神分裂症的病因与发病机制未明,目前尚无病因治疗方法。近年来,精神分裂症通常采用抗精神分裂的药物治疗,辅以心理治疗的综合治疗措施。在症状明显阶段,以药物治疗为主,以缓解急性精神症状。当症状开始缓解时,则用支持性心理治疗,以改善患者心理、社会环境,解除患者的精神负担,鼓励其参加集体活动和工娱治疗,促进精神活动的社会康复。对慢性期患者使用药物维持治疗以积极控制精神症状,同时加强社会心理康复训练,加强患者与社会的联系,活跃患者生活,防止衰退。

精神分裂症预后取决于患者的遗传素质、个性特点、心理社会环境因素,取决于临床类型、治疗的系统性和及时性。起病多缓慢,逐渐进展,病程迁延。经治疗后可以缓解,有的可再复发,或多次复发。预后以紧张型的较好,其次为妄想型和青春型的,单纯型的欠佳。病期愈短,缓解率愈高,病期在半年以内的缓解率为 $60\% \sim 70\%$,一年以上的缓解率降低。抗精神病药物可使 3/4 患者的病情好转,坚持维持治疗者的复发率显著降低。此外,有精神病家族史、起病因素不明、病前具有分裂症性格特征者预后较差。

第二节 精神分裂症患者的护理

精神分裂症患者的症状复杂且多种多样,患者又自知力缺失,生活不能自理,甚至受幻觉、妄想的影响造成毁物、出走、自伤和伤人,对社会秩序造成严重影响,由于其特殊性,所以护理工作非常重要,应运用护理程序为患者做好整体护理。

一、护理评估

1. 主观资料 主要通过与患者的交流获得,但患者自知力缺失,不能很好地与他人进行有效的沟通,会影响资料的收集。大部分资料来自于家属和知情者,因此要具体分析资料的准确性。①认知活动方面:评估患者有无思维障碍,是否有错觉、幻觉、感觉综合障碍,是否存在记忆力、注意力和智力方面的改变,是否存在定向力的改变,有无对精神疾病的识别能力。②情感方面:评估患者有无情感障碍,情感活动是否与思维内容、周围环境不协调。③意志行为方面:评估患者有无意志活动减退,意志和行为是否受幻觉、妄想的影响。

2. 客观资料 ①通过护理体检,评估患者的躯体功能,包括意识状态、生命体征、饮食、全身营养状况、卫生、睡眠、排泄及药物副作用等。②评估患者的社会心理功能,包括家庭教育、性格、工作学习环境、家庭经济状况、患者能否坚持正常工作,与同事、家人是否能正常相处,社会支持系统。③评估患者的健康状况,如患者的家族史、患病史、药物过敏史等。

二、护理诊断

(1)有暴力行为的危险 与幻觉有关。

(2)感知改变 与感知障碍有关。

(3)躯体移动障碍 与意志行为障碍有关。

(4)社交障碍 与思维障碍、情感障碍有关。

(5)语言沟通障碍 与思维联想障碍有关。

(6)思维过程紊乱 与思维障碍有关。

(7)不合作 与精神症状有关。

三、护理目标

(1)学会控制自己的情绪和行为,未发生伤人事件。

(2)幻觉症状得到了最大程度的控制。

(3)在护士的帮助下,能翻身、移动身体,或生活自理。

(4)具有基本的社交能力。

(5)具有有效的沟通能力。

(6)能运用可理解的语言或非语言与他人沟通。

(7)患者住院期间在护士的帮助下,能够得到有效的治疗与护理。

四、护理措施

(一)一般护理

精神分裂症患者有两个特点:其一是由于缺乏自知力,对自己的疾病表现缺乏辨认能力;其二是大多数患者能自由走动,为防止意外情况发生,他们需要精神科的特殊护理。护理人员在护理患者过程中,要以亲切耐心的态度,镇静而温和的语言,友善引导和全面教育。对患者态度和蔼、不激惹、不刺激。护理人员要多方了解患者的需要,减少一切激惹因素。

1. 饮食护理 制定饮食计划,每日三餐均由护士协助,给患者易消化低热量的半流质食物并记录出入量。多食绿色蔬菜及新鲜水果,以补充足量的维生素及微量元素。对一般患者要注意食量,保证吃饱,且要管理好进餐秩序,对因服抗精神病药物引起吞咽困难的患者,应给予流食或软食,不可催促,必要时喂食。拒食或少食的患者应劝食、喂食,必要时鼻饲或静脉输液。对兴奋躁动而食量不足的患者要强制进食,可鼻饲或补液。对食欲亢进或暴饮暴食的患者要限制患者暴饮暴食,必要时可在室内单独进食。应选用塑料等不易破碎的餐具,尽量避免多刺多骨的食物。

2. 睡眠护理 一般来说,失眠常预示病情波动或恶化,睡眠良好时大都是病情稳定或好转的征象,因此要创造良好的睡眠环境,保证患者有充分的睡眠。精神分裂症主要表现是睡眠规律颠倒,白天则嗜睡,精神萎靡不振;夜间失眠,到处乱走,或做些无目的的事情,甚至骚扰别人、吵闹不安。护理这种患者白天应多安排一些活动,防止卧床,睡前不宜过度兴奋,不要饮浓茶,可以喝一杯热牛奶。减少与患者谈话、减少各种环境刺激,尽可能使患者情绪安定。协助患者卧床(必要时可以采用约束的方法,待患者睡着后解开约束带),睡眠的环境包括光线、温度、床铺、被褥等,都应符合患者的习惯。必要时,也可以给患者服一些镇静催眠剂,如安定等,要按医生的处方服用,不要长期服用,以免产生依赖性。兴奋躁动的患者,不仅自己不能睡眠,还影响其他患者入睡,应将他们单独隔离,也可给他们注射催眠剂或抗精神病药物。

3. 清洁护理 加强基础护理,病房保持整洁,注意通风,定期消毒餐具,注意饮食卫生,对那些乱抢食物和有异食现象的患者要特别加强护理。每天要协助或催促患者做好个人卫生,女性患者还要协助管理经期卫生,并书写在护理记录中。还必须注意口腔卫生。定时协助患者如厕,如大便排在房间及被褥上应及时清理更换,防止患者吃排泄物。每周定时协助、强迫患者洗澡更衣,定期理发、剪指甲,防止因不卫生而发生感染。加强巡视,发现患者脱衣裸体乱走应立即制止。必要时限制其活动范围,也可使其将上衣反穿。

4. 心理护理 良好的心理护理与抗精神病药物有协同作用。在整个护理过程中运用医学心理学的知识,通过安慰、劝解、启发、说服、诱导和调整环境等方法,与患者建立良好的医患关系,从而影响患者的心理状态和行为,使其得到康复,启发和帮助患者以正确的态度对待疾病,使其从不安、消极、忧郁的情绪中摆脱出来,积极地接受治疗是心理护理的重要方面。精神分裂症易复发,而经常住院的患者,他们会丧失治疗的信心,容易产生自卑心理和悲观厌世情绪。通过心理测评,可以掌握患者低落及焦虑、烦躁情绪,有针对性地对患者进行心灵沟通和心理疏导,控制其情绪恶化,使其保持愉快心境,增加欢乐,增强信心。良好的医患关系是做好心理护理的关键。

5. 严密观察 密切注意病情变化,通过观察掌握患者的病情特点及活动规律;及时发现意外事件前的一些先兆表现,随时加强防护;要耐心说服、劝慰,以使其执行医嘱;仔细观察患者的幻听,及时疏导患者因幻觉引起的情绪变化,阻止患者在幻觉支配下产生相应的行为。严防患者吐药、藏药、吃错药或抢药;对年老体弱、行动困难及意识障碍的患者要加强安全措施;应经常关心患者的大小便,服抗精神病药或抗胆碱能药的患者常有便秘,应督促患者养成按时大便的习惯,必要时用导泻药解除。观察患者用药后的反应,预防副作用。

（二）特殊护理

为防止精神病患者发生意外,加强治疗是防止意外的积极措施;同时还要加强对各种特殊状态患者的特殊护理。

1. 暴力行为的护理 暴力行为是指精神分裂症患者对他人的攻击(致伤、致残、严重者可以致死)或对物体的攻击(破坏建筑或毁坏财物)行为,是一种十分严重的紧急情况,必须立即处理。在精神科护理工作中除了应对已实施的暴力行为立即处理外,还应预防潜在的或可能的暴力行为发生。

（1）暴力行为的紧急处理一般采用言语安抚、身体约束和应用药物三种方法,具体应视患者个体情况而定。紧急处理的原则是,安全第一,劝诱为主,将危害降到最低限度。

（2）提供安全、安静、舒适、适合精神病患者的治疗环境。特殊的重点患者应置于视线下,专人监护,运用良好的语言进行有效沟通,获取患者的信任,阻止患者的暴力行为。防止患者发生危险,如坠床、伤人、毁物等,切忌采用威胁患者的办法,以免患者发生自杀、自伤。

（3）对言语劝诱无效的患者,可采用适当的形式制服、约束。约束的目的是保护患者和其他人的安全。但约束不能作为对患者的惩罚。在约束、保护患者的同时,应持续与患者对话,以婉和的口气告知患者约束的目的、时间。

（4）护理时减少一切诱发因素,减少环境的刺激作用;尽量满足患者的合理需求,如吸烟、打电话、写信等。

（5）消除环境中的一切安全隐患,保管好危险物品,定时专人检查。

（6）提高患者的自控能力,鼓励患者以语言等适当方式表达和宣泄情绪,让患者相信自己有控制行为的力量,明确告知患者暴力行为的后果,告之患者觉得无法自控时如何求助等。

（7）加强对精神症状的控制,把患者暴力倾向及时告知医生,以便做出及时有效的医学处理。长期有效的抗精神病药物治疗,可控制和减少由于精神障碍引起的暴力行为。

（8）严密观察病情变化,注意观察用药后患者生命体征、药物效果及用药反应等。

2. 兴奋患者的护理 精神分裂症患者在病程的每一个阶段都可能出现兴奋和躁动,它不但危害患者自身与他人的安全,也影响病房的管理和护理工作的有序进行。因此,加强兴奋患者的护理是必要的。

（1）将患者安置于兴奋室,病室内物品陈设简单,除患者睡眠用的软床垫及棉被外,其他用物不准摆放,避免患者损坏及伤人。

（2）对兴奋患者的态度应耐心、体贴、关怀、用镇静而温和的语言,对患者进行友善引导和全面教育,不可粗暴、恐吓,应多方了解患者的需要,减少一切激惹因素,避免触怒和用恶性言语刺激。

（3）将患者安排在安静的地方，让他做一些有益的工作，转移精力。

（4）创造良好的睡眠环境，保证患者的睡眠时间。入睡前减少与患者谈话、减少各种环境刺激，尽可能使患者情绪安定，必要时给予镇静药帮助患者控制兴奋，以达到良好的睡眠状态。

（5）制定饮食计划，限制患者暴饮暴食，每日三餐均由护士协助，给患者易消化的半流质食物并记录出入量。对拒食、失眠、体力消耗的患者给予输液，加强营养。

（6）指导患者用非破坏性行为发泄。对极度兴奋或伤人、毁物的患者应及时隔离，辅以药物治疗，或用约束带保护，约束时要注意其躯体和精神状态。

（7）患者由于极度兴奋，不能配合治疗和护理，工作中应采取护士协助或强迫的方法使患者住院期间得到有效的治疗和相应的护理。强迫治疗时要做好解释、劝说工作，以帮助患者稳定情绪，将不配合治疗的行为降到最低限度。

3. 幻觉、妄想患者的护理　幻觉、妄想是精神分裂症的常见症状。患者的幻觉、妄想内容形形色色、五花八门，离奇、抽象、脱离现实，这给护理工作带来了很大的困难。在人力允许的情况下，护士会根据不同患者和不同的幻觉、妄想内容，采取不同的护理措施。

（1）协助患者分辨想法和现实的区别，进行针对性的护理。具有被害妄想的患者，对医护人员也抱有敌意。护理要多接近患者，多谈心，了解患者的爱好和兴趣，设法转移患者注意力，使患者对护理人员消除戒心。

（2）当患者的妄想症状活跃时，护士与患者的交谈应尽量不涉及他的妄想内容，争取患者合作，使患者主动谈及妄想内容。这时，我们对他的妄想不应给予"对"还是"错"的评价，更不能嘲笑、讽刺，而是采取中性态度，并尽力把话题转移开。使患者把你当作亲人，这样才能获取他更好的合作。

（3）指导患者学习减少或终止幻觉、妄想的技巧，当患者病情有所好转时，可能会对自己的妄想产生动摇，这时应与患者展开交谈、讨论，帮助他认识自己的症状，并促进其自知力恢复。

（4）在患者自愿、安全的情况下，逐渐增加患者的社交活动，学会与人交往的技能。

4. 木僵患者的护理　木僵患者的护理主要是保护性治疗，加强基础护理，提供安全环境。

（1）木僵患者的意识清楚，护理时动作要轻，不要在患者面前议论病情。

（2）设专人护理，保持环境安静，保持床铺的清洁、干燥、平整、无碎屑、勤换内衣、内裤、定时翻身拍背，建立翻身床头卡，防止压疮的发生。定时按摩肢体，防止关节强直、变形、挛缩及功能障碍。

（3）木僵患者由于不动、不语，生活不能自理，故应定时帮患者清洁口腔，注意大小便的规律。女性患者经期应保持下身清洁。

（4）保证足够的营养和水分的摄入。如患者能接受喂食，应耐心喂饭，对完全拒食者应采用鼻饲饮食，鼻饲食物时应注意保证足够的热量、蛋白质和维生素的摄入。

（5）紧张性木僵的患者可突然转变为紧张性兴奋、躁动、伤害他人，出现自伤、伤人、毁物时要特别注意，防止意外。同时由于木僵患者无自卫能力，要防止其他患者攻击或伤害木僵患者行为的发生，木僵或长期卧床患者要求注意保暖，防止受寒，还应经常为木僵患者翻身,防止压疮。

(6)做好心理护理,尤其是心理沟通。建立良好的护患关系,护士要有热情的服务态度,要有足够的耐心,多与患者交谈,要掌握患者的心理状态,并给予解释、安慰、开导,了解患者的心理需求,尽量满足患者提出的合理要求。精神因素是诱发此病的重要因素,因此应消除患者的心理因素,能更好地配合治疗。

五、护理评价

护理评价即评价护理活动的结果。应评价患者的反应与变化,以确定目标是否得以实现或实现的程度。同时应及时发现新的护理问题,调整护理措施。

(1)患者精神症状是否得到有效控制。

(2)患者是否学会控制自己的情绪和行为。

(3)患者幻觉症状是否有所缓解。

(4)在护士的帮助下,患者能否翻身、移动身体,患者生活能否自理。

(5)患者是否具有基本的社交能力,是否能运用可理解的语言或非语言与他人沟通。

(6)患者营养状况、睡眠状况及大小便情况是否得到改善。

(7)患者住院期间在护士的帮助下,是否得到了有效的治疗与护理。

(8)无意外事件和并发症的发生。

(9)家属是否掌握了正确的应对方法。

小 结

精神分裂症是一种常见的病因不明确的精神疾病,好发于青壮年,以思维、情感、意志行为等多方面的精神障碍和精神活动与环境不协调为特征。无智力障碍,意识清楚。临床上精神分裂症分为单纯型、青春型、紧张型和偏执型四大类型。应熟练掌握精神分裂症的临床常见类型和表现,能及时为患者进行药物治疗和支持性心理治疗。

能力检测

一、选择题

【A₁型题】

1. 关于精神分裂症单纯型,下列何种说法不正确?(　　)

A. 好发于青少年期　　　　　B. 病程缓慢　　　　　C. 生活懒散

D. 兴趣及活动能力逐渐减退　E. 幻觉、妄想为主要表现

2. 精神分裂症最多见的幻觉是(　　)。

A. 听幻觉　　B. 视幻觉　　C. 触幻觉　　D. 嗅幻觉　　E. 味幻觉

【A₂型题】

3. 某精神分裂症患者经常有藏药或拒绝服药行为,护理人员应该(　　)。

A. 把患者保护性地约束起来

B. 发药前做好解释工作

C. 服药前观察患者是否接受药物

D. 服药时及时配送温开水

E. 服药后仔细检查患者口腔、舌下,观察患者是否吐药等

4. 患者,女,20 岁,精神分裂症。医生问患者在干什么,患者说:"我在医院,有人骂我,有颗红心、心中有毒。我想回家,很多苍蝇、蚊虫,我不晓得,好奇怪。"该症状属于(　　)。

A. 思维奔逸　　　　　　　B. 刻板言语　　　　　　　C. 病理性象征性思维

D. 思维破裂　　　　　　　E. 病理性赘述

5. 患者,男,28 岁。精神分裂症。近几天不吃饭,只喝水,说他是村长,不能吃饭,他如果吃饭了全村人都要饿死。该患者的症状属(　　)。

A. 感觉障碍　　　　　　　B. 知觉障碍　　　　　　　C. 思维逻辑障碍

D. 强制性思维　　　　　　E. 被害妄想

6. 张先生,12 年来,一直受到幻听干扰,很有规律地在门诊接受治疗,在病情稳定后,仍会听到别人在骂他,下列何项措施不恰当?(　　)

A. 教导患者用自己的方法应付　　　　　B. 要患者戴耳机听音乐

C. 要患者转移注意力　　　　　　　　　D. 建议调整药物

E. 入院继续治疗

7. 患者最近数月一直听到耳边有声音,讲"要抓他",非常害怕,患者称:"家中有窃听器、摄像机,马路上有人跟踪,自己完全被控制了。"你认为这是什么症状?(　　)

A. 思维散漫　　B. 被害妄想　　C. 被控制感　　D. 错觉　　E. 关系妄想

8. 李先生,男,30 岁,精神分裂症。患者表现不言、不动、不食,面部表情固定,甚至大、小便潴留,对外界刺激缺乏反应,肢体随意摆成特殊姿势,该患者的症状是(　　)。

A. 情绪低落　　B. 情感淡漠　　C. 情感高涨　　D. 木僵　　E. 痴呆

9. 患者,男性,33 岁,3 个月前起病,说话语无伦次,常自言自语,说自己是神仙,是伟人,对异性有非分之想,攻击亲人。检查:意识清晰,兴奋躁动,思维破碎,内容离奇,难以理解,认为门外有人要杀他,有一台电脑在影响他的大脑,使大脑在不停地转。躯体及神经系统检查未见阳性体征,该患者可诊断为(　　)。

A. 精神分裂症　　　　　　B. 心因性精神障碍　　　　C. 躁狂症

D. 抑郁症　　　　　　　　E. 神经症

10. 患者,男性,20 岁,精神分裂症。大学二年级学生,近一年来听课发愣,不做笔记,时有自语自笑,动作迟缓,吃一顿饭要一个多小时,患者 5 天前开始终日卧床,不吃饭,不知上厕所。精神检查:意识清晰,卧床不动不语,针刺其身体无反应,肌张力增高,令患者张嘴,反把嘴闭得更紧,把患者肢体摆成不舒服的姿势,可以保持很久不变,躯体及神经系统检查无异常。对该患者,下列护理措施中欠佳的是(　　)。

A. 住单人病房,房间内物品陈设要简单、实用,专人护理

B. 白天护士可将便盆放在床下,供患者在夜深人静时使用

C. 要注意保护性医疗,防止其他患者进入房间伤害患者

D. 加强基础护理,帮助患者洗脸、梳头、定期更衣、擦浴,必要时做口腔护理,防止因不卫生引起感染

E. 木僵患者不言不动,医护人员应在患者床前交谈病情,在完成每项治疗护理后,无需将患者的肢体摆放回原位,以便锻炼肌张力,促使患者早日康复

二、病例分析题

病历：

李某,男,45 岁,小学文化,婚姻状况:离异。病史由患者儿子提供,可靠。

患者于 2005 年 2 月,李某父亲突然病逝给李某造成了不小的打击,偏偏祸不单行,李某单位通知他下岗回家。双重打击使得李某郁郁寡欢,情绪低落,觉得生无可恋,于是李某开始失眠,精神状态相当不好,说自己"活不了多少天了"。又说:"领导认为是我引起单位其他人犯错误的,罚我和同事都失业了。"李某害怕火车鸣响,不敢出门,独自躲在角落里,自说自笑,紧张不安,食欲减退,拒绝就医。家人看到李某的情况就把他送到医院治疗,但情况仍无好转。走在街上突然受惊往回跑,说"前面有一道白光太厉害了",常常听到一些说话声音,怀疑饭中有毒,空气中有毒气,见到公安人员就害怕,口称"我有罪",看见家人后问:"公安局的人和你们谈过话了吗? 为什么我想的事情别人都知道?"李某怀疑有人在他自行车上安装了监视器,说有人要逮捕自己。

家族史:(一)。

个人史:兄妹排行第一,下有一弟弟,两个妹妹,已工作 23 年,发病前工作表现好,平素性格内向,否认烟酒史,结婚 10 年后离异,有一儿一女,否认其他重大精神刺激。

既往史:(一),无药物过敏史。

入院躯体检查及常规实验室检查无异常。

精神检查:神志清楚,定向力正常,在强迫下住院,带入病房时高喊"我没有病",主动及被动接触均差。入院更衣时发现口袋里装满了石子、矿泉水瓶盖、草根。在劝说下仍不进食。

患者认为现在逼他来住院完全是阴谋,医生护士是公安局派来监视自己的,入院后不开口讲话,怕别人窃听他讲话的声音,以便加害他,所以多次用手势或写字对医务人员的问话作出反应。患者无自知力。记忆力、智力无明显障碍,神志清楚。

1. 此病例最可能的诊断是什么?
2. 请写出 1～2 个护理诊断。
3. 请制定相应的护理措施。

参考答案

一、选择题

1. E　2. A　3. A　4. D　5. C　6. B　7. C　8. D　9. A　10. E

二、病例分析题

1. 此病例最可能的诊断是精神分裂症。
2. 护理诊断　(1)有逃跑行为的危险　与不安心住院有关。
(2)不合作(不接受治疗,不配合护理)与精神症状有关。
3. 护理措施　(1)加强与患者心理的沟通。掌握病情动态变化,护理人员要做到心中有数,重点交班。
(2)平时要加强巡视,患者活动范围要在护士视线范围之内,同时要经常与患者沟通,了解患者心理反应及逃离医院的想法,及时做好心理疏导工作,帮助患者正确对待住院的现实和认识治疗的意义。

（3）随手锁好各种门,经常检查门窗及环境设施,发现问题及时采取措施及维修。

（4）鼓励患者参加集体活动,使患者心情愉快,消除恐惧、顾虑和不安。对患者提出的合理要求要尽量解决,不能解决的要做好解释工作,避免用简单生硬的语言刺激患者,争取消除患者不安心住院逃跑的想法。

（5）患者对疾病无自知力,不承认有病,不接受治疗护理。护理中首先采取与患者语言交流的方式,态度要和蔼、耐心,语言要诚恳,争取得到患者的信任。

（6）用疏泄的方式让患者尽量谈出自己的想法,并给予解释、劝慰和正确的指导。同时用肯定的语气告诉患者,他有些思维方式与常人是有距离的,在药物的治疗下可以逐渐缩短与常人思维方式的距离,坚持治疗可以达到正常的思维方式,用这种劝说的方法争取得到患者对治疗护理的配合。如果采用的是药物治疗,必须在患者服药后认真检查患者的口腔,确保药物服下。

（7）在解释劝说无效时,可采用强迫患者接受治疗的方式,尽量以注射治疗为主可确保治疗到位,必须口服药物时要将药物研碎帮助患者服下。

参考文献

1. 沈渔邨.精神病学[M].5 版.北京:人民卫生出版社,2009.
2. 马凤杰.精神科护理学[M].2 版.北京:人民卫生出版社,2006.
3. 李丽华.心理与精神护理[M].2 版.北京:人民卫生出版社,2008.

（祝水英）

第十一章　情感性精神障碍患者的护理

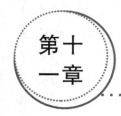 学习目标

1. 掌握:情感性精神障碍的概念及特点;躁狂症和抑郁症的典型临床表现;躁狂症和抑郁症的护理。
2. 熟悉:情感性精神障碍的临床以及治疗原则。
3. 了解:情感性精神障碍的发病原因。

第一节　情感性精神障碍的临床特点

情感性精神障碍也称心境障碍,是以显著而持久的心境或情感改变为主要特征的一组疾病。临床上主要表现为情感高涨或低落,并伴有相应的认知行为改变,严重者有幻觉、妄想等精神病性症状。大多有周期发作倾向,每次发病常常与应激事件或处境有关。间歇期间精神正常,一般不会导致明显的精神衰退,预后较好;但如果有持续而反复的心境改变,未经治疗和治疗不及时、不充分时,就可能引发持久的心理障碍,预后差。情感性精神障碍在临床上可分为狂躁发作、抑郁发作、双相障碍、持续性情感性精神障碍等类型。躁狂症以春末夏初发病多,抑郁发病多见于秋冬季。病程长短不一,抑郁症一般较长,平均为 6 个月,躁狂症病程较短,平均为 3 个月。

一、流行病学

(一) 患病率

在我国两次大型的精神障碍流行病学调查中,情感性精神障碍的患病率如下:1982 年总患病率为 0.076%,时点患病率为 0.037%;1992 年总患病率为 0.083%,时点患病率为 0.052%。1992 年与 1982 年相比有所增长。在今后 20 年,抑郁症将会上升为全球第二大常见疾病,特别是对于老年人。

(二) 年龄

本病首次发病年龄多在 16~30 岁,15 岁以前和 60 岁以后首次发病者均少见,平均初发年龄为 30 岁,高发年龄在 24~31 岁。女性发病年龄一般较男性早。躁狂症的发病年龄一般比抑郁症早。近年报道,儿童期情感障碍也不少见。

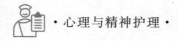

（三）性别

女性心境障碍的患病率比男性高，比例大约为（2～3）：1。原因并不清楚，可能与以下因素有关：生理特点、心理应激、应对机制、激素代谢等。女性抑郁症患病率较男性高，但男性抑郁症自杀率较女性高。

（四）种族

本病患病率在不同种族间无明显差异。但有研究显示，白种人患病率要略高于黑种人。

（五）社会阶层

据研究资料报道，职业收入、社会地位较低者，患抑郁症的危险性高，而经济社会地位高者，患双相障碍的危险性高。农村抑郁症患者比城市的多。

（六）婚姻状况

情感性精神障碍患者中，分居离婚者居多，已婚或未婚者稍少。其中已婚女性多于未婚女性，已婚男性多于未婚男性。这可能与婚姻相关的种种义务、社会角色等有关。

二、病因与发病机制

情感性精神障碍的病因尚不清楚，大量的研究资料提示，它与遗传、神经生化和心理社会因素有关。其中生物学因素（如遗传因素）或性格特征等起主导作用，但心理社会因素的促发作用不容忽视。

（一）生物学因素

1. 遗传因素 经研究表明，本病有明显的家族遗传倾向，但遗传方式尚未获得证实。大样本人群流行病学调查，揭示情感障碍先证者亲属患本病的概率高于一般人群的10～30倍，血缘关系越近，患病概率越高。一级亲属患病概率远远高于其他亲属。单卵双生子的同病率远远高于双卵双生子，由此可说明遗传因素占有重要地位。

2. 神经生化改变

（1）5-羟色胺（5-HT）能神经元假说 5-HT功能活动降低与抑郁症患者的抑郁心境、食欲减退、失眠、昼夜节律紊乱、内分泌功能紊乱、性功能障碍、焦虑不安、不能对付应激反应、活动减少等密切相关。但中枢5-HT浓度在躁狂症发生机制中可能不起主要作用。

（2）去甲肾上腺素（NE）能神经系统假说 临床研究发现抑郁症患者中枢NE明显降低；躁狂症患者中枢NE水平比对照组或抑郁症组增高，这种增高与躁狂程度有关。

（3）多巴胺（DA）假说 研究发现抑郁症患者脑内DA功能降低，躁狂症患者DA功能增高。

3. 神经内分泌功能异常 很多内分泌疾病（如库欣综合征、甲状腺功能亢进或低下）、更年期、激素（雌激素）的使用都可以引起情绪的高涨或低落，因此认为神经内分泌与情感障碍有关。

（二）心理社会因素

负性生活事件（如离婚或分居、配偶死亡、失业、严重躯体疾病、亲人突然亡故等）与抑郁症的关系较为密切,对情感性精神障碍的发病起着"扳机"的作用。特别是首次发作的抑郁症较为明显。据国外报道,在最近6个月内有重大生活事件发生者,其抑郁症发作的危险率增高6倍,自杀率增高7倍,离婚家庭中的儿童和青少年有37％可能患抑郁症。但是,并非所有的创伤性生活事件都能引起情感性精神障碍,因为还有生物学因素的综合作用。

三、临床表现

1. 躁狂发作 呈典型的"三高"症状,即情感高涨、思维奔逸和活动增多。有较多的患者可同时表现出精神病性症状(如幻觉、妄想等)。一般躁狂症状必须持续存在1周以上才有诊断意义。

(1)情绪高涨 患者主观体验特别愉快,自我感觉良好,终日喜气洋洋、兴高采烈,讲话时眉飞色舞、喜笑颜开,表情生动,好像从来没有忧愁和烦恼,内心体验与周围环境相符合,具有"感染力"的特征,能引起周围人的共鸣。同时,自我评价过高。有的患者认为自己能力强,赚钱容易,花钱大方,乱买东西乱花钱。有的患者以易激惹的心境为主,会因某种小事而发怒,显得蛮不讲理,好争斗,好似有股"怨恼"的情绪,甚至出现破坏和攻击行为,但很快转怒为喜或又赔礼道歉。

(2)思维奔逸 患者联想明显加速,思维内容丰富多变、跳跃性强,感到自己的言语跟不上思维的速度,有明显的言语运动性兴奋。常表现为口若悬河、滔滔不绝、手舞足蹈,常因说话过多而口干舌燥、声音嘶哑。患者主观感到自己脑子特别灵活,下笔千言、一挥而就。虽然患者联想加速,反应敏捷,但逻辑浮浅。由于患者注意力随境转移,可出现意念飘忽和音联、意联。

(3)活动增多 精力旺盛,自感全身有使不完的劲;对各种事物都感兴趣,活动明显增多。被动注意增强,做任何事常常是虎头蛇尾,有始无终,一事无成;爱管闲事,好打抱不平。对自己的行为缺乏正确判断,如任意挥霍钱财,乱购物,随意将礼物赠送给同事或陌生人;社交活动多,主动与人打招呼,没有陌生感;行为轻浮,且好接近异性,如为女性患者则打扮艳丽,说话及行为失去女性羞涩,常大胆接触男性。

(4)精神病性症状 部分患者可能出现幻觉与妄想。幻觉多见于幻听,内容大多是称赞自己的能力和权力,与其情绪相符合。妄想的内容常常与自我评价过高密切相关,甚至形成夸大妄想、关系妄想及被害妄想。但妄想一般持续时间不长,多继发于情感高涨。

(5)躯体症状 患者很少有躯体不适主诉,常表现为面色红润,两眼有神心率加快。患者食欲增加,但因活动增多,可出现消瘦,性欲亢进,睡眠需要减少,每日只睡2～3 h,主要为入睡困难。

(6)特殊的躁狂症状

①轻躁狂 躁狂发作较轻,不伴幻觉、妄想的状态,社交功能无损害或轻度受损。主要表现是言语、活动增多,精力充沛,情感高涨,自我感觉良好,社交能力增强,对人过分热情。有时表现为易激惹,情绪不稳定,常与家人、同事发生口角、矛盾。性欲增强,睡眠需要减少。有些患者知道心情有改变,但认为这种改变是正常现象。

②谵妄型躁狂 病情严重的躁狂发作,伴有明显的意识障碍和严重的精神运动性兴

奋。患者出现时间、地点定向障碍，行为明显紊乱而毫无目的，易产生暴力冲动行为，出现错觉、幻觉、思维不连贯。有的患者甚至出现躯体消耗性衰竭，此时的症状往往失去了情感的色彩，给人以分裂的印象，容易误诊为精神分裂症。

2. 抑郁发作 呈典型的"三低症状"，即情感低落、思维迟缓、意志活动减退。抑郁症状必须持续存在 2 周以上才有诊断意义。起病大多渐进而隐伏。

（1）情感低落 该病特征性症状。患者常忧心忡忡、闷闷不乐、无精打采、愁眉苦脸、唉声叹气，且这种低落的情绪不为喜乐的环境而有所改变，患者即使碰到令人高兴的事也高兴不起来。对孩子、挚友失去热情，漠然置之。患者自诉"高兴不起来，活着没意思"。有时患者在情感低落的基础上伴有焦虑、表情紧张、恐惧等症状。典型病例其情感低落具有"晨重夜轻的特点"。在情感低落的影响下，患者自我评价低，悲观失望，此表现不仅是诊断的重要论据，同时是抑郁症患者自杀的根源。具体表现如下。

①回想过去而有自责自罪感：患者往往为了一些小事而过分自责。

②想到现在而产生无用和无助感：患者对任何事情只看到消极的一面，自感一切不如别人，自己无能和无用，连累了家庭和社会。

③想到将来而产生无望感：患者预料将来必将一败涂地，或工作失败，或家庭不幸，或健康恶化，前途渺茫，毫无希望，感到生命已到了尽头，活着毫无意义，种种悲观绝望的念头常使患者产生自杀计划或自杀行为。

抑郁症自杀行为往往发生在病情缓解期，而不是严重的抑郁期。可能是重症期运动抑郁而不能将自杀行为付诸行动，因此应引起护理人员的高度重视。

（2）思维迟缓 患者思维联想速度缓慢、反应迟钝、思路闭塞、思考问题困难，自感"脑子生了锈转不动"。临床表现为患者主动语言减少、语速减慢、回答问题拖延良久、难以启齿，或感到脑子不能用，不能胜任工作，学习能力下降。

（3）意志活动减退 患者意志活动呈显著持久的抑制。患者生活被动、缺乏动力、行为活动明显减少、反应缓慢、终日独坐一处不与他人交往、疏远亲友、回避社交，甚至连个人卫生也懒于料理。病情严重时，发展为不语不动，不食（称为抑郁性木僵），但仔细进行精神检查，其表情姿势和内心体验是协调一致的。

（4）精神病性症状 抑郁症患者悲观失望，有罪过感，无价值感，在此基础上形成妄想，如罪恶妄想、疑病妄想、被害妄想（患者认为是罪有应得）等。可有轻度的感知觉障碍，如幻听、幻视，但在抑郁心境缓解后消失，对疾病缺乏自知力。

（5）节律障碍

①睡眠障碍 抑郁症的突出表现，常入睡困难、睡眠浅和早醒。患者不能通宵睡眠，最具特征的是凌晨早醒，典型的早醒是指比往常提早 2～3 h 醒来，随后难入眠，在这期间情绪极差，睁着眼睛躺在床上，对自己完全丧失信心，陷入绝望，感到有根本无法逾越的困难。

②晨重夕轻 抑郁患者在早醒的同时伴有情绪的低潮，早晨 7—8 点时情绪低落，下午渐见好转，而到傍晚几乎可以恢复到正常状态，但上床入睡后，又进入下一次循环，此变化称为"晨重夕轻"，这种典型的日夜波动现象给人很深印象。

（6）其他表现 患者躯体不适主诉可涉及各脏器，常表现为恶心、食欲下降、体重减轻、便秘、性欲减退甚至阳痿、月经紊乱以及闭经。

3. 双相障碍　反复出现心境和活动水平紊乱的发作,至少两次。有时表现为情感高涨、活力增加等躁狂症状,有时表现为情感低落、活动减少等抑郁症状。如果在目前疾病发作中,躁狂和抑郁同时存在,临床表现都很突出,如情感高涨而运动减少,情感低落而思维奔逸,持续时间不短于2周,可诊断为双相障碍混合发作。

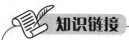

知识链接

双相障碍的症状和体征

双相障碍诊断困难,评估结论随着疾病的临床相而变化。

1. 躁狂相期间　躁狂相时可能出现的症状和体征包括:精力旺盛、自以为是或过度激惹;精神运动性增强,如激动、踱步或掌心出汗;过度的社会性外倾;注意力短暂;语速快、频繁转变话题(意念飘忽);睡眠和饮食的需求减少;易冲动;判断力受损;随境转移;对外界刺激反应过快,如背后的声音或电话铃声。

发生严重躁狂,患者可以出现妄想、偏执观念、自负乃至明显的夸大。

2. 抑郁相期间　抑郁发作时,患者的自诉或表现:自卑;不可抗拒的懒惰;社交退缩;无望感、冷漠或自责;难以集中注意力或清晰地思考问题(无明显的定向障碍或智力损害);难以集中注意力或清晰地思考问题(无明显的定向障碍或智力损害);精神运动性迟滞(缓慢的身体运动和活动);言语和反应缓慢;性功能障碍;睡眠紊乱(如入睡困难或持续睡眠或早醒);肌肉酸软;体重下降;步态缓慢;便秘。

4. 恶劣心境　以持续性的心境低落状态为主的轻度抑郁,一般具有自知力,主动要求治疗。

四、临床分型及诊断

(一) 临床分型

根据《中国精神疾病与诊断标准(第三版)》(《CCMD—3》),情感性精神障碍分为躁狂发作、抑郁发作、双相障碍几种类型。

(二) 诊断

1. 躁狂发作的诊断标准

(1) 症状标准　以情绪高涨或易激惹为主,并至少有下列各诊断标准中的三项(若仅为易激惹,至少需四项)。

① 注意力不集中或随境转移。

② 语量增多。

③ 思维奔逸(语速增快、言语急促)、联想加快或有意念飘忽的体验;注意力不集中或随境转移。

④ 自我评价过高或夸大。

⑤ 精力充沛、不感疲乏、活动增多、难以安静,或不断改变计划和活动。

⑥ 鲁莽行为(如挥霍、不负责任,或其他不计后果的行为等)。

⑦ 睡眠需要减少。

⑧ 性欲亢进。

（2）严重标准　严重损害社会功能，或给别人造成危险或不良后果。

（3）病程标准：

① 符合症状标准和严重标准至少已持续 1 周。

② 可存在某些分裂性症状，但不符合分裂症的诊断标准。若同时符合分裂症的症状标准，在分裂症状缓解后，满足躁狂发作标准至少 1 周。

③ 排除标准：排除器质性精神障碍，或精神活性物质和非成瘾性物质所致的躁狂。

2. 抑郁发作的诊断标准

（1）症状标准　以心境低落为主，并至少有下列中的四项。

① 兴趣丧失、无愉快感。

② 精力减退或疲乏感。

③ 精神运动性迟滞或激越。

④ 自我评价过低、自责或有内疚感。

⑤ 联想困难或自觉思考能力下降。

⑥ 反复出现想死的念头或有自杀、自伤行为。

⑦ 睡眠障碍，如失眠、早醒或睡眠过多。

⑧ 食欲降低或体重明显减轻。

⑨ 性欲减退。

（2）严重标准：社会功能受损，给本人造成痛苦或不良后果。

（3）病程标准：

① 符合症状标准和严重标准至少已持续 2 周。

② 可存在某些分裂性症状，但不符合分裂症的诊断。若同时符合分裂症的症状标准，在分裂症状缓解后，满足抑郁发作标准至少 2 周。

③ 排除标准：排除器质性精神障碍，或精神活性物质和非成瘾性物质所致抑郁。

3. 双相障碍诊断标准　目前发作符合某一型躁狂或抑郁标准，以前有相反的临床相或混合性发作，如在躁狂发作后又有抑郁发作或混合性发作。

4. 恶劣心境的诊断标准

（1）抑郁症状至少持续 2 周，其间如有正常心境间歇期，不会长于几周。

（2）无轻躁狂发作。

（3）在 2 年内，抑郁的严重程度达不到复发性轻抑郁的诊断标准。

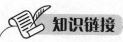 **知识链接**

重性抑郁症障碍的特征性症状

在连续 2 周内几乎每天有五项下列症状，并且代表原有功能的改变，其中至少有一项症状是情绪抑郁或对以前喜欢的活动失去兴趣。

（1）每天的大部分时间情绪抑郁，由主观体验或他人观察到。

（2）每天的大部分时间对所有的或几乎所有的活动兴趣或愉快感显著降低。

（3）未节食但体重明显增加或明显下降，或食欲下降或增加（儿童要考虑体重没得到预期的增加）。

（4）失眠或睡眠过多。

（5）精神运动性激越或迟滞。

（6）疲劳或缺乏精力。

（7）感到无价值，或有内疚或不适当的罪恶感。

（8）思维能力或注意力集中能力减退，或犹豫不决。

（9）反复出现死的想法；反复出现自杀的意念但无特定的计划；自杀企图或有特定计划的自杀未遂。

五、治疗原则与预后

（一）躁狂症

1. 治疗原则　对躁狂症患者应识别其素质性和触发性，提倡早发现、早治疗，主要包括药物治疗和电休克治疗。

（1）药物治疗　药物治疗用于早期治疗、急性发作期治疗及预防复发时的治疗。

①碳酸锂　碳酸锂是治疗躁狂发作的首选药物，有效率达 80%～90%。治疗量一般为 600～2000 mg/d，通常从小剂量开始，3～5 天内逐渐加到治疗量。起效时间一般为 7～14 天，如要迅速获得疗效可在早期加用氯丙嗪或氟哌啶醇。由于锂盐的治疗量与中毒剂量比较接近，因此治疗过程中需要监测血锂浓度，血锂浓度的上限不宜超过 1.4 mmol/L，以防锂盐中毒。锂盐过量中毒时可出现意识障碍、肌震颤、共济失调、抽搐及低血钾所致的多种心律失常，严重者可致死亡。

②情绪稳定剂　有资料表明，卡马西平和丙戊酸盐可以作为一线药物，治疗和预防躁狂的发作，可用于对碳酸锂无效或不能耐受其不良反应的患者，也可以与碳酸锂合用，以加强疗效，但剂量需相应减少。卡马西平常见不良反应有嗜睡、恶心、呕吐、皮疹等，甚至会导致肝功能异常、再生障碍性贫血。因此，治疗期间需定期进行严密监测。丙戊酸盐相对要安全些，常见不良反应有消化道症状、震颤、共济失调、脱发等。

③抗精神病药物　对躁狂时的兴奋、冲动症状，伴有精神病性症状（如幻觉、妄想、怪异行为等）有治疗作用，且对躁动不安等症状的控制起效时间比锂盐快。常用药物有氯丙嗪、氟哌啶醇、氯氮平等。

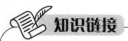

知识链接

锂 盐 警 告

因为锂盐的治疗范围很窄，故接受锂盐治疗的患者血药水平的监测很重要。事实上，如果患者不能定期验血就不应为患者开具锂盐。另外，锂盐是经过肾排泄的，肾功能损害的患者不应使用锂盐。

首次给药后的 8～12 h 应检测血药水平,第 1 个月每周检测 2～3 次,维持治疗期间应 1 周至 1 个月之内检测 1 次。

患 者 教 育

指导患者坚持每天摄入 2500～3000 mL 液体,以促进锂盐充分排泄。

告诉患者锂盐可以引起钠的消耗,尤其是在治疗的初期直到达到稳定的血药水平。告诉患者不要改变饮食习惯以免造成钠摄入发生变化,因为减少钠的摄入可以减少锂的清除,从而增加中毒的风险。

告诉患者增加盐的摄入可增加锂盐的排泄,因为这样可导致心境症状复发,因此要按需摄入充足的盐和水,并保持正常的营养均衡的饮食。提醒他们盐的丢失(由于疾病、过度进食甜食或其他情况)可以改变锂盐的水平。

教患者及其家人学会观察中毒的迹象:腹泻、呕吐、震颤、困倦、肌肉无力、共济失调。告诫他一旦发生中毒症状要停药并看医生,而不单单是停药。

(2)电休克治疗　急性躁狂发作患者因兴奋冲动,会对其他人员造成伤害且可伤及自身,因此在躁狂急性期,常需合并电休克治疗,以及早控制兴奋症状。可单独使用或合并药物治疗,但药物需相应减量。一般隔日或每日一次,4～10 次为 1 个疗程。

(3)预防复发　由于本病有较高复发率,维持治疗是预防复发的重要手段,因此患者症状缓解后尚应维持治疗一段时间,以巩固治疗,防止复发。维持治疗的时间长短及服药剂量需依据患者发作次数及严重程度而定。

2. 预后　包括躁狂症在内的情感性精神障碍的预后较好,一般不会导致明显、持久的能力下降的残余状态,但仍有较轻的精神活动改变,如情绪不稳、情绪恢复不到病前状态等。如果病情反复发作、发展为慢性、病前有适应不良人格、未经治疗和治疗不充分者等,预后往往较差。躁狂发作大的急性或亚急性起病,一般认为持续数周到 6 个月,平均为 3 个月左右。有人认为反复发作的躁狂症,每次发作持续时间相似,多次发作后可成慢性。以前多认为几乎所有躁狂症患者间歇期能完全恢复,但确实有少数患者残留轻度情感症状,社会功能也未完全恢复至病前水平。现代治疗最终能使 50% 的患者完全恢复。对每次发作而言,显著和完全缓解率为 70%～80%。

(二)抑郁症

1. 治疗原则　抑郁期治疗以抗抑郁药物治疗为主,同时配合心理治疗。对有严重自杀观念或企图的患者可采用电休克治疗。

(1)药物治疗　抗抑郁药物品种繁多,临床选择用药应谨慎。可根据以往病史中最有效的治疗药物选择,如无资料,可根据患者的典型症状及药物的不良反应来选择。

①三环类及四环类抗抑郁药物(TCAs)

a.三环类抗抑郁药物　如丙米嗪、阿米替林、多塞平等。丙米嗪和阿米替林的抗抑郁效果相似:前者有激活作用,适用于有明显精神运动性迟滞症状的患者;后者镇静作用较强,多用于焦虑和睡眠障碍突出者。多塞平抗抑郁作用较弱,但抗焦虑、改善睡眠作用较强。临床用药应从小剂量开始,逐渐增加,根据患者对药物的反应和副作用情况,1~2周加至治疗量。日剂量在100~250 mg为宜,可分为2~3次口服。一般用药后2周左右显效,若用治疗量4~6周,病情稳定者缓慢减少药量,通常用原治疗剂量的1/2维持以巩固疗效。三环类抗抑郁药均有抗碱能和心血管系统副作用,常见的有口干、便秘、视力模糊、排尿困难、直立性低血压及严重的心律失常、心力衰竭、抽搐、昏迷等。因此,老年和体弱者剂量要小,并予以密切监护。其治疗作用和毒性反应均与血浓度密切相关,合并心脏疾病患者不宜使用。随着新型选择性、特异性的单胺再摄取抑制药物不断应用于临床,三环类药物的临床应用呈现减少趋势。

b.四环类抗抑郁药物 如马普替林,其抗抑郁作用与阿米替林相似,亦有明显的抗焦虑效应。该药的优点是抗胆碱能和心血管副作用较轻。

②单胺氧化酶抑制剂(MAOLs) 如苯乙肼、异丙肼等曾用于难治性抑郁的治疗,但因药物不良反应较严重,特别是高血压危象、中毒性肝炎等,目前已很少应用。近几年来研制的新型选择性单胺氧化酶A抑制剂,代表药物为吗氯贝胺,它克服了非选择性、非可逆性单胺氧化酶抑制剂的高血压危象、肝毒性及体位性低血压等不良反应的缺点,与三环类抗抑郁药有同等的抗抑郁作用。

③选择性5-羟色胺再摄取抑制剂(SSRIs) 第三代抗抑郁药,作为抗抑郁药的一个新类别,因疗效确凿,适应证范围广,耐受性和安全性好、不良反应少,已迅速成为当今全球广为应用的一线用药。具体包括氟西汀、舍曲林、帕罗西汀、氟伏沙明和西酞普兰。

④去甲肾上腺素和5-羟色胺双重摄取抑制剂(SNRIs) 此类药物疗效肯定,起效较快,抗忧郁及抗焦虑作用明显,对难治性病例也有效。主要药物有文拉法辛。不良反应有恶心、口干、出汗、震颤、阳痿、射精障碍和焦虑。

(2)电休克治疗 对于有强烈自杀观念和企图的患者,或病情严重而又无法耐受药物不良反应以及药物治疗无效的患者,可采用电休克治疗。此方法对抑郁状态的治疗效果好、见效快、安全性高,一般经过一个疗程的治疗,病情能够明显缓解。在治疗期间如合并抗抑郁药治疗,须适当减少给药剂量。电休克治疗后仍需药物维持治疗。

(3)心理治疗 对于有明显心理社会因素作用的抑郁患者,在药物治疗的同时常需合并心理治疗。心理治疗包括支持心理治疗、认知行为治疗、人际交往治疗、婚姻及家庭治疗等方法,这些治疗能帮助患者正确地认识自己和正确对待疾病,识别和改变歪曲的认知,矫正患者的不良行为,改善患者人际交往能力和心理适应能力,提高患者家庭和婚姻生活的满意度,从而减轻或改善患者的抑郁症状,恢复正常心理、社会和工作功能。

2. 预后 抑郁发作每次持续时间比躁狂发作长,平均病程为6~8个月。一般认为发作次数越多,伴有精神病症状,则病程持续时间越长,缓解期也相应缩短,预后较差。研究发现:大多数经治疗恢复的抑郁症患者,仍有30%在1年内复发;有过1次抑郁发作的患者,其中50%的患者会再复发;有过2次抑郁发作的患者,再次发作的可能性为70%;有3次抑郁发作的患者,几乎100%会复发。

第二节　情感性精神障碍患者的护理

一、抑郁症患者的护理

（一）护理评估

1. 生理评估

（1）躯体评估　患者的生命体征、意识状态，有无入睡困难、早醒多梦等现象，患者的营养状况，如有无营养失调，患者二便情况，患者有无躯体外伤，患者衣着是否整洁、生活是否能自理等。

（2）既往健康状况评估　既往史、疾病史、家族史及生活习惯。

2. 心理评估

（1）认知活动

① 感知觉　有无错觉、幻觉、感知综合障碍。

② 思维　患者语速、语量、流畅性和连贯性、应答是否准确及时。患者有无幻想，幻想出现的时间，幻想持续的时间、频率、强度、性质、对社会功能的影响程度，是否有病理性象征性思维、词语新作等。

③ 评估患者的自知力、注意力、记忆力以及对治疗的态度。

（2）情绪活动　患者有无情绪不稳、抑郁、焦虑、沮丧、罪恶感等表现及有无自伤、自杀、哭泣等行为反应。

（3）意志活动　患者有无意志活动减退如兴趣减少或缺失、精力缺乏、生活懒散，患者有无言语活动减少、不食不动、抑郁性木僵的表现等。

3. 社会文化评估

（1）评估患者的社交、沟通能力及对亲人的态度，与家庭成员的关系如何，家庭、社会对患者的支持情况及患者的感受。如是否有羞辱、无助等感受。

（2）评估患者在近期有无重大生活事件发生，如至亲死亡、工作变化、离婚等压力事件的发生。患者是如何应对这些挫折和压力的，效果如何等，有无酗酒或滥用药物的情况。

（二）护理诊断

（1）有自伤、自杀的危险　与抑郁情绪、无价值感、认知障碍、绝望等因素有关。

（2）生活自理能力下降　与兴趣减低、无力照顾自己有关。

（3）营养失调：低于机体需要量　与抑郁情绪、食欲下降、自罪妄想等因素有关。

（4）睡眠型态紊乱　与有悲观情绪而入睡困难、早醒、醒后难以入睡有关。

（5）思维过程改变　与认知障碍、思维联想受抑制有关。

（6）焦虑　与无价值感、罪恶感、疑病有关。

（7）社交障碍　与自我评价低、情绪低落、缺乏兴趣、精力不足等因素有关。

（8）情境性自我贬低　与情绪低落、自我评价过低、无价值感有关。

（三）护理目标

（1）患者学会用适当方法排解抑郁，不发生自杀、自伤行为。

(2) 患者恢复生活自理能力。

(3) 患者营养供给均衡,体重维持正常。

(4) 在无药物辅助作用下,患者睡眠恢复正常。

(5) 患者能主动、适当地与他人交往。

(6) 患者对疾病有正确的认识,能配合治疗,能对自我作出正确的评价。

（四）护理措施

1. 常规护理 满足患者的生理需求,维持适当的营养、排泄、睡眠、休息活动与个人生活上的照顾。

（1）日常生活护理 抑郁状态患者由于意志行为减退和精力丧失,经常诉说疲劳、无力,连最基本的穿衣、叠被等日常生活也感到吃力,整日卧床,生活懒散,护理人员应改变患者的消极态度,鼓励患者在自己能力范围内独立完成每日的卫生洗漱及服饰整理。必要时协助其完成,但绝对不能完全包办代替。对患者取得的进步及时给予肯定,对独立完成的事情给予称赞,如"你做得很好""你这次的进步真大"等,让患者感到自信和欣慰,会愿意进一步努力,从而帮助患者建立起生活的信心。对木僵患者必须做好基本的生活护理,包括皮肤护理、口腔护理、大小便护理等,防止出现并发症。

（2）保证营养供给 患者由于情绪抑郁,常常食欲不振、不思进食,甚至受自罪妄想的影响,拒绝进食,所以抑郁状态患者的营养状况通常较差。因此,保证患者的进食量是生理护理中的一项首要工作。护理人员应先了解患者拒绝进食的原因,再选择采取相应的护理措施。如患者缺乏食欲,可先了解患者的饮食习惯,尽量满足其口味,以促进和提高食欲;或安排患者与其他患者一起集体进餐,或采用少量多餐方式,也同样可以取得提高其食欲的效果。因抑郁状态患者思维和动作均缓慢,所以必要时需专人耐心劝导并协助喂饭。对于因自罪妄想拒绝进食者,可将饭菜搅拌在一起,充当"残羹剩饭",劝导患者进食。如上述方法均未奏效,可按医嘱行鼻饲管进食流质食品,或静脉补液,以保证患者的进食量。

（3）保证休息与睡眠 抑郁症患者以早醒为多见,早晨为一天中最悲观抑郁的时候,自杀发生率最高。因此保证患者的睡眠非常重要。护士在患者生活计划的安排中,要求患者白天应尽量不卧床,可用坚定、温和的口气鼓励患者下床活动,从而使患者晚上能获得充分的休息;对入睡困难或半夜醒来不能再入睡者,可按医嘱适当给予帮助睡眠的药物,以达到减轻焦虑和入眠的目的;另外,采用一些放松术帮助患者放松,如用热水沐浴、听轻松音乐、做肌肉放松运动等以促进患者放松;减少或限制喝含酒精的饮料,减少或限制喝咖啡、浓茶等有中枢兴奋作用的饮料,可在睡前喝些牛奶或进食少许点心;对早醒患者应尽量督促其起床,并做一些活动,避免患者陷入极度悲观失望之中。

2. 安全护理 防范患者发生自杀、自伤行为。抑郁状态患者由于抑郁情绪的影响,常悲观厌世、自责自罪,产生强烈的自伤、自杀的观念和行为。自杀企图和行为是抑郁发作最危险的症状。因此,及时发现患者的自杀意图和观念,有效防范和阻止患者的自杀、自伤行为是对抑郁症患者护理工作的重中之重。

（1）评估自杀动机的强度,预测自杀危险性的严重程度 与患者直接交谈关于自杀的话题,了解患者对死亡的看法、自杀的认识和态度,以及有无自杀动机。同时评估患者的自杀危险因素是否存在,以预测其发生自杀的可能程度。

（2）能早期识别自杀的先兆 患者在自杀前,常有不同程度的语言和行为表现,这些表现是患者自杀前发出的信号,具体表现如下。

① 反常语言　患者在自杀前常会说:"我要死了"、"我活着没意思"、"我不想再引起任何麻烦了"、"我就要解脱了"。

② 反常行为　书写遗书、交代后事、清理东西、郑重打扮。

③ 情绪变化　抑郁情绪加重、烦躁不安或好转,但有时好转是患者佯装出来的(以蒙蔽周围人的注意)。

通过观察和识别这些自杀预兆,可及时辨认出患者的自杀意图,从而能有效地阻止患者的自杀行为,保证患者安全。

(3) 提供安全、舒适的环境　将有自伤、自杀危险的患者安置于易观察的房间,并保证房间内设施安全、光线明亮、整洁舒适、空气流通。对各种危险物品,如刀剪、绳索、药物、玻璃等尖锐物品,要妥善保管。定期进行安全检查,发现危险物品或安全隐患要及时处理,杜绝不安全因素。

(4) 严密观察病情,加强沟通　密切观察患者行为,掌握其病情、心理活动的变化。其活动需控制在护理人员的视线范围内,避免患者独处,必要时设专人护理。尤其在夜间、清晨、节假日等容易发生自杀的时段,更要严加防范。

(5) 一旦发生自杀、自伤或受伤等意外,需立即隔离患者,与医生合作实施有效抢救措施。对有自杀、自伤行为的患者,要做好心理护理,了解其心理变化,以便进一步制定针对性防范措施。

(6) 打破负性思维系统,建立良好的思维模式。

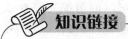

知识链接

识别自杀的潜在因素

心境障碍的患者可能存在企图自杀的风险,要对以下情况保持警惕:

(1) 不可控制的焦虑(诱发自杀企图的频率提高);

(2) 退缩和社会性隔离;

(3) 对家人和朋友说告别的话;

(4) 将事物安排得井然有序;

(5) 将自己珍视的所有物品赠送他人;

(6) 隐蔽地流露出自杀的信息和希望死去;

(7) 明确表露出自杀的想法(我死了更好);

(8) 叙述自杀计划;

(9) 私藏药物;

(10) 谈论死亡和无价值感;

(11) 行为改变,尤其随着抑郁情绪消退时采取的行动。

当你认为患者面临自杀的危险时,采取以下步骤。

(1) 保持通信畅通、保持私人接触可以使想自杀的患者感到他并不孤独、无依靠或无希望:持续的关照和基础护理可以帮助患者与其他人保持情感上的联系,这是预防自杀的基本措施。

（2）确保周围环境安全，检查有无危险情况，如暴露的管道、未装安全玻璃的窗户和去往楼顶或阳台的通路。

（3）从患者的房间取走腰带、尖锐的物体如刮胡刀、刀子、指甲锉和剪刀、吊带裤、轻便的绳索和玻璃杯。

（4）确保有严重自杀倾向的患者时刻处于监控之下，当患者使用尖锐的物品（如刮脸时）、服药、在洗漱间（防止上吊或其他伤害）时要保持警惕。将他安排在离护士站较近的房间，并与其他患者同住。

3. 心理护理

（1）建立良好的护患关系。由于抑郁症患者消极被动，不愿意说话，沉默呆坐，护士很难寻找机会与其交流，所以应注意应用沟通技巧。①热情接待新患者，主动介绍病室的医护人员和生活环境，消除其陌生感。②以亲切友善的态度关心患者，耐心帮助患者，使患者产生安全感和信任感。③与患者讨论并接纳其抑郁体验，鼓励患者诉说自己痛苦的感受和想法，并进行相应的心理疏导。④护理人员需重视患者的感受，当患者说话时要耐心倾听，不催促患者回答或打断其谈话，使之感受到被尊重，并学习自我表达，提升自我价值感。护士的耐心和循序渐进将会成功地帮助他积极表达自己的感受。同时，可引导患者回忆以往愉快的经历和体验，强化患者的正性情绪，弱化负性情绪。⑤患者抑郁情绪严重时，交谈可采取非言语行为，如静静陪伴、鼓励关注的眼神、轻轻抚摸患者的手、拍拍肩膀等，让患者感受到医务人员对他的关心和支持。⑥如果患者存在心理社会应激反应，可协助患者利用各种外来的支持资源，包括家人、朋友或社会可供给的支持，帮助他排除或减少这些外在性的困难。

（2）增加正性的思考 抑郁症患者常不自觉地对自己或事物保持负性思考，认为"自己不如别人"，"生活没有希望等"，护理人员可同患者共同回顾他的优点和成就，取代其负性思考；根据患者的兴趣爱好，鼓励其参加有益的活动，使其从负性情感中解脱出来，认识到自身存在的价值；教会患者放松技术；引导患者多关注周围及外界的事物；对患者的进步及时表扬、鼓励。

（3）建立新的应对技巧 护士应为患者创造和利用一切个人或集体的人际交往机会，帮助患者改善以往消极被动的交往方式，增强交往技巧，逐步建立积极交往能力。

（4）运用正性的感染力 抑郁症患者具有一定的"感染力"，要防止抑郁症患者之间的交往，医护人员应以饱满的精神去感染患者。

4. 药物治疗的护理 由于抗抑郁药需要长期服用，而且容易出现药物不良反应，导致患者治疗依从性差，常常不能坚持按医嘱服药。因此护理人员在治疗前应向患者及其家属阐明药物性质、作用和可能发生的不良反应及对策，以及坚持治疗的重要性，以减轻药物不良反应给患者带来的心理压力和恐惧，增强患者承受药物不良反应的心理能力，争取患者的主动配合，遵医嘱按时按量服药。护士应确保患者每次药物全部服下，对发现有藏药、吐药意图的患者，应用合适的方法检查其口腔和药杯，服后注意观察其行为。

5. 健康教育 帮助患者及其家属认识疾病的性质、症状，正确对待疾病；讲解药物治疗的重要性，一定在医生的指导下用药，不擅自增量或减药；讲解药物不良反应的表现及处理措施；教会患者及家属早期识别复发的前兆，及时就医；帮助患者正确评价自我、过去和未来，保持乐观的心情。

（五）护理评价

在对抑郁症患者进行护理评价时，护理人员主要从以下方面进行。

（1）患者的基本生理需要（如饮食、睡眠、排泄和卫生等）是否得到满足。

（2）患者是否发生了自伤、自杀等意外行为。

（3）患者抑郁情绪反应是否得到改善。

（4）患者是否可以正确认识疾病，是否了解疾病的相关知识，能否正确面对今后的生活、学习和工作。

（5）患者的人际交往方式、沟通交流能力是否得到改善。

二、躁狂症患者的护理

（一）护理评估

1. 生理评估

（1）躯体评估　患者的生命体征、意识状态，有无入睡困难、早醒多梦等现象，患者的营养状况，患者二便情况，患者有无躯体外伤，患者衣着是否整洁，生活是否自理等。

（2）既往健康状况评估　既往史、疾病史、家族史及生活习惯。

2. 心理评估

（1）认知活动

① 感知觉　有无错觉、幻觉、感知综合障碍。

② 思维　患者语速、语量、流畅性和连贯性、应答是否准确及时。患者有无思维奔逸、夸大妄想，妄想出现的时间，妄想持续的时间、频率、强度、性质、对社会功能的影响程度，患者是否有病理性象征性思维、词语新作等。

③ 评估患者的自知力、注意力、记忆力以及对治疗的态度。

（2）情绪活动　患者有无情感高涨、易激惹、兴奋、情绪不稳，患者有无冲动行为，其行为与周围环境是否适切；患者是否有无语言增多行为，鲁莽有冒险性行为等情况。

（3）意志活动　患者有无意志活动增强如活动增多、爱管闲事，患者是否兴趣广泛而无定性，整日忙碌不停，是否常常虎头蛇尾、行为轻率不顾后果等。

3. 社会文化评估

（1）评估患者的社交、沟通能力及对亲人的态度，与家庭成员的关系如何，家庭、社会对患者的支持情况，患者的感受情况，如是否有羞辱、无助等的感受。

（2）评估患者在近期有无重大生活事件发生，如至亲死亡、工作变化、离婚等压力事件的发生。患者是如何应对这些挫折和压力的，效果如何等，患者有无滥用药物的情况，有无酗酒习惯。

（二）护理诊断

（1）有冲动、暴力行为的危险　与失去正常的社会控制能力、意识障碍、谵妄和错乱、激惹状态、挑衅滋事等有关。

（2）睡眠型态紊乱　与兴奋、精力旺盛等因素有关。

(3) 生活自理能力下降　与兴奋、无暇自理生活有关。

(4) 营养失调：低于机体需要量　与进食不规律、兴奋消耗过多等因素有关。

(5) 有外伤的危险　与兴奋、好挑逗、易激惹、自控能力下降等因素有关。

(6) 不合作　与自知力缺乏、受妄想支配有关。

(7) 思维过程障碍　与躁狂引起的思维内容障碍有关。

(8) 潜在的并发症　锂盐中毒、电休克治疗并发症。

（三）护理目标

(1) 预防患者发生暴力行为，保障患者及他人的安全。

(2) 患者营养供给均衡，体重恢复正常。

(3) 患者能够不依赖药物，恢复正常睡眠。

(4) 患者能认识和分析自己的病态行为，学会适当的应对方式，并能配合治疗。

(5) 患者人际关系改善，能与他人建立有效沟通，社会功能恢复良好。

（四）护理措施

1. 常规护理　保障患者基本生理需要得到满足。躁狂症患者发作期消耗大，生活自理能力差，易发生脱水及电解质紊乱。护理上应对患者的饮食起居处处关心，对年老体弱患者尤其应注意做好基础护理。具体措施如下。

(1) 保证营养供给　提供高营养、高热量、易消化的食物，保证能量和水分的摄入，使营养摄入与消耗达到平衡。引导和督促患者自行定时定量摄入高热量、高营养、易消化吸收的食物；对暴饮暴食者要加强监护，防止其暴饮暴食；对极度兴奋躁动的患者应单独进餐，专人护理，必要时可喂食或鼻饲，准确记录 24 h 液体出入量。定时监测患者体重的变化。

(2) 保证休息和睡眠　为患者提供一个安全、干扰少的环境。护士在接触患者时要低声说话、轻步走路，语言镇静、温和。指导患者睡前不要进行长时间的谈话，避免喝茶和咖啡，可遵医嘱给予催眠药物，最大限度地保证睡眠时间和质量。

(3) 个人卫生的护理　引导、鼓励患者按时料理个人卫生和参与收拾整理个人床单位卫生，及时提醒增减衣物，注意防寒保暖。对患者异常的打扮和修饰给予婉转的指正。对患者的进步给予及时的肯定和鼓励。

2. 安全护理　躁狂患者由于精神活动处于异常高涨、易激惹的状态，自控力下降，稍有不满和不顺，便会发生冲动伤人、毁物等意外暴力事件。因此，稳定情绪，防止发生冲动、伤人的行为是护理躁狂状态患者的工作重点。对于可能有暴力行为的患者，需要采取以下措施预防和阻止患者发生各种冲动、伤人的情况。

(1) 提供适宜环境　躁狂状态患者宜安置在安静、宽敞、温度适宜、色彩淡雅以及陈设简单、安全的环境中，减少各种不良环境因素对患者的刺激和干扰，以避免加重患者的兴奋症状。

(2) 及时发现暴力行为的征兆　患者发生暴力行为前，常会表现出不同程度行为异常的征兆，如：辱骂；坐立不安，行动多而快；情绪激动，表情愤怒；挑剔，抗议，质问，无理要求多且强烈；过分关注别人的缺点、不足或夸大、歪曲事实；拒绝治疗，有意违背正常秩序；幻觉、妄想等症状丰富、活跃，情感反应强烈。及时发现这些征兆和表现，有助于护理人员有效地阻止患者发生冲动伤人行为。

（3）减少诱发原因　对于既往发生暴力行为或目前出现暴力征兆的患者,要及时了解造成患者情绪激动的原因。设法消除刺激因素,有效防范患者暴力行为的发生。

（4）采取适当的方式　由于躁狂状态患者易激惹、挑剔,因此在接触患者时,要态度友善、语气温和,避免生硬、训斥性语言和公开批评,以免激惹患者。对患者的过激言行不辩论,但也不轻易迁就,应因势利导,鼓励患者按可控制和可接受的方式表达与宣泄激动和愤怒。

（5）冷静处理暴力行为　当患者出现暴力行为时,护理人员应沉着、冷静,切不可硬性阻拦患者的冲动行为。首先要呼叫其他工作人员协助,以便能尽快控制局面。然后疏散周围病友,维持周围环境的安全和安静。同时劝导患者放下手中的武力器具,安抚患者,尽量稳定患者情绪。必要时将其安置在安静的隔离房间,加强巡视,班班交接。

3. 心理护理　对躁狂状态患者的心理护理主要是针对恢复期的特点进行,通过支持性心理措施和行为治疗方法,帮助患者从不良情绪中摆脱出来,以积极的态度接受治疗,面对现实。

（1）建立良好的护患关系　护士应关心、尊重患者,态度和蔼;注意说话的语气,不要指责和羞辱患者;以真诚、稳定的态度接纳患者。良好的护患关系有利于护患间的有效沟通和交流。

（2）鼓励患者倾诉　使患者内心的真实想法和感受得到情感的宣泄。在患者诉说过程中,护理人员需要认真倾听,适时解释和劝导,使其情感危机得到疏导。

（3）帮助患者建立良好的沟通能力　指导患者学习和锻炼社交技巧,及时给予鼓励和肯定,以增加患者的自信。安排和鼓励患者参加适宜的集体活动,既能释放其过盛的精力,又能让其体验到与人沟通的方法和被人接受的认同感,从而有助于患者社会功能的恢复。

4. 药物护理　遵医嘱给予对症治疗,注意观察药物疗效与不良反应。护士应教育患者坚持服用药物,说明服药的重要性和必要性,强化服药意识。对药物不良反应应密切观察,特别是服用锂盐的患者,应注意:①血锂浓度的监测;②早期发现不良反应,当患者出现恶心、呕吐、腹泻、厌食等消化道症状时,应高度警惕患者是否出现了中毒先兆;③鼓励患者多喝淡盐水,增加钠的摄入,以有利于肾对锂的排泄,保证用药的安全。

5. 健康教育　对患者及其家属进行相关知识的宣传教育,使他们了解疾病的表现、治疗药物、不良反应的观察及处理,强调坚持服药的重要性;教育患者及其家属如何识别疾病复发的早期征象;随着病情的好转,选择适当时机让患者了解自己的病态,从主观上调整情感和行为,保持良好的情绪,正确对待未来。

6. 护理评价

（1）患者的基本生理需要,如饮食、睡眠、排泄和卫生等是否得到满足。

（2）患者是否发生了冲动、伤人、自伤、自杀等意外行为。

（3）患者异常的情绪反应是否得到改善。

（4）患者是否可以正确认识疾病,是否了解疾病的相关知识,能否正确面对今后的生活、学习和工作。

（5）患者的人际交往方式、沟通交流能力得到了改善。

小 结

正常人的情感体验是丰富的,并且具有大量相应的情感表达方式。其中心境和情感方式的内容和量通常能被人所感知,也能进行自我控制。若出现自控感下降和对重大刺激事件丧失主观体验,患者可出现一系列异常的表现。如抑郁症患者具有抑郁的心境,常表现出精力缺乏,兴趣丧失,自责自罪感强烈,食欲下降并有自杀观念。如躁狂症患者具有欢快的心境,表现为思维奔逸、自我评价过高、夸大观念、幸福感强烈、睡眠减少。

心境障碍患者的护理措施重点放在确保患者安全上,要保证患者充足的睡眠和满足其基本的生活需要,并做好患者的心理护理和健康教育。

能力检测

一、选择题

【A₁型题】

1. 关于情感性精神障碍,下列说法中不正确的是( )。

A. 是一组精神障碍的总称 B. 是明显而持久的心境高涨或心境低落

C. 常伴有意志减退 D. 也称"心境障碍"

E. 以上都不对

2. 躁狂发作的主要特点,不包括( )。

A. 精神运动性兴奋 B. 语词新作 C. 情绪高涨

D. 思维奔逸 E. 以上都不对

3. 躁狂发作时出现睡眠障碍的特点是( )。

A. 入睡困难 B. 易惊醒 C. 多梦 D. 嗜睡 E. 以上都不对

4. "抑郁发作"的特点不包括( )。

A. 思维缓慢 B. 思维中断 C. 情绪低落

D. 语言动作减少和迟缓 E. 以上都不对

5. 抑郁发作的典型睡眠障碍是( )。

A. 入睡困难 B. 早醒 C. 睡眠需要减少

D. 噩梦惊扰 E. 以上都不对

6. 对严重抑郁的患者,护理不当的是( )。

A. 发药后仔细检查患者口腔

B. 测体温时,见患者将体温计放在腋下后方可离开

C. 加强责任心,严格执行护理巡视制度

D. 病房设施简单、整洁

E. 以上都不对

7. 躁狂发作,药物治疗首选( )。

A. 钠盐 B. 钾盐 C. 钙盐 D. 锂盐 E. 以上都不对

8. 对于碳酸锂药物治疗的护理,错误的一项是( )。

A. 注意观察不良反应

B. 出现不良反应时钠盐的摄入量不能超过 3 g

C. 注意血锂的浓度不应超过 1.2 mmol/L

D. 出现不良反应时应补充水分

E. 以上都不对

9. 下列说法中不属于"情感低落"的临床特点的是(　　)。

A. 自我评价降低、自信心不足　　　　　B. 自责自罪、有自杀企图和行为

C. 常常伴有思维内容极度贫乏　　　　　D. 思维迟缓、愉快感消失

E. 以上都不对

10. 抑郁患者发作时需重点进行的心理评估是(　　)。

A. 伤人　　　B. 意志活动　C. 情感　　　D. 自杀　　　E. 以上都不对

【A₃型题】

(11~14题共用题干)

某女,55岁,丧偶,病退,在儿子的劝说下前来咨询。35岁丧偶,性格刚强有主见,独自一人将儿子抚养成人,从那时起养成了喝酒的习惯,每天都要喝2两白酒,否则就觉得不舒服,喝酒后心情不好时就会听到别人在窗外议论自己"孤儿寡母",看到墙壁上有一些狰狞的面孔,边说边哭。40多岁时患了肾炎和高血压,常年服药治疗,喝酒量有所减少,但一直未能戒除。近一年来情绪明显低落,不爱看电视,也不爱去串门,觉得什么都没意思,家务也懒得打理,睡眠紊乱,食欲不振,疲倦乏力,动作迟缓,做事常发呆,犹豫不决,想什么事都觉得很困难。最近时常觉得自己没价值,反复提到不想活了。家人很担心,劝她来看看心理医生,在反复多次劝说下,她终于来到了诊所。

11. 患者心情不好时"就会听到别人在窗外议论自己",这可能是(　　)。

A. 评论性幻听　　　　　B. 感觉过敏　　　　　C. 猜疑心理

D. 关系妄想　　　　　　E. 以上都不对

12. 该案例的临床表现属于(　　)。

A. 抑郁发作　B. 恶劣心境　C. 双相障碍　D. 适应障碍　E. 以上都不对

13. 患者的诊断考虑为(　　)。

A. 一般心理问题　　　　B. 情感性精神障碍　　　C. 严重心理问题

D. 神经症性心理问题　　E. 以上都不对

14. 患者的心理健康水平属于(　　)。

A. 心理正常　　　　　　B. 心理不正常　　　　　C. 心理健康

D. 心理不健康　　　　　E. 以上都不对

二、多选题

1. 抑郁发作的典型症状是(　　)。

A. 意志活动减退　　　　B. 注意减退　　　　　　C. 感觉减退

D. 情感低落　　　　　　E. 思维迟缓

2. 躁狂发作的典型症状是(　　)。

A. 心境高涨　B. 思维奔逸　C. 活动增多　D. 易激惹　　E. 焦虑

3. 对有睡眠障碍的抑郁症患者,护理措施正确的是(　　)。

A. 鼓励患者白天参加工娱活动　　　　　B. 晚间入睡前喝热茶

C. 睡前用热水泡脚或沐浴 　　　　D. 睡前避免会客或谈病情

E. 睡前喝热牛奶

4. 抑郁发作患者的节律障碍为(　　)。

A. 睡眠障碍　　　　　　B. 晨轻夕重　　　　　　C. 晨重夕轻

D. 上午轻下午重　　　　E. 上午重下午轻

5. 对躁狂发作护理不当的是(　　)。

A. 室内墙壁以色彩明快为主

B. 接触患者时态度友善、语气温和

C. 患者出现暴力行为时护理人员应硬性阻拦其冲动行为

D. 患者应安置在安静、宽敞的房间

E. 对于患者不合理或无法满足的要求简单、直接拒绝

6. 对有自杀倾向的抑郁症患者护理不当的是(　　)。

A. 密切观察患者的行为,掌握其病情及心理活动的变化

B. 将患者安置于易观察的房间

C. 患者可单独、自由活动

D. 对各种危险物品如剪刀、绳索、药物、玻璃等尖锐物品要妥善保管

E. 运用约束带保证患者的安全

参考答案

一、选择题

1. A　2. B　3. A　4. B　5. B　6. B　7. D　8. B　9. C　10. D　11. A　12. A
13. B　14. B

二、多选题

1. ADE　2. ABCD　3. ACDE　4. AC　5. ACE　6. CE

参考文献

1. 王志英.杨芳宇.精神障碍护理学[M].北京:北京大学医学出版社,2009.

2. 张雪峰.精神障碍护理学[M].北京:高等教育出版社,2010.

3. Springhouse 工作室.轻松精神病护理[M].张本,译.北京:北京大学医学出版社,2010.

4. 王荣俊.精神科护理学[M].合肥:安徽科学技术出版社,2010.

(熊　黎)

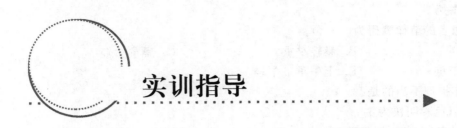

实训指导

实训一　症状自评量表(SCL-90)测量

【目的】

通过 SCL-90 的测量,了解受试者的心理健康水平,学会分析该量表项目的数值与临床意义,能写出自我评估报告。

【材料】

症状自评量表(SCL-90)由 L. R. Derogatis 于 1975 年编制,是进行心理健康状况鉴别及团体心理卫生普查时实用、简便而有价值的量表。该量表有 90 个项目,包括感觉、思维、情感、行为、人际关系、生活习惯等内容,可以评定一个特定的时间,通常是评定一周以内的心理健康状况。分为五级评分(0～4 级),0＝从无,1＝轻度,2＝中度,3＝相当重,4＝严重;有的也用 1～5 级评分,但在计算实得总分时,应将所得总分减去 90。该量表包括躯体性、强迫症状、人际关系敏感、抑郁、焦虑、敌对、恐怖、偏执、精神病性 9 个症状因子。

【方法】

(一)指导语

以下表格中列出了有些人可能有的病痛或问题,请仔细阅读每一条,然后根据最近一个星期以内(或过去)下列问题影响你或使你感到苦恼的程度,在方格内选择最合适的一格,画"√"。请不要漏掉问题。

题　　目	从无	轻度	中度	相当重	严重
1. 头痛					
2. 神经过敏,心中不踏实					
3. 头脑中有不必要的想法或字句盘旋					
4. 头昏或昏倒					
5. 对异性的兴趣减退					
6. 对旁人责备求全					
7. 感到别人能控制自己的思想					
8. 责怪别人制造麻烦					
9. 忘性大					
10. 担心自己的衣饰整齐及仪态的端正					
11. 容易烦恼和激动					

题　　目	从无	轻度	中度	相当重	严重
12.胸痛					
13.害怕空旷的场所或街道					
14.感到自己的精力下降,活动减慢					
15.想结束自己的生命					
16.听到旁人听不到的声音					
17.发抖					
18.感到大多数人都不可信					
19.胃口不好					
20.容易哭泣					
21.同异性相处时感到害羞不自在					
22.受骗,中了圈套或有人想抓住自己					
23.无缘无故地突然感到害怕					
24.自己不能控制地大发脾气					
25.怕单独出门					
26.经常责怪自己					
27.腰痛					
28.感到难以完成任务					
29.感到孤独					
30.感到苦闷					
31.过分担忧					
32.对事物不感兴趣					
33.感到害怕					
34.我的感情容易受到伤害					
35.旁人能知道自己的私下想法					
36.感到别人不理解自己、不同情自己					
37.感到人们对自己不友好、不喜欢自己					
38.做事必须做得很慢,保证做得正确					
39.心跳得很厉害					
40.恶心或胃部不舒服					
41.感到比不上他人					
42.肌肉酸痛					
43.感到有人在监视自己、谈论自己					
44.难以入睡					
45.做事必须反复检查					
46.难以作出决定					
47.怕乘电车、公共汽车、地铁或火车					
48.呼吸有困难					
49.一阵阵发冷或发热					
50.因为感到害怕而避开某些东西、场合或活动					
51.脑子变空了					

续表

题　目	从无	轻度	中度	相当重	严重
52.身体发麻或刺痛					
53.喉咙有梗塞感					
54.感到前途没有希望					
55.不能集中注意力					
56.感到身体的某一部分软弱无力					
57.感到紧张或容易紧张					
58.感到手或脚发重					
59.想到死亡的事					
60.吃得太多					
61.当别人看着自己或谈论自己时感到不自在					
62.有一些不属于自己的想法					
63.有想打人或伤害他人的冲动					
64.醒得太早					
65.必须反复洗手、点数目或触摸某些东西					
66.睡得不稳不深					
67.有想摔坏或破坏东西的冲动					
68.有一些别人没有的想法或念头					
69.感到对别人神经过敏					
70.在商店或电影院等人多的地方感到不自在					
71.感到任何事情都很困难					
72.一阵阵恐惧或惊恐					
73.感到公共场合吃东西很不舒服					
74.经常与人争论					
75.单独一人时神经很紧张					
76.别人对我的成绩没有作出恰当的评价					
77.即使和别人在一起也感到孤单					
78.感到坐立不安、心神不定					
79.感到自己没有什么价值					
80.感到熟悉的东西变成陌生或不像真的					
81.大叫或摔东西					
82.害怕会在公共场合昏倒					
83.感到别人想占自己的便宜					
84.为一些有关性的想法而苦恼					
85.认为应为自己的过错而受罚					
86.感到要很快把事情做完					
87.感到自己的身体有严重问题					
88.从未感到和其他人很亲近					
89.感到自己有罪					
90.感到自己的脑子有毛病					

（二）评定时间

可以评定一个特定的时间，通常是评定一周时间。

（三）评定方法

分为五级（0～4级）评分：0＝从无，1＝轻度，2＝中度，3＝相当重，4＝严重。有的也用1～5级，在计算实得总分时，应将所得总分减去90。SCL-90除了自评外，也可以作为医生评定患者症状的一种方法。

SCL-90广泛应用于我国的心理咨询行业中，是目前我国使用最广泛的一种检查心理健康的量表。它具有内容多、反映症状丰富、能准确刻画来访者自觉症状等优点。SCL-90共有90个评定项目。它的每一个项目均采用5级评分制。

（1）从无：自觉无该项症状问题。

（2）轻度：自觉有该项问题，但发生得并不频繁、不严重。

（3）中度：自觉有该项症状，其严重程度为轻到中度。

（4）相当重：自觉常有该项症状，其程度为中到严重。

（5）严重：自觉常有该项症状，频度和程度都十分严重。

（四）分数统计指标

1. 总分

（1）总分是90个项目所得分之和。

（2）总症状指数，也称总均分，是将总分除以90。

（3）阳性项目数是指评为1～4分的项目数，阳性症状痛苦水平是指总分除以阳性项目数。

（4）阳性症状均分是指总分减去阴性项目（评为0分的项目）总分，再除以阳性项目数。

2. 因子分

SCL-90包括9个因子，每一个因子反映患者某方面的症状的痛苦情况，通过因子分可了解症状分布特点。

因子分＝组成某一因子的各项目总分÷组成某一因子的项目数

9个因子含义及所包含项目有以下方面。

（1）躯体化：包括1、4、12、27、40、42、48、49、52、53、56、58共12项。该因子主要反映身体不适感，包括心血管、胃肠道、呼吸和其他系统的主诉不适，头痛、背痛、肌肉酸痛，以及焦虑的其他躯体表现。

（2）强迫症状：包括3、9、10、28、38、45、46、51、55、65共10项。主要指那些明知没有必要，但又无法摆脱的无意义的思想、冲动和行为，还有一些比较一般的认知障碍的行为征象也在这一因子中反映。

（3）人际关系敏感：包括6、21、34、36、37、41、61、69、73共9项。主要指某些个人不自在与自卑感，特别是与其他人相比较时更加突出。在人际交往中的自卑感，心神不宁，明显不自在，以及人际交流中的自我意识，消极的期待亦是这方面症状的典型原因。

（4）抑郁：包括5、14、15、20、22、26、29、30、31、32、54、71、79共13项。苦闷的情感与心境为代表性症状，还以生活兴趣的减退、动力缺乏、活力丧失等为特征。还反映失望、悲观以及与抑郁相联系的认知和躯体方面的感受,另外,还包括有关死亡的思想和自杀观念。

(5) 焦虑:包括 2、17、23、33、39、57、72、78、80、86 共 10 项。一般指那些烦躁、坐立不安、神经过敏、紧张以及由此产生的躯体征象,如震颤等。测定游离不定的焦虑及惊恐发作是本因子的主要内容,还包括一项身体感受的项目。

(6) 敌对:包括 11、24、63、67、74、81 共 6 项。主要从三方面来反映敌对的表现,即思想、感情及行为。其项目包括厌烦的感觉,摔物,争论直到不可控制的脾气暴发等各方面。

(7) 恐惧:包括 13、25、47、50、70、75、82 共 7 项。恐惧的对象包括出门旅行,空旷场地,人群或公共场所和交通工具。此外,还有反映社交恐惧的一些项目。

(8) 偏执:包括 8、18、43、68、76、83 共 6 项。本因子是为偏执性思维的基本特征而制定的,主要指投射性思维、敌对、猜疑、关系、观念、妄想、被动体验和夸大等。

(9) 精神病性:包括 7、16、35、62、77、84、85、87、88、90 共 10 项。反映各式各样的急性症状和行为,限定不严的精神病性过程的指征。此外,也可以反映精神病性行为的继发征兆和分裂性生活方式的指征。

此外还有 19、44、59、60、64、66、89 共 7 个项目未归入任何因子,反映睡眠及饮食情况,分析时将这 7 项作为附加项目或其他,作为第 10 个因子来处理,以便使各因子分之和等于总分。

各因子的因子分的计算方法是,各因子所有项目的分数之和除以因子项目数。例如,强迫症状因子各项目的分数之和假设为 30,共有 10 个项目,则因子分为 3 分。在 1~5 分评分制中,粗略简单的判断方法是看因子分是否超过 3 分,若超过 3 分,即表明该因子的症状已达到中等以上严重程度。下面是正常成人 SCL-90 的因子分常模,如果因子分超过常模即为异常。

(五) 计分方法

SCL-90 测验结果处理

因子	因子含义	项　　目	项目数	T 分 (T 分 = 项目总分/项目数)
F_1	躯体化	1、4、12、27、40、42、48、49、52、53、56、58	12	
F_2	强迫	3、9、10、28、38、45、46、51、55、65	10	
F_3	人际关系	6、21、34、36、37、41、61、69、73	9	
F_4	抑郁	5、14、15、20、22、26、29、30、31、32、54、71、79	13	
F_5	焦虑	2、17、23、33、39、57、72、78、80、86	10	
F_6	敌对	11、24、63、67、74、81	6	
F_7	恐怖	13、25、47、50、70、75、82	7	
F_8	偏执	8、18、43、68、76、83	6	
F_9	精神病性	7、16、35、62、77、84、85、87、88、90	10	
F_{10}	睡眠及饮食	19、44、59、60、64、66、89	7	

（六）正常成人 SCL-90 的因子分常模

项　目	$M \pm SD$	项　目	$M \pm SD$
躯体化	1.37±0.48	敌对性	1.46±0.55
强迫	1.62±0.58	恐怖	1.23±0.41
人际关系	1.65±0.61	偏执	1.43±0.57
抑郁	1.50±0.59	精神病性	1.29±0.42
焦虑	1.39±0.43		

注：M 是平均值，SD 是标准差。

【实训报告】

（1）抽取 3 例同学进行 SCL-90 问卷调查，调查后绘出 SCL-90 因子廓图。

（2）针对以上 3 例同学的 SCL-90 因子廓图进行分析，并说出其意义。

实训二　精神分裂症患者的症状特征、护理评估及常用护理方法

【目的】

1. 熟练掌握精神分裂症常见的临床特征。

2. 熟练掌握精神分裂护理评估及常用护理方法。

3. 能书写完整的护理病历。

【病例1】

女，20岁，以下是一段精神检查录音记录。

医：您叫什么名字？

患：哈，18岁呀，你不知道吗？

医：您的名字？

患：哦，名字，名字……我叫名字。

医：在哪上学？

患：宇宙。

医：几年级？

患：好多年级啦。

医：您吃饭了吗？

患：我跳个舞吧（边跳舞，唱歌，动作极不协调）。

【病例2】

某患者，男性，18岁，未婚。因高考落榜后，闭门研究哲学和制造飞机，时而背政治，时而读英语，时而用草稿纸折叠飞机模型，自称是造飞机的专家。近2周加重，不理睬亲人，并毁物制造飞机，说"用轰炸机砸平地球就可停好多飞机了"，又说"有人嫉妒他的能力，想害他"。家属因管理困难而首次把他带到医院治疗。

精神检查：意识清晰，定向力完整。对医护欠合作，见到医生和护士也不理睬，在谈话时没有目光接触，不与周围人主动交往，日常生活，如饮食和起床需督促。未引出幻听、幻

视和感知觉障碍。问其现在情况时,则回答:"不要浪费我时间,我在制造飞机,我要努力学习,你妒忌我成功,故意找我麻烦,我不想理你们。"接着拿出一张纸,摇头晃脑读起英语。患者对所患疾病无自知力,要求回家,认为自己没病,认为父母犯傻把自己送来住院。常突然无故痴笑,问他为什么笑则不回答,其情感活动、谈话内容与环境无联系,周围人谈笑话不能引起患者的共鸣。生活懒散,不洗漱,不参加病房组织的活动,也不与病友交往。整天在病房里来回踱步、背单词、叠飞机模型。既往史、家族史无特殊。体格检查、神经系统检查均正常。

【步骤】

1. 将学生分成若干小组,每组 6～8 人。

2. 组织各小组认真学习病例,进行讨论。

3. 有条件的带学生到医院见习。

【评价】

1. 各小组选出代表发言,说出患者的主要诊断、归属类型。

2. 组织学生对小组发言进行讲评。

3. 书写一份护理病历。

(祝水英)

实训三　情感性精神障碍患者的症状特征、护理评估及常用护理方法

【目的】

1. 熟练掌握情感性精神障碍常见症状特征。

2. 熟练掌握情感性精神障碍的护理评估及常用护理方法。

【病例 1】

张某,男,20 岁,学生,未婚,大学文化。

患者近两个月来自觉精力充沛,聪明,什么事都一学就会,感到有能力干一番大事业。说自己很有组织能力,讲话十几个小时没问题。在学校常给老师提意见,且很尖锐,达不到目的便煽动其他同学罢课。或者要给同学开辅导课,自己当老师。患者整天忙忙碌碌,不遵守课堂纪律,不停地向同学说话,甚至随便离开课堂。将自己的文具、家里的食物、用具(如相机、电子词典等)分发给同学,以示慷慨。患者近日食欲增加,每次能进食半公斤至 1 公斤,但饮食无规律,不按时进餐。睡眠减少,常至凌晨才入睡,两三个小时后即起床收拾、搬动家里物件,并称自己精力充沛,不需要睡觉。

入院后,体格检查无异常。精神检查显示:意识清楚,接触主动,语量多、语速快、语调高,说话很难打断。见人热情,主动与人打招呼。称自己"这两个月来,心情特别好,脑子也快,老是不停地想事,想停也停不下来。最佩服的是温家宝爷爷,温爷爷是自己最亲的人,要跟着他去干大事"。患者说话时表情愉快,眉飞色舞,同时做出大量的手势。在病房不停走动,见事就上前帮忙,但干半截,又去忙别的事。

【病例2】

王某,女,28岁,未婚,公司职员,大学文化。患者半年以来经常失眠、无食欲。常感到浑身无力,对任何活动和事物都不感兴趣,活动水平明显下降;同时情绪低落,忧郁烦闷,提不起精神。总感到生活中面临着许多难以解决的问题,故认为自己活着很累,屡次产生自杀行为(未遂)。原来,半年以前,患者的男友因某种原因中断了与她长达三年的恋爱关系。患者本来正准备结婚,但没想到临结婚前出了这样的事,并为此情绪低落。本以为自己能解脱出来,但没想到越陷越深,终于到了不能自拔的地步,严重影响到了工作和生活。

【实习时数】

2学时。

【步骤】

1.将学生分成若干小组,每组6~8人。

2.组织各小组认真学习病例,然后进行讨论。

【评价】

1.各小组选出代表发言,说出患者的主要症状及特点,有哪些护理诊断及如何进行护理。

2.组织学生对小组发言进行讲评。

3.书写护理病历。

(熊 黎)

实训四 神经症与癔症患者的症状与护理

【目的】

学会对神经症和癔症患者进行护理。

【材料】

心理治疗室及相关设备、环境安静、整洁、光线柔和、心理治疗录像资料。

【方法】

治疗指示语、现场体验、多媒体教学。

【实习时数】

2学时。

【内容】

1. 讲解神经症的主要症状 神经症患者自知力完整或部分完整,因此对神经症患者的护理主要是心理护理。其中,大部分患者症状发作时具有紧张的情绪,因此,心理护理过程中非常重要的一个技术就是放松技术,必须让患者学会放松。下面进行第二项内容:肌肉放松训练。

2. 进行肌肉放松训练 可以用录音,也可由实训教师引导。因为肌肉放松在很多治疗过程中都会用到,当来访者紧张、焦虑时就可以使用。具体步骤如下。

准备动作:

在一般情况下,放松训练程序要求来访者先自行紧张身体的某一部位,如用力握紧手掌 10 s,使之有紧张感,然后放松 5~10 s,这样经过紧张和放松多次交互练习,来访者在需要时,便能随心所欲地充分放松自己的身体。通常施行紧张松弛训练的身体部位是手、手臂、脸部、颈部、躯干以及腿部等肌肉。

正式训练:

肌肉放松训练时,要使来访者保持心情轻松,并舒适地坐在椅子上,训练最好在遮光且隔音设备较佳的房内进行,并让来访者拿掉眼镜、手表、腰带、领带等容易妨碍身体充分放松的物品。大约休息二三十分钟后,治疗者用平稳、镇静、低沉的声调对来访者说:"从事这项放松训练,可以帮助你完全地放松身体。你必须根据下列步骤耐心进行,当你做紧张活动时,如果感到紧张,必须再持续做 5 s,直到感觉到紧张到了极点,方可完全松弛下来,这时有关部位的肌肉会十分无力,这时你就会体验到放松后的一种快乐感。现在请跟着(我的)指示做。"

指示语的内容大致如下。

(1) 紧握你的左拳——注意手和前臂的紧张感,(5 s 后)放松。

(2) 紧握右拳——注意手和臂部的紧张感,(5 s 后)放松。

(3) 自左腕关节向上弯曲你的左手,尽量使手指指着肩部——注意手背和前臂肌肉的紧张感,(5 s 后)放松。

(4) 自右腕关节向上弯曲你的右手,尽量使手指指着肩部——注意手背和前臂肌肉的紧张,(5 s 后)放松。

(5) 举起双手臂,用力将手指触至双肩——注意双臂肌肉的紧张——放松。

(6) 耸起肩膀,越高越好——注意肩膀的紧张——放松。

(7) 皱起额头——注意紧张,然后放松,并略为闭上眼睛。

(8) 紧紧地合上双眼,试探紧张与放松的感觉,再轻轻闭着眼睛。

(9) 用力将舌头抵住口腔上部——注意口腔内肌肉紧张——放松。

(10) 紧闭双唇——注意口腔与下颚的紧张——放松。

(11) 用力向后仰起头部——注意背部、肩膀以及颈部的紧张——放松。

(12) 用力低头,尽量将下巴靠住胸部——注意颈部与肩膀的紧张——放松。

(13) 作弓形弯曲背部、并离开椅背,双臂向后推——注意背部和肩膀的紧张——放松。

(14) 做一次深呼吸,并持续一段时间——注意背部和胸部的紧张——吐出空气——放松。

(15) 做两次深呼吸,持续一段时间——吐出空气——放松。

(16) 用胃部吸入空气,尽量使其膨胀——注意腹部的紧张——放松,感觉到你的呼吸更加稳定。

(17) 抽紧腹部肌肉——注意到腹部的紧张——放松。

(18) 臂部用力并压住椅座——注意到臀部紧张——放松。

(19) 抽紧腿部肌肉,伸直双腿——注意到腿部肌肉的紧张——将双腿放回原姿势——放松。

(20) 双脚脚趾向上,并逐渐抬起双脚——注意双脚和小腿肌肉的紧张——放松。

(21) 向下弓起脚趾,犹如要将脚趾埋入沙土一般——注意双脚弯曲时的紧张——

放松。

3. 演练系统脱敏疗法 选择自愿的学生为对象（如人际交往恐惧症）。步骤：第一，确定 0 度焦虑（来访者听音乐）；第二，面对一个人介绍自己（来访者熟悉的人）；第三，面对两个人介绍自己（来访者熟悉的人）；第四，面对三个人介绍自己（两个来访者熟悉的，一个来访者陌生的人）；第五，面对四个人介绍自己（三个来访者熟悉的人，一个来访者陌生的人）；第六，面对五个人介绍自己（三个来访者熟悉的人，两个来访者陌生的人）。在演练的过程中，如来访者出现紧张、焦虑时，可配合放松训练。

4. 癔症发作的护理 癔症发作做"鬼神附体"样或"老牛大憋气"样，往往捶胸顿足、号啕大哭、满地打滚。严重的癔症患者还会出现癔症性抽搐，癔症性梦游，但患者对梦游期间没有记忆。也有的癔症患者在受到精神刺激后对声、光变得极为敏感，从而出现突发性失明或耳聋等。癔症发作时应如何进行护理呢？

第一，要提醒所有在场的人镇静应对。癔症患者发作时往往行为夸张，大喊大叫。这时护理人员首先要镇静下来，不要自乱阵脚，应安全地将患者安置到单独的房间，选择患者觉得舒服的姿势，不要对患者的一些症状作出惊讶、不可理解的表情，发病前后要一直陪伴患者左右，以防止患者自伤或伤人。

第二，及时服用抗癔症药物。遵照医嘱，情况紧急时，可口服安定 10～20 mg，或肌内注射氯丙嗪 25～50 mg。起效后，当患者安定下来时可继续每次口服 5 mg 安定，3 次／日。

第三，当癔症患者出现瘫痪时，应对患者做好生活护理，及时帮助患者翻身，定期对瘫痪部位进行按摩，促进肌肉活动。

癔症患者受到外界重大刺激，便会歇斯底里地发作一番，这些刺激因素主要来源于工作事件、生活冲突等方面。所以，针对有癔症爆发史的患者，要对促使其发作的根由多加留意，日常生活中能避免则尽量避免。

5. 分组对癔症发作患者进行护理模拟 一些学生选择癔症发作的一种症状进行模拟，另一些成员扮演护理人员进行适时护理。一轮结束后互换角色。

【实训报告】

1. 掌握肌肉放松训练方法，谈谈肌肉放松训练时你的感受。
2. 简述系统脱敏疗法的实施过程，实施过程中应注意哪些问题？
3. 对癔症发作患者应如何进行护理？

（邓香兰）